Spitzenleistungen in Wirtschaft und Sport

PROF. DR ELMAR WIENECKE

SPITZENLEISTUNGEN IN WIRTSCHAFT UND SPORT

OPTIMALE ENERGIE AUF REZEPT MIT „CASE REPORTS"

Meyer & Meyer Verlag

Papier aus nachweislich umweltverträglicher Forstwirtschaft.
Garantiert nicht aus abgeholzten Urwäldern!

Spitzenleistungen in Wirtschaft und Sport

Bibliografische Information der Deutschen Nationalbibliothek

Die Deutsche Nationalbibliothek verzeichnet diese Publikation in der Deutschen Nationalbibliografie; detaillierte bibliografische Details sind im Internet über <http://dnb.d-nb.de> abrufbar.

© 2014 by Meyer & Meyer Verlag, Aachen

Auckland, Beirut, Budapest, Cairo, Cape Town, Dubai, Hägendorf,

Indianapolis, Maidenhead, Singapore, Sydney, Teheran, Wien

Member of the World Sport Publishers' Association (WSPA)

Druck und Bindung: B.O.S.S Druck und Medien GmbH

ISBN 978-3-89899-838-3

E-Mail: verlag@m-m-sports.com

www.dersportverlag.de

INHALT

VORWORT

Höher – schneller – weiter – dies ist die Maxime unserer heutigen Leistungsgesellschaft in Wirtschaft und Sport. Teamgeist, Wettbewerb, Sieg und Niederlage: Sprachlich hat der Sport schon längst in der Wirtschaft Einzug gehalten.

Die alltäglichen Stressoren führen mittlerweile immer häufiger zu Erschöpfungszuständen bis hin zum *Burn-out*. Einige Wissenschaftler stellen den Modebegriff *Burn-out* allerdings infrage. *Burn-out* bedeutet wörtlich: *ausgebrannt sein*. Der Akku ist leer auf allen Ebenen. Ein Gefühl von „Ich kann nicht mehr", „Ich fühle mich kraftlos, antriebs- und freudlos" macht sich breit. Im Jahre 2000 zeigten noch 70 von 1.000 Mitarbeitern Erschöpfungszustände, bis heute hat sich die Zahl mit 350 Betroffenen von 1.000 Mitarbeitern in deutschen Unternehmen verfünffacht. Nach internen Informationen liegt die Burn-out-Quote bei den Führungskräften über 35 %. Unsere eigenen Ergebnisse bei 10.270 Unternehmern, Führungskräften, leitenden Angestellten und Arbeitnehmern zeigen: 79 % fühlen sich stark ausbelastet, beschreiben eine zunehmende Erschöpfung und können nach dem Arbeitstag schlecht abschalten. Dies sind schon bedrohliche Alarmsignale. Neueste Untersuchungen zeigen auch, dass gerade Mütter mit der Doppelbelastung Beruf und Kind zu vermehrten Erschöpfungszuständen, extremen Stimmungsschwankungen bis hin zum absoluten „Burn-out" neigen.

Der Traum vom Gewinn der Meisterschaft, die Sucht nach Erfolg als Anerkennung persönlicher Stärke, die finanziell lukrativen Angebote und die steigenden mentalen und physischen Beanspruchungen führen auch bei Spitzensportlern immer häufiger zu Ermüdungszuständen, starken Leistungs- und Stimmungsschwankungen bis hin zu häufigen, „unerklärbaren" Verletzungen. Mit optimaler Energiezufuhr lassen sich diese vielfältigen Überlastungsreaktionen und die dadurch entstehenden Befindlichkeitsstörungen vermeiden. Das Gehirn reagiert nach den Grundsätzen der Biochemie. Fehlen spezielle Substanzen, können bestimmte Funktionsabläufe nicht mehr optimal ablaufen und frühzeitige Erschöpfungszustände sind die Folge.

WAS UNSER WOHLBEFINDEN TRÜBT

Neuere Ergebnisse zeigen, dass jeder zweite Bundesbürger, unabhängig davon, ob jung oder alt, über unterschiedliche Befindlichkeitsstörungen klagt: Er ist chronisch müde, klagt über häufige Infekte, hat Schwierigkeiten mit der Konzentration, leidet unter Antriebsschwäche, Kopfschmerzen, Erschöpfungszuständen etc.

„Der Mensch erkrankt nicht, weil dem Körper Medikamente fehlen, sondern weil biochemische Störungen im Körper ablaufen, die nicht erkannt und korrigiert werden!" (B. Kuklinski). Der Spitzensportler zeigt erhebliche Leistungsschwankungen und kann aufgrund kleinerer Verletzungen nie sein Leistungspotenzial ausschöpfen.

Der Manager fühlt sich ausgebrannt, die Frau mit Doppelbelastung Beruf/Kind überfordert und der Pensionär/Rentner verspürt vielfältige Befindlichkeitsstörungen. Allzu oft finden Therapeuten keine ausreichende Erklärung für die Ursachen. Eine optimale Energieversorgung kann hier nachweislich helfen.

VOM SPITZENSPORT LERNEN UND PROFITIEREN HEUTE ALLE MENSCHEN

Jeder Mensch hat einen eigenen Energiebedarf. Diesen zu erfassen und mit entsprechenden einfachen Maßnahmen Mängeln entgegenzusteuern, ist eine unserer zentralen Aufgaben in den letzten Jahren gewesen. Viele internationale Spitzensportler (Olympiasieger, Welt-, Europameister, deutsche Meister) profitieren seit Jahren von diesen neuen Erkenntnissen und können so auf einem höheren Leistungsniveau verletzungs- und schmerzfrei trainieren.

Insgesamt haben wir 11.150 Leistungs- und Spitzensportler aus allen Sportarten untersucht. Aber die wichtigste Erkenntnis: Von diesen Ergebnissen profitieren heute Menschen aus allen Lebens- und Berufsbereichen (oft mit vielfältigen Beschwerden), die durch einen optimierten Energiehaushalt Lebensqualität erhalten können. All unsere Parameter sind in einer weltweit einmaligen Datenbank archiviert und unterstützen uns bei der Analyse ihres Energiebedarfs.

MIT OPTIMALER ENERGIE DEN ALLTÄGLICHEN STRESSOREN TROTZEN

Diese ganzheitlichen Analysen haben wir in den letzten Jahren bei insgesamt 4.150 Unternehmern, Führungskräften, leitenden Angestellten und bei weiteren 6.120 Arbeitnehmern in unterschiedlichen Metiers durchgeführt. Es lassen sich interessante Zusammenhänge zwischen einer optimalen Energiezufuhr sowie der mentalen und physischen Leistungsfähigkeit des Einzelnen erkennen. Mit speziell entwickelten Messverfahren (funktionelle Analysen des Energiestoffwechsels, spezielle Aminosäuren des Gehirnstoffwechsels und intrazelluläre Blutanalysen der verschiedenen Mikronährstoffe) können wir den aktuellen individuellen Energiebedarf rechtzeitig erfassen und optimieren, sodass frühzeitige Erschöpfungszustände verhindert werden können.

„Small things make a big difference, simple can be great!" Die kleinen Dinge des Lebens machen den Unterschied, einfache Veränderungen können ganz große Auswirkungen haben. Tauchen Sie ein in eine faszinierende Welt der vielfältigen Energieströme!

Prof. Dr. Elmar Wienecke

(Sportwissenschaftler)

OPTIMALE "ENERGIE AUF REZEPT"
– INDIVIDUALISIERT UND ERFOLGREICH

Gesund und leistungsfähig durch das frühzeitige Erkennen und Korrigieren von biochemischen Störungen.

- Unternehmer, 57 Jahre (11.900 Mitarbeiter): ... seit 3jähriger Anwendung fühle ich mich topfit und bin super belastbar wie schon lange nicht mehr!
- 48-ährige Frau, Vorstand Personal: ... ich bin wie verwandelt, fühle mich deutlich besser und bin ausgeglichener.
- Vize-Weltmeister, Europameister, mehrfacher Deutscher Meister (Kampfsport): Wenn ich dieses Konzepot schon eher angewandt hätte, wären mir viele Verletzungen erspart geblieben.
- 22-jähriger Fußballprofi aus Italien: ... ich fühle mich mental und physisch so gut wie lange nicht mehr... diesem System wird die Zukunft gehören!

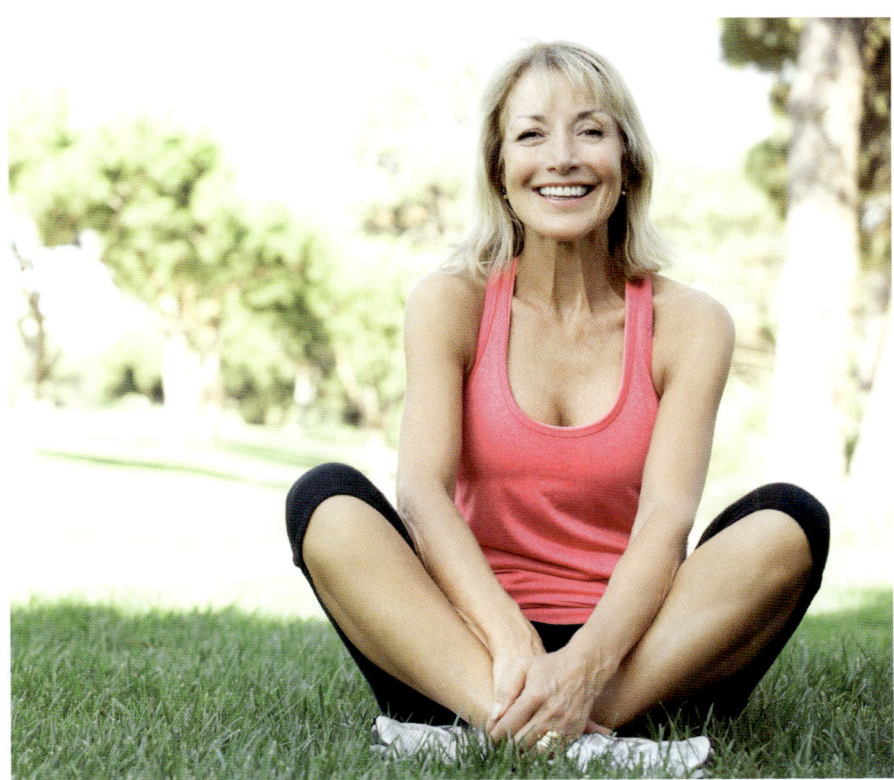

EINE OPTIMALE ENERGIEZUFUHR FÜHRT BEI FÜH-RUNGSKRÄFTEN ZU:

- besserer mentaler Leistungsfähigkeit (Konzentrationsfähigkeit)
- bessere Stresstoleranz
- Kreativität
- erhöhter physischer Leistungsfähigkeit
- Funktionserhaltung aller wichtigen Organe
- Optimierung der komplexen Stoffwechsel des Gehirns, Hormon- und Immunsystems
- nachweisbarer Arbeitszufriedenheit

EINE OPTIMALE ENERGIEZUFUHR IST BEI LEISTUNGS- UND SPITZENSPORTLERN DER GARANT FÜR:

- Training und Wettkampf auf höherem Leistungsniveau
- bessere Regenerationsfähigkeit
- Funktionserhaltung der beanspruchten Strukturen (Bänder, Sehnen, Muskel, Knorpel)
- ehöhte Elastizität von vielfältigen Bindegewebsstrukturen
- ein stabiles Immunssystem
- ein verletzungs- und schmerzfreies Training
- Trainingskontinuität
- Leistungskonstanz

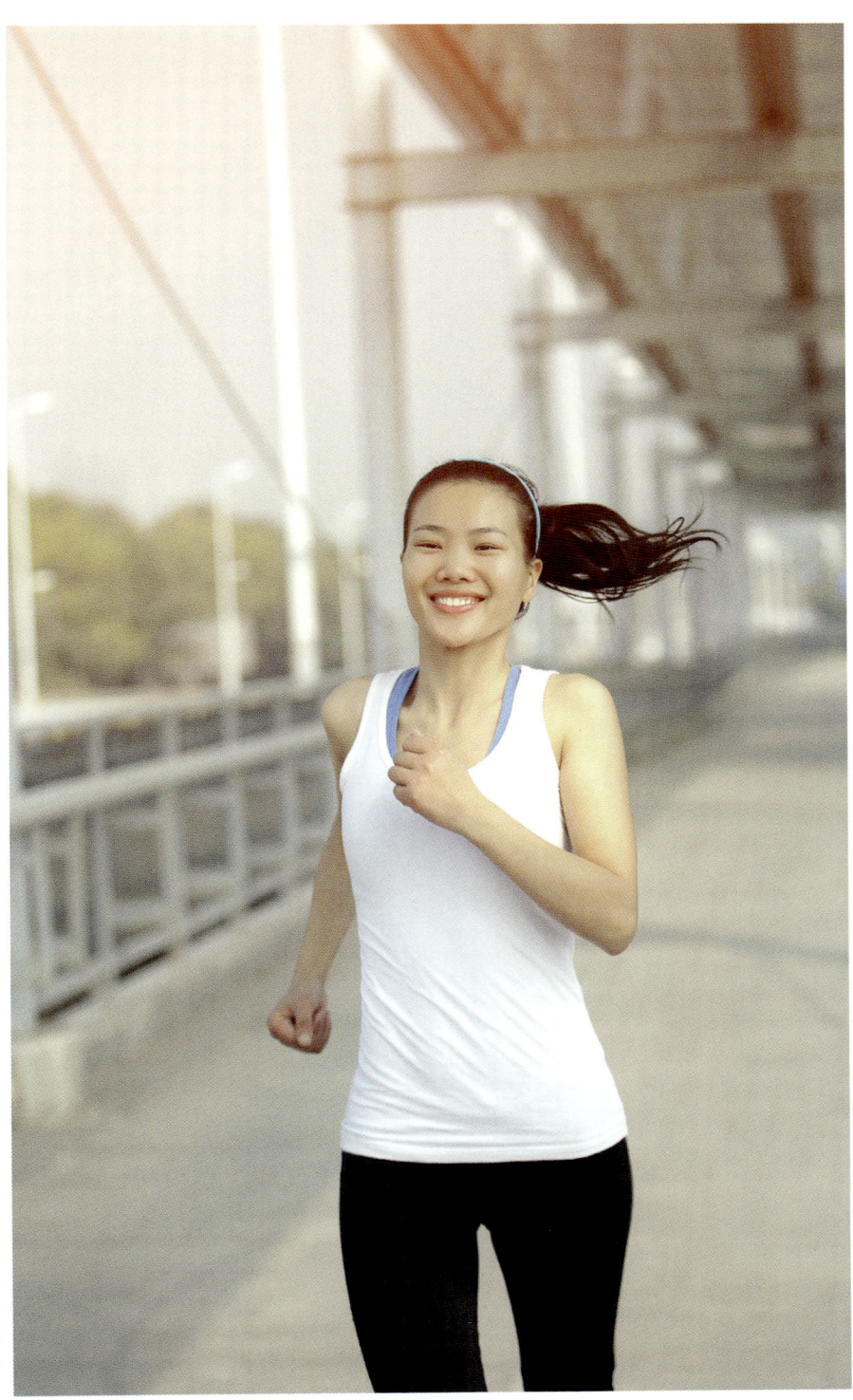

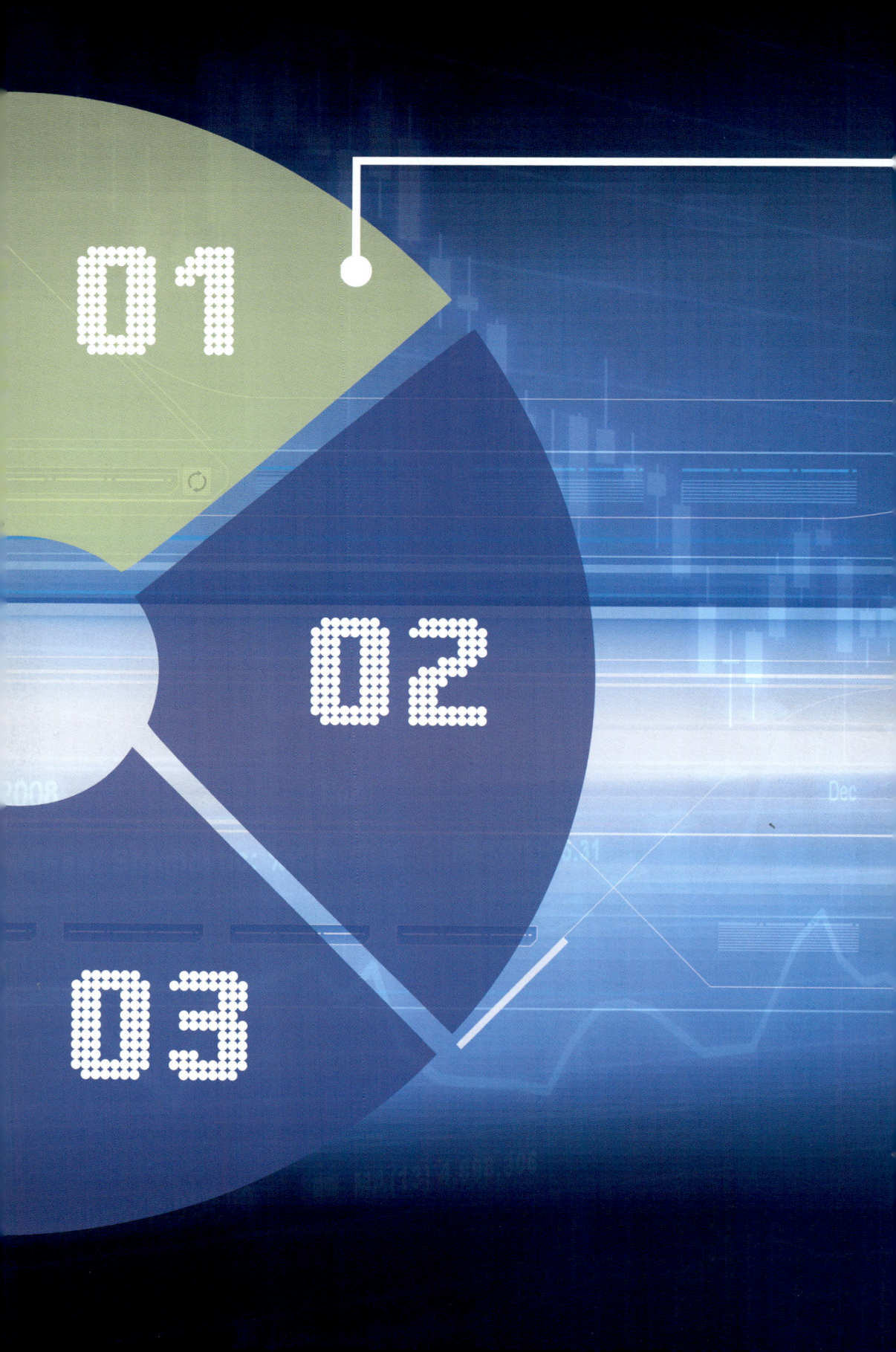

EINLEITUNG

1 EINLEITUNG

1.1 „ENERGIE AUF REZEPT" WAS MACHT DIESES ENERGIEKONZEPT SO EINMALIG?

Bisherige präventive Konzepte zur Aufrechterhaltung des persönlichen Wohlbefindens und der allgemeinen Gesundheit basieren auf der Annahme einer Balance von biochemischen Prozessen im Körper. Der zunehmende Einfluss von Stressoren in der Arbeitswelt und im Leistungs- und Spitzensport bringt diese Balance immer mehr aus dem Gleichgewicht. Mit optimaler Energiezufuhr lassen sich die dann auftretenden Überlastungsreaktionen und die dadurch entstehenden Befindlichkeitsstörungen vermeiden.

Das Gehirn reagiert nach den Grundsätzen der Biochemie. Fehlen spezielle Substanzen, werden bestimmte Funktionsabläufe gestört und frühzeitige Erschöpfungszustände sind die Folge. Diese biochemischen Dysbalancen rechtzeitig zu erfassen und ihnen mit entsprechenden Maßnahmen entgegenzusteuern, ist eine unserer zentralen Aufgaben in den letzten Jahren gewesen. Uns ist es im Team (Mediziner, Sportwissenschaftler, Physiotherapeuten, Biochemiker) gelungen, ein umfassendes Analysesystem zu entwickeln, eine Datenbank von mittlerweile 35.570 „Case Reports" aufzubauen und aus diesen Ergebnissen individualisierte Rezepturen („Energie auf Rezept") zu kreieren.

Zunächst ist das Erfassen des funktionellen Energiestoffwechsels jedes Einzelnen von elementarer Bedeutung. Was funktioniert nicht optimal? Liegen beispielsweise Aktivitätseinschränkungen bestimmter Enzyme im Energiestoffwechsel vor? Wie sehen diese aus? Anschließend erfolgt eine detaillierte Analyse der intrazellulären Mikronährstoffkonzentrationen. Bei Leistungs- und Spitzensportlern wird zusätzlich noch die Beanspruchung von körpereigenen Strukturproteinen gemessen. Mit diesen umfassenden Analysen lassen sich aber noch keine konkreten Handlungsempfehlungen geben. Für die Beurteilung, Bewertung und Entwicklung dieser Analysen ist die langfristige Erfassung umfassender Daten erforderlich.

Unsere Ergebnisse zeigen, dass eine Balance des biochemischen Gleichgewichts oberhalb von 25 % der jeweiligen Medianwerte der einzelnen Personengruppen zu finden ist. Die Führungskräfte (Unternehmer, Topmanager, leitende Angestellte), aber auch die Leistungs- und Spitzensportler zeigen zu Beginn biochemische Störungen mit vielfältigen Befindlichkeitsstörungen, die aber ursächlich mit der fehlenden Energie- und Mikronährstoffzufuhr im direkten Zusammenhang stehen (Abweichungen von − 20 % von den Medianwerten).

Durch „Energie auf Rezept" wird dem Einzelnen das zugeführt, was fehlt, und nach einigen Wochen und Monaten der Kontrolle können wir erkennen, wie sich die anfänglichen Ergebnisse deutlich nach oben verschieben werden und sich die Leistungsfähigkeit und Lebensqualität nachweislich verbessert. Wenn wir das gesamte Spektrum der „Case Reports" betrachten, dann wird deutlich, welchen Stellenwert (100 % Compliance) heute dieses langjährig erprobte Erfolgskonzept bei den verschiedenen Personengruppen erzielen konnte und zukünftig erzielen wird. Leistungsfähigkeit, Kreativität bei den Führungskräften und sportlicher Erfolg bei den Leistungs- und Spitzensportlern sind kein Zufall.

VIELVERSPRECHENDE AUSBLICKE

Wir sind nicht am Ende des Weges. Der Weg ist das Ziel. Neue, innovative Weiterentwicklungen zeigen den Transfer in diverse neue Anwendungsgebiete. Das Erkennen von biochemischen Störungen durch spezielle Analysen und deren Korrektur durch eine gezielte, individualisierte Rezeptur hat z. B. zu sehr positiven Veränderungen auch bei Kindern und Erwachsenen mit ADHS (Aufmerksamkeitsdefizit-/Hyperaktivitätsstörung) geführt. „Energie auf Rezept" kann nachweislich die Elastizität beanspruchter Bindegewebsstrukturen bei Sportlern erhöhen, wirkt präventiv und wird zukünftig in der Rehabilitation eine herausragende Bedeutung erhalten.

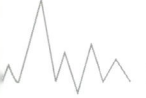

1.2 ERGEBNISSE LANGJÄHRIGER UNTERSUCHUNGEN (ZEITRAUM: 2000-2013)

Wir haben den Energiestatus von 10.270 Unternehmern, Führungskräften, leitenden Angestellten, Arbeitnehmern und 11.150 Leistungs-/Spitzensportlern ganzheitlich analysiert und gleichzeitig die zahlreichen Befindlichkeitsstörungen dieser Personen erfasst. Die ganzheitlichen Analysen und deren Bedeutung werden wir noch detailliert darstellen (s. Kap. 1.3 und 1.4). Die Aussagen unserer Untersuchungen und Befragungen von 4.150 Führungskräften und 6.120 Arbeitnehmern zeigen eklatante Mängel im Bereich des vielfältigen Energiesystems:

SALUTO-Ergebnisse:

zeigen bei 4.150 Führungskräften (Unternehmer, Topmanager und leitende Angestellte) und 6.120 Arbeitnehmern. Zeitraum: 2000-2012

79 % beschreiben zunehmende Erschöpfung.

31 % benutzen subjektiv den Modebegriff „Burn-out"

70 % sind mit ihrem Ernährungsverhalten nicht zufrieden.

70 % der befragten können nach der Arbeit nicht abschalten.

Über **38 %** sind weniger als 3 h sportlich aktiv pro Woche.

78 % fühlen sich stark ausgelastet.

61 % betreiben Sport als Ausgleich mit Zielvorgaben (Marathon etc.).

davon beschreiben **75 %** subjektiv zunehmende Ermüdung.

„Energie auf Rezept" **100 %** Compliance (bessere mentale und physische Leistungsfähigkeit)

Abb. 1

Wenn wir unsere eigenen Untersuchungsergebnisse vergleichen mit denen verschiedener Institute, so ergeben sich schon dramatische Entwicklungen in den letzten Jahren (s. Abb. 2).

Gerade die Zunahme der psychischen Faktoren bei den Befindlichkeitsstörungen ist besonders auffällig und zeigt einen direkten Zusammenhang mit gravierenden Mängeln des komplexen Energiesystems. Mit den speziellen Blut- und Urinanalysen können wir jetzt nachweisen, dass ein Zusammenhang existiert zwischen den verschiedenen Parametern des Energiestoffwechsels, den gemessenen Defiziten und dem persönlichen Wohlbefinden dieser Menschen. Gelingt es rechtzeitig, den individuellen Energiebedarf des Einzelnen zu erfassen, kann dieser so optimiert werden, dass frühzeitige Erschöpfungszustände nachweislich verhindert bzw. deutlich gemildert werden können.

Neueste Untersuchungen:

- Anforderungen im Beruf werden größer.

- Erschöpfungssyndrom (Burn-out) nimmt dramatische Formen an.

- Jährliche „Burn-out"-Quote bei **35 % der Führungskräfte** in Deutschland.

- Arbeitnehmer zeigen ein zunehmendes Erschöpfungssyndrom:

Die Statistiker registrieren:

Im Jahr 2000 = **70 Krankheitstage** bei 1.000 Arbeitnehmern pro Jahr

Im Jahr 2011 = **370 Krankheitstage** bei 1.000 Arbeitnehmern pro Jahr

Abb. 2

PROVOKANTE THESEN

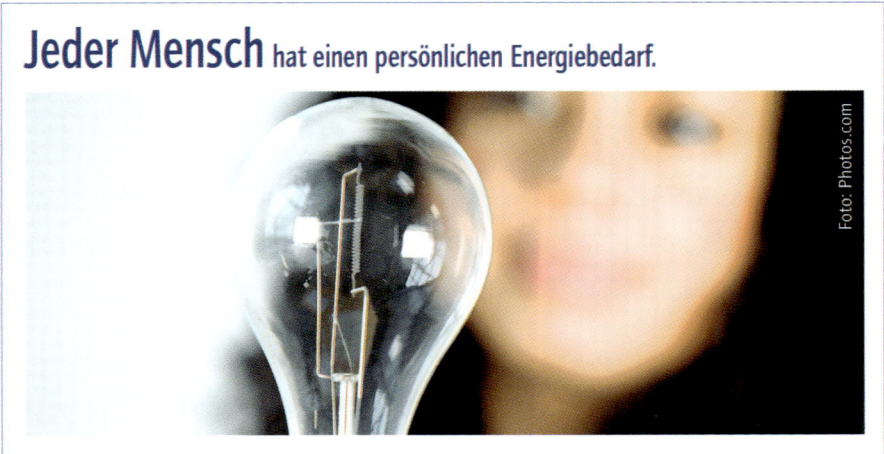

Jeder Mensch hat einen persönlichen Energiebedarf.

Foto: Photos.com

Abb. 3

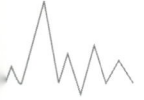

Die folgenden Thesen werden wir Ihnen in den „Case Reports" (s. Kap. 7.2, S. 179ff. und Kap. 7.3, S. 193ff.) anhand von Fallbeispielen näher erörtern.

Eine optimale Energiezufuhr auf Rezept führt bei Führungskräften zu:

- besserer mentaler Leistungsfähigkeit (Konzentrationsfähigkeit),
- besserer Stresstoleranz,
- erhöhter Kreativität,
- erhöhter physischer Leistungsfähigkeit,
- Funktionserhaltung aller wichtigen Organe,
- Optimierung des komplexen Stoffwechsels von Gehirn, Hormon- und Immunsystem,
- hoher Arbeitseffektivität durch allgemeines Wohlbefinden,
- hohem Einsparpotenzial durch reduzierte Krankheitstage,
- nachweisbarer Arbeitszufriedenheit.

Eine optimale Energiezufuhr auf Rezept ist bei Leistungs- und Spitzensportlern der Garant für:

- Training und Wettkampf auf höherem Leistungsniveau,
- bessere Regenerationsfähigkeit,
- Funktionserhaltung der beanspruchten Strukturen (Bänder, Sehnen, Muskeln, Knorpel),
- erhöhte Elastizität der Bindegewebsstrukturen,
- ein stabiles Immunsystem,
- verletzungs- und schmerzfreies Training,
- Trainingskontinuität,
- Leistungskonstanz (kaum Schwankungen).

Vielfältige sportmotorische Tests ermöglichten in der Vergangenheit eine Ergebniskontrolle bei Sportlern. Heute profitieren Olympiasieger, Weltmeister, Europameister, deutsche Meister, aber auch Athleten aus dem Ausland von diesen Erkenntnissen.

1.3 ENERGIESTATUS VON 4.150 FÜHRUNGSKRÄFTEN UND WEITEREN 6.120 ARBEITNEHMERN (ALTERSSTRUKTUR: 44,3 ± 9,2)

Wir haben über einen Zeitraum von 2000 bis 2013 den Energiestatus von insgesamt 4.150 Unternehmern, Führungskräften, leitenden Angestellten ganzheitlich analysiert. 79 % beschreiben eine zunehmende Erschöpfung, 39 % beschreiben erste Anzeichen in Richtung Burn-out, 70 % können nach der Arbeit nicht abschalten, 70 % sind unzufrieden mit ihrem Ernährungsverhalten, 61 % betreiben als Ausgleich leistungsbezogenen Sport, wobei von dieser Personengruppe 75 % zunehmende Erschöpfungszustände beschreiben. Sportlich aktiv sind mittlerweile fast alle Führungskräfte. 38 % sind ca. 3 h in der Woche sportlich aktiv. 100 % dieser Personengruppe beschreibt einen direkten positiven Zusammenhang zwischen „optimaler Energie auf Rezept" und dem persönlichen Wohlbefinden.

Mithilfe speziell entwickelter Blut- und Urinanalysen stellen wir zunächst in einer Gesamtübersicht die Ausgangsbasis des komplexen Energiestoffwechsels dieser Personengruppe dar.

- Der funktionelle Energiestoffwechsel (s. Seite 85) zeigt bestehende Aktivitätseinschränkungen bestimmter Enzyme („Stoffwechselbeschleuniger"), die zu einer unzureichenden Energiegewinnung und somit zu zunehmender Ermüdung führen.
- Die Messungen der Aminosäuren zeigen gravierende Mängel auf, die insbesondere im Gehirnstoffwechsel eine optimale Serotoninbildung blockieren und so langfristig die Stimmungslage des einzelnen Menschen deutlich verschlechtern können.
- Die intrazelluläre Mikronährstoffanalyse (s. S. 67ff.) dokumentiert bei dieser Personengruppe gravierende Mängel, die ursächlich zu den Aktivitätseinschränkungen des funktionellen Energiestoffwechsels führen. Ein Engpass des Energiestoffwechsels führt bei sportlich sehr aktiven Führungskräften zu einer vermehrten Beanspruchung von körpereigenen Strukturproteinen (s. S. 92), die so eine Funktionserhaltung beanspruchter Bindegewebsstrukturen (Sehnen, Bänder, Muskeln, Knorpel) behindern und das Verletzungsrisiko dieser Personengruppe deutlich erhöhen kann.

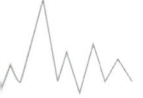

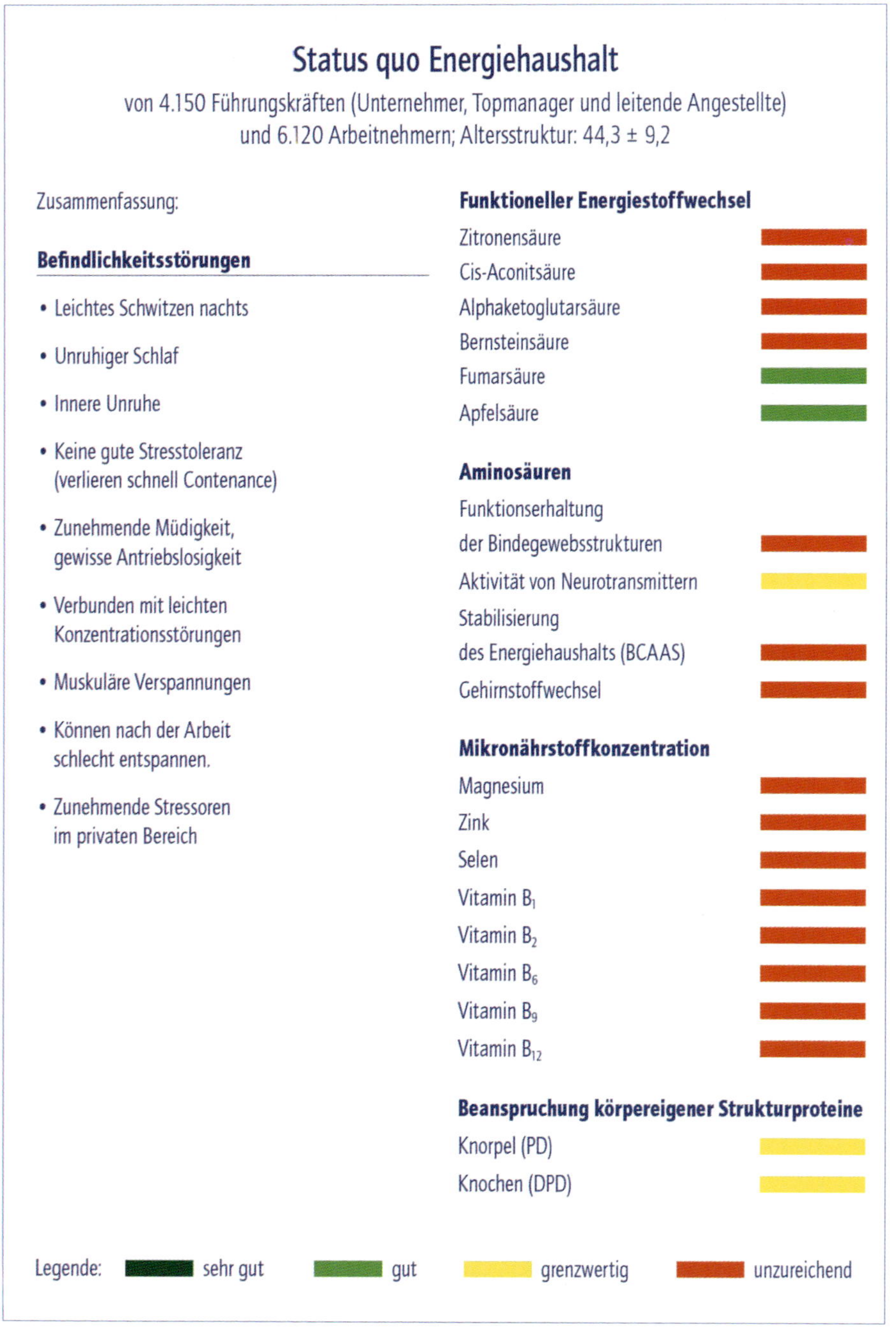

Status quo Energiehaushalt

von 4.150 Führungskräften (Unternehmer, Topmanager und leitende Angestellte)
und 6.120 Arbeitnehmern; Altersstruktur: 44,3 ± 9,2

Zusammenfassung:

Befindlichkeitsstörungen

- Leichtes Schwitzen nachts

- Unruhiger Schlaf

- Innere Unruhe

- Keine gute Stresstoleranz
  (verlieren schnell Contenance)

- Zunehmende Müdigkeit,
  gewisse Antriebslosigkeit

- Verbunden mit leichten
  Konzentrationsstörungen

- Muskuläre Verspannungen

- Können nach der Arbeit
  schlecht entspannen.

- Zunehmende Stressoren
  im privaten Bereich

Funktioneller Energiestoffwechsel

Zitronensäure	unzureichend
Cis-Aconitsäure	unzureichend
Alphaketoglutarsäure	unzureichend
Bernsteinsäure	unzureichend
Fumarsäure	gut
Apfelsäure	gut

Aminosäuren

Funktionserhaltung der Bindegewebsstrukturen	unzureichend
Aktivität von Neurotransmittern	grenzwertig
Stabilisierung des Energiehaushalts (BCAAS)	unzureichend
Gehirnstoffwechsel	unzureichend

Mikronährstoffkonzentration

Magnesium	unzureichend
Zink	unzureichend
Selen	unzureichend
Vitamin B_1	unzureichend
Vitamin B_2	unzureichend
Vitamin B_6	unzureichend
Vitamin B_9	unzureichend
Vitamin B_{12}	unzureichend

Beanspruchung körpereigener Strukturproteine

Knorpel (PD)	grenzwertig
Knochen (DPD)	grenzwertig

Legende:　sehr gut　gut　grenzwertig　unzureichend

Abb. 4

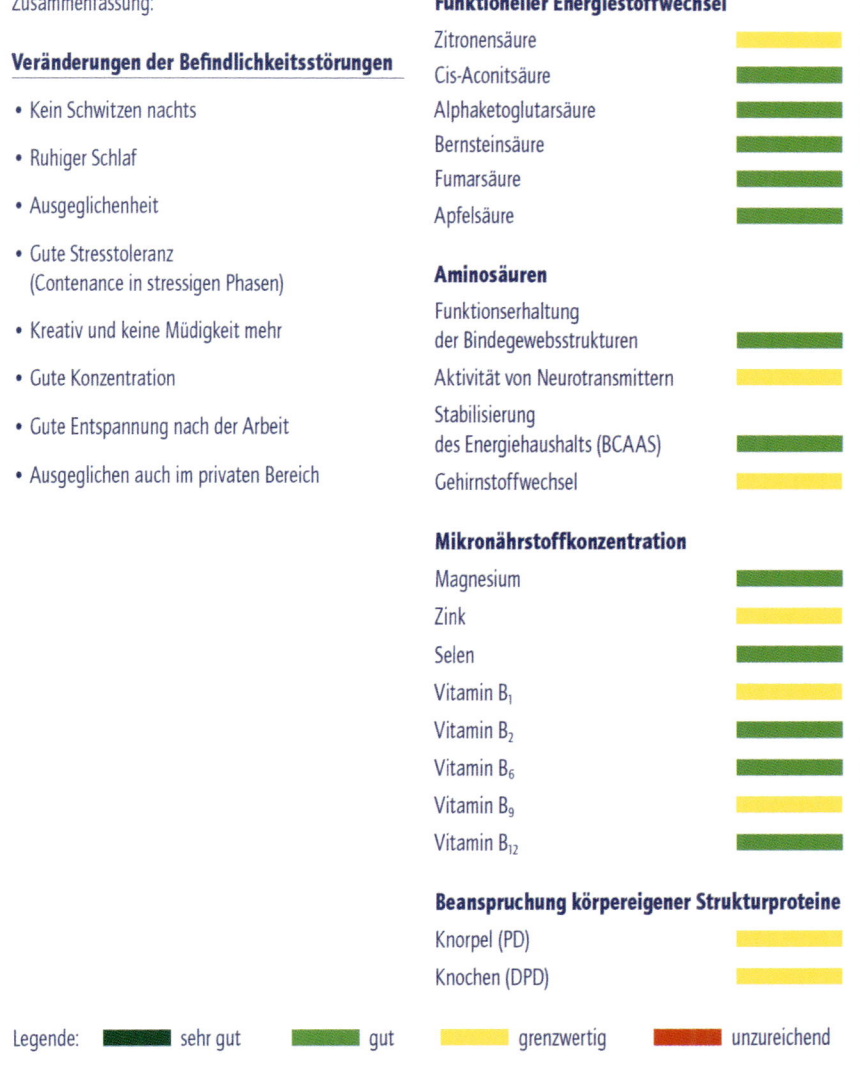

Optimierung des Energiehaushalts auf Rezept;
Zeitraum nach jeweils drei Monaten
Status quo Energiehaushalt

von 4.150 Führungskräften (Unternehmer, Topmanager und leitende Angestellte)
und 6.120 Arbeitnehmern; Altersstruktur: 44,3 ± 9,2

Zusammenfassung:

Veränderungen der Befindlichkeitsstörungen

- Kein Schwitzen nachts

- Ruhiger Schlaf

- Ausgeglichenheit

- Gute Stresstoleranz
  (Contenance in stressigen Phasen)

- Kreativ und keine Müdigkeit mehr

- Gute Konzentration

- Gute Entspannung nach der Arbeit

- Ausgeglichen auch im privaten Bereich

Funktioneller Energiestoffwechsel

Zitronensäure

Cis-Aconitsäure

Alphaketoglutarsäure

Bernsteinsäure

Fumarsäure

Apfelsäure

Aminosäuren

Funktionserhaltung
der Bindegewebsstrukturen

Aktivität von Neurotransmittern

Stabilisierung
des Energiehaushalts (BCAAS)

Gehirnstoffwechsel

Mikronährstoffkonzentration

Magnesium

Zink

Selen

Vitamin B_1

Vitamin B_2

Vitamin B_6

Vitamin B_9

Vitamin B_{12}

Beanspruchung körpereigener Strukturproteine

Knorpel (PD)

Knochen (DPD)

Legende: ▬ sehr gut   ▬ gut   ▬ grenzwertig   ▬ unzureichend

Abb. 5

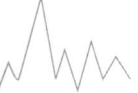

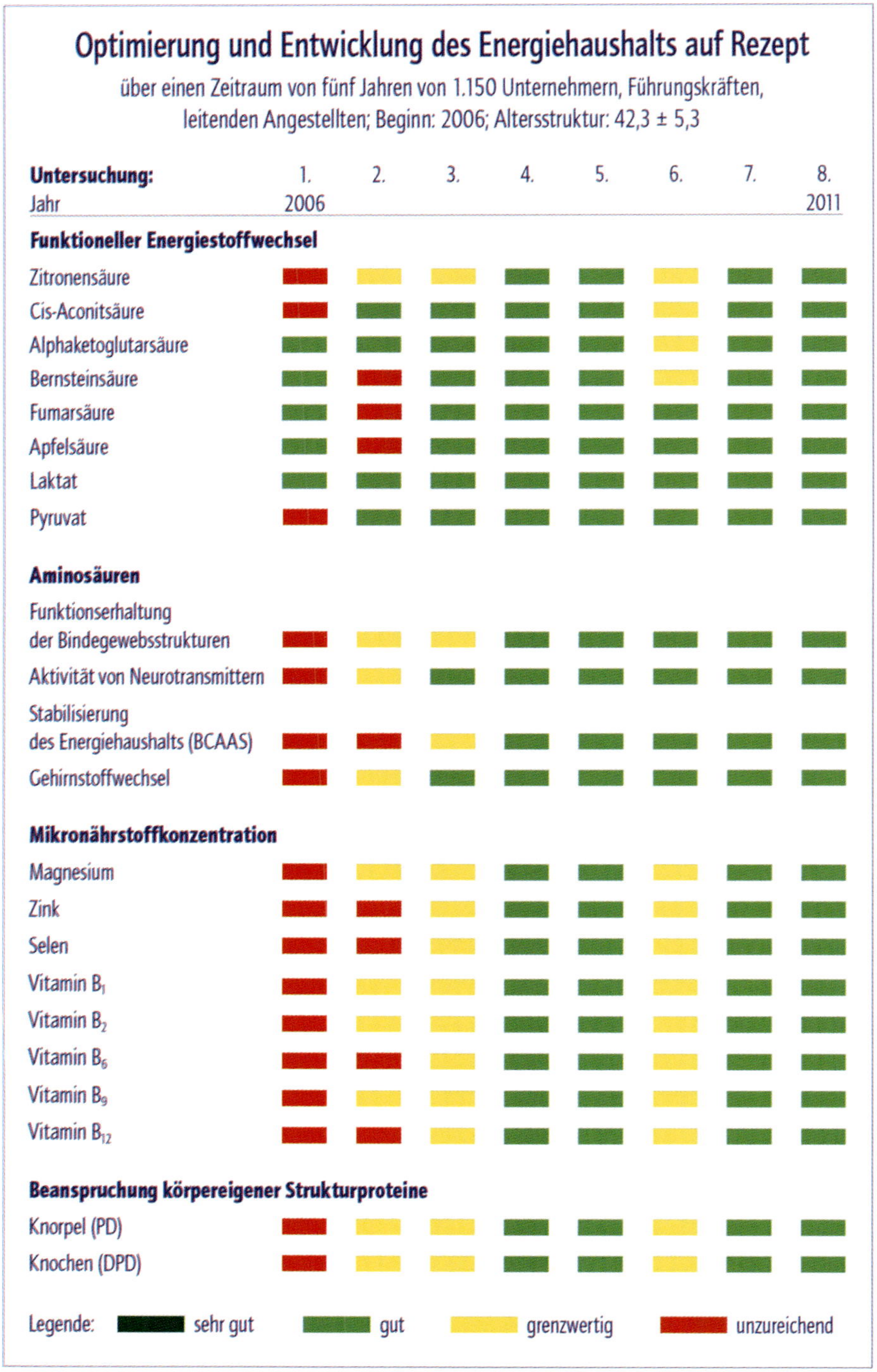

Optimierung und Entwicklung des Energiehaushalts auf Rezept

über einen Zeitraum von fünf Jahren von 1.150 Unternehmern, Führungskräften,
leitenden Angestellten; Beginn: 2006; Altersstruktur: $42,3 \pm 5,3$

Untersuchung:	1.	2.	3.	4.	5.	6.	7.	8.
Jahr	2006							2011

Funktioneller Energiestoffwechsel

- Zitronensäure
- Cis-Aconitsäure
- Alphaketoglutarsäure
- Bernsteinsäure
- Fumarsäure
- Apfelsäure
- Laktat
- Pyruvat

Aminosäuren

- Funktionserhaltung der Bindegewebsstrukturen
- Aktivität von Neurotransmittern
- Stabilisierung des Energiehaushalts (BCAAS)
- Gehirnstoffwechsel

Mikronährstoffkonzentration

- Magnesium
- Zink
- Selen
- Vitamin B_1
- Vitamin B_2
- Vitamin B_6
- Vitamin B_9
- Vitamin B_{12}

Beanspruchung körpereigener Strukturproteine

- Knorpel (PD)
- Knochen (DPD)

Legende: ▇ sehr gut ▇ gut ▇ grenzwertig ▇ unzureichend

Abb. 6

Die Vielzahl von biochemischen Störungen, die wir bei den 4.150 Führungskräften (Unternehmern, Führungskräften und leitenden Angestellten) und 6.120 Arbeitnehmern zu Beginn festgestellt haben (s. Abb. 4), lässt sich schon nach drei Monaten durch eine individualisierte „Optimale Energie auf Rezept" deutlich minimieren, wenngleich noch weiterhin Potenzial für Verbesserungen besteht (s. Abb. 5). Die positiven Veränderungen zeigen eindeutige Zusammenhänge zwischen optimalem Energiehaushalt und Wohlbefinden dieser Personengruppe.

Eine Optimierung und Entwicklung des Energiehaushalts über einen Zeitraum von sechs Jahren (Zeitraum von 2006-2011) bei 1.150 Unternehmern, Führungskräften, leitenden Angestellten durch eine optimale Energiezufuhr auf Rezept (Abb. 6) zeigt, wie sich die anfänglichen Mängel im Laufe der folgenden Jahre normalisierten. Die differenzierten Messungen des Energiestoffwechsels erfolgen 2 x jährlich mit entsprechender Anpassung der persönlichen Rezeptur. Aus welchen Komponenten diese Rezeptur besteht, können Sie den Fallbeispielen (s. Kap. 7.2 und 7.3) entnehmen.

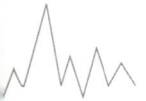

DIE LANGFRISTIGEN ERFOLGE

Die Führungskräfte (Unternehmer, Topmanager und leitenden Angestellten) waren anfangs, bei Erhalt der persönlichen Rezeptur, sehr skeptisch. Bei den beschriebenen, vielfältigen Befindlichkeitsstörungen hat die individualisierte Energiezufuhr auf Rezept innerhalb kurzer Zeit fantastische Erfolge verbuchen können. Das Erkennen (durch spezielle Analyse) und Korrigieren von biochemischen Störungen hat in fast allen Fällen zum gewünschten Erfolg geführt. Wir sprechen hier auch von der „Biochemie des Glücks".

Hier der „Self-Report" von 1.150 Unternehmern, Führungskräften, leitenden Angestellten nach erfolgter Energie-/Mikronährstoffzufuhr auf Rezept über einen Zeitraum von sechs Jahren:

„Am Anfang waren wir zunächst sehr skeptisch, aber nach sechs Wochen verspürten wir schon:

- kein nächtliches Schwitzen mehr;
- deutlich besseres Schlafverhalten;
- bessere Stresstoleranz (verbesserte Contenance in Stressphasen);
- eindeutig verbesserte Stimmungslage;
- verbesserte mentale und physische Belastbarkeit;
- eine nachweisliche Verbesserung des Immunsystems und eine Reduktion der Infektrate;
- ein subjektives Gefühl der verbesserten mentalen und physischen Leistungsfähigkeit."

„,Energie auf Rezept' ist für uns das ,Nonplusultra' geworden. Es gibt nachweislich kein besseres System, das über sechs Jahre langfristiges Wohlbefinden und Kreativität garantiert bei tatsächlich zunehmenden alltäglichen Stressoren."

ERGEBNISSE DER EINZELNEN ANALYSEN UND DEREN ENTWICKLUNG DURCH „OPTIMALE ENERGIE AUF REZEPT" BEI 1.150 UNTERNEHMERN, FÜHRUNGSKRÄFTEN UND LEITENDEN ANGESTELLTEN

Funktioneller Energiestoffwechsel

Ein kurzer Exkurs zum funktionellen Energiestoffwechsel: Der Zitronensäurezyklus bildet die zentrale Schaltstelle des gesamten Stoffwechsels. In ihm laufen die Abbauwege der Kohlenhydrate, Fette und Proteine ab. Ein Mangel an elementaren Mikronährstoffen (Aminosäuren, Vitaminen, Mineralien, Spurenelementen) hat eine Störung in den „Kraftwerken der Zellen" (mitochondriale Dysfunktion) zur Folge. Hier werden verschiedene Stoffwechselprodukte gemessen. Eine Erhöhung und/oder eine Erniedrigung der gemessenen Substanzen zeigt bestimmte Störungen im Energiestoffwechsel auf und ist mit einer Funktionsherabsetzung bei der Energiegewinnung verbunden.

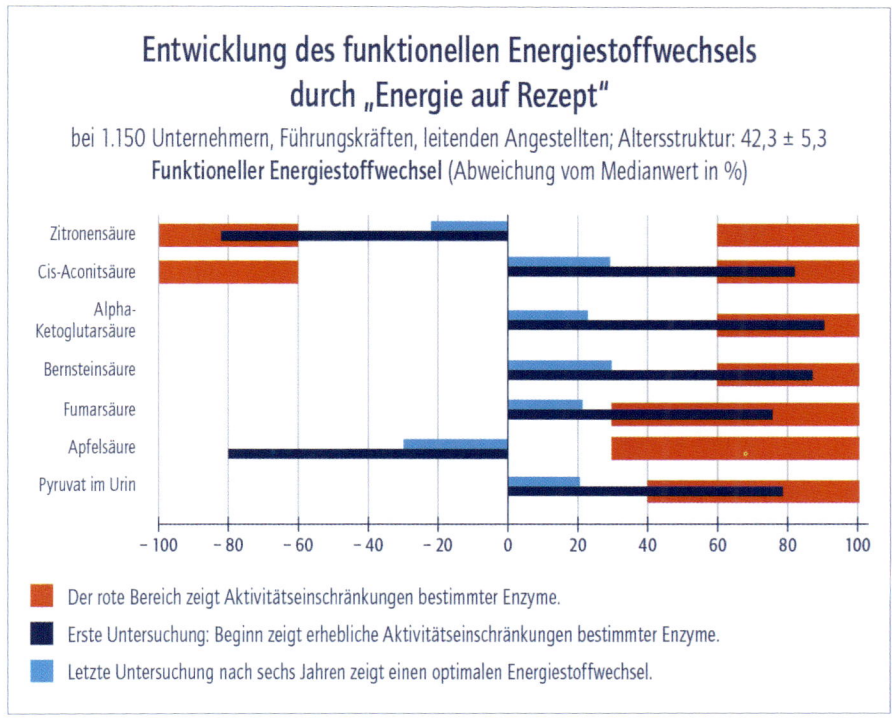

Abb. 7

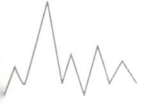

Unsere Ergebnisse zeigen die Abweichungen von den durchschnittlichen Werten (in %) vergleichbarer Personen in ähnlicher Altersstruktur (persönlicher Lebensstil, Vorerkrankungen, sportliche Aktivität). Dort, wo die dunkelblauen Säulen die rote Säule erreichen, lassen sich Aktivitätseinschränkungen bestimmter Enzyme (diese beschleunigen chemische Prozesse) erkennen, die zu einer nachweislichen Reduzierung der Energiegewinnung führen. Eine Normalisierung bzw. Ökonomisierung des Stoffwechsels lässt sich nachweislich durch eine individualisierte Energiezufuhr auf Rezept erzielen und über einen Zeitraum von fünf Jahren nachweislich erkennen (s. Abb. 7).

Aminosäuren

Zunehmende Erschöpfungszustände, schlechte Stimmungslage und Schlafverhalten sind häufig die Folge von biochemischen Störungen aufgrund von bestehenden Defiziten elementarer Aminosäuren (Tryptophan, Phenylalanin, Tyrosin), die bei gezielter Zufuhr nachweislich den Gehirnstoffwechsel so aktivieren, dass sich in Verbindung mit anderen Mikronährstoffen in kurzer Zeit diese Befindlichkeitsstörungen beheben lassen (s. Abb. 8).

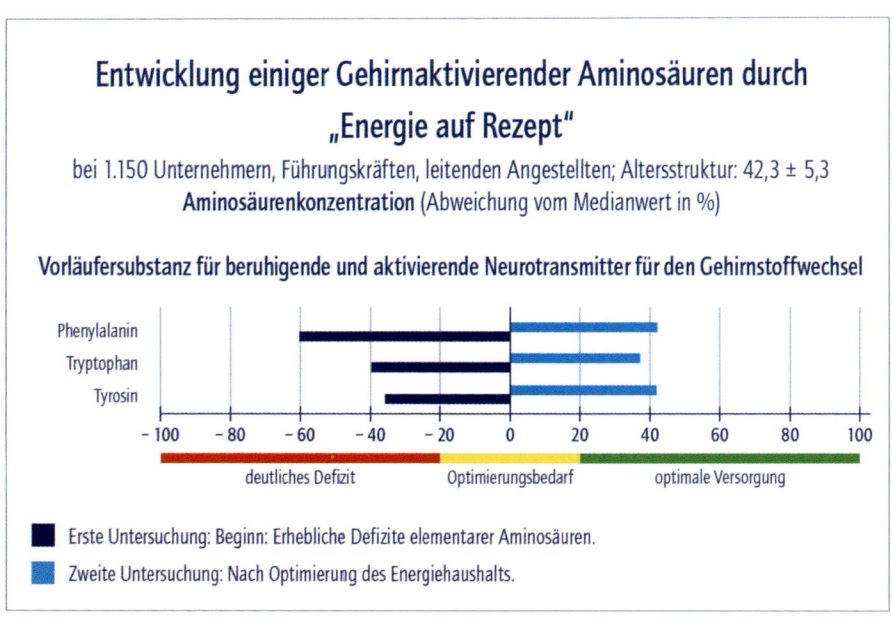

Abb. 8

Intrazelluläre Mikronährstoffkonzentrationen

Wichtige biochemische Wirkungsmechanismen der Elemente finden vor allem auf zellulärer Ebene statt. Die Bestimmung der Elementkonzentration aus dem Serum kann daher keinen Aufschluss über zelluläre Vorgänge geben (s. S. 68, 69). Mithilfe der individualisierten „Energie auf Rezept" lassen sich durch eine gezielte Zufuhr innerhalb eines Jahres schon die Mikronährstoffkonzentrationen so optimieren, dass sich die aufgezeigten biochemischen Störungen im Stoffwechsel normalisierten.

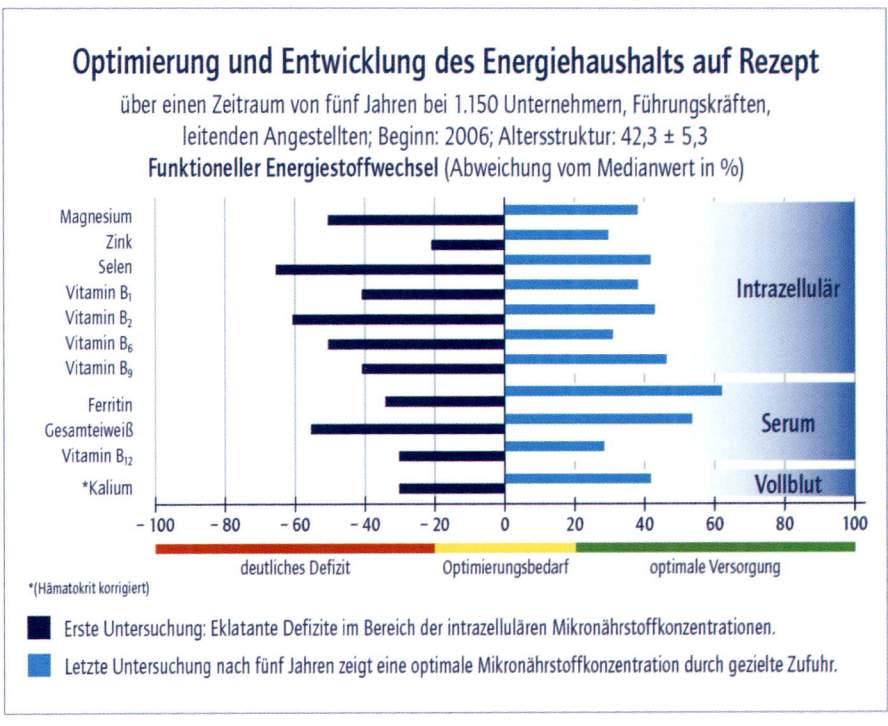

Abb. 9

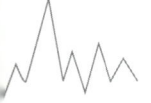

1.4 ENERGIESTATUS VON 11.150 LEISTUNGS- UND SPITZENSPORTLERN (ALTERSSTRUKTUR: 24,3 ± 9,2)

Die steigenden mentalen und physischen Beanspruchungen führen auch bei Spitzensportlern immer häufiger zu Ermüdungszuständen, starken Leistungsschwankungen, Stimmungsschwankungen bis hin zu zahlreichen unerklärbaren Verletzungen (s. Abb. 10).

SALUTO-Ergebnisse:

zeigen bei 11.150 Leistungs- und Spitzensportlern.
Zeitraum: 2000-2012

71 %
haben Verletzungen
ohne Fremdeinwirkung;
Trainingsstopp von
6-8 Wochen im Jahr.

69 %
fehlt die mentale
Frische. Sie fühlen sich
ausgebrannt.

70 % beschreiben extreme
Leistungsschwankungen.

41 % haben eine Unterfunktion
der Schilddrüse.

59 % zeigen schlechtes
Schlafverhalten.

82 % ernähren sich entsprechend
der Richtlinien der DGE.

100 %
beschreiben einen
direkten Zusammenhang von
„Energie auf Rezept"
und den sportlichen Erfolgen.

Abb. 10

Wir haben über einen Zeitraum von 1994-2013 den Energiestatus von insgesamt 11.150 Leistungs- und Spitzensportlern ganzheitlich analysiert.

- 71 % haben sich ohne Fremdeinwirkung (z. B. Zweikampf etc.) verletzt.
- Zunehmende Erschöpfungssyndrome der Sportler haben zu vielfältigen Überlastungsreaktionen des Sehnen-Muskel-Band-Apparats bis hin zu Ermüdungsfrakturen geführt.
- 70 % beschreiben starke Leistungsschwankungen.

- 52 % konnten aufgrund häufiger Infekte nicht kontinuierlich trainieren.

- 59 % zeigen schlechtes Schlafverhalten.

- 62 % litten unter einer Unterfunktion der Schilddrüse mit entsprechenden Befindlichkeitsstörungen.

Anthropometrische Daten von insgesamt 11.150 Leistungssportlern im Zeitraum von 1994-2013

	Alter (Jahre)	Größe (cm)	Gewicht (kg)	BMI kg/m² (Body-Mass-Index)
Gesamt (N = 11.150)	26,3 ± 9,9	180 ± 4,5	71,45 ± 4,4	22,1
Weiblich (N = 5.741)	24,3 ± 7,3	175 ± 4,3	68,1 ± 4,2	22,3
Männlich (N = 5.409)	28,2 ±8,3	185 ± 4,8	74,8 ± 46	21,9

Abb. 11

Sportartenverteilung

Fußball	Handball	Basketball	Tennis	Leichtathletik	Marathon	Triathlon	Weitere Sportarten
5.150	2.129	312	830	760	420	879	670
							Radfahrer, Läufer, Kampfsportler z. B. Judo etc.

- 447 Fußball-Junioren-Nationalspieler aus Europa Deutschland/Niederlande/Frankreich/Spanien

- 2.870 Profifußballer, 867 Profihandballer

- 371 Profitennisspieler etc.

- 89 Olympiasieger/Weltmeister/Europameister/deutsche Meister, Westfalenmeister (aus allen Sportarten)

Abb. 12

Und 100 % beschreiben einen direkten Zusammenhang von „Energie auf Rezept" und den sportlichen Erfolgen!

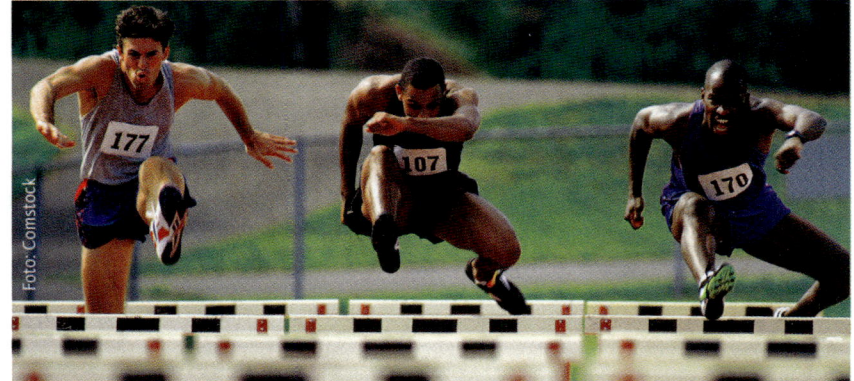

Deutsche Sporthilfe meldet alamierenden Befund im Spitzensport

21. 02. 2013, 12:39 Uhr | ad

40 % der deutschen Spitzensportler nahmen bewusst gesundheitliche Risiken in Kauf.
(Quelle: Sportinformationsdienst)

Abb. 13

Mithilfe speziell entwickelter Blut- und Urinanalysen stellen wir zunächst in einer Gesamtübersicht die Ausgangsbasis des komplexen Energiestoffwechsels dieser Sportler dar (s. Abb. 14).

Unsere Untersuchungen werden durch die Ergebnisse einer anonymen Befragung durch die Sporthochschule Köln im Auftrag der Deutschen Sporthilfe bestätigt (s. Abb. 13).

Die vielfältigen biochemischen Störungen, die wir bei den 11.150 Leistungs- und Spitzensportlern zu Beginn festgestellt haben, lassen sich schon nach sechs Monaten durch eine individualisierte „Optimale Energie auf Rezept" deutlich minimieren (s. Abb. 15), wenngleich nach diesem halben Jahr noch weiterhin Optimierungspotenzial besteht. Die positive Veränderung des Energiehaushalts zeigt eindeutige Zusammenhänge zwischen optimalem Energiehaushalt und der Leistungsfähigkeit der Sportler.

Status quo Energiehaushalt von 11.150 Leistungs- und Spitzensportlern

Zusammenfassung:

Befindlichkeitsstörungen

- Leichtes Schwitzen nachts

- Zunehmende Erschöpfungszustände bis hin zum „Burn-out"

- Unruhiges Schlafverhalten

- Deutlich verlängerte Regeneration nach Training/Wettkampf

- Starke Leistungsschwankungen

- Trainingsstopp aufgrund Überlastungsreaktionen vielfältiger Bindegewebsstrukturen (Sehnen, Bänder, Muskeln, Knorpel)

- Häufige Infekte mit Trainingsunterbrechungen

Funktioneller Energiestoffwechsel

Zitronensäure	unzureichend
Cis-Aconitsäure	unzureichend
Alphaketoglutarsäure	unzureichend
Bernsteinsäure	grenzwertig
Fumarsäure	grenzwertig
Apfelsäure	unzureichend

Aminosäuren

Funktionserhaltung der Bindegewebsstrukturen	unzureichend
Aktivität von Neurotransmittern	grenzwertig
Stabilisierung des Energiehaushalts (BCAAS)	unzureichend
Gehirnstoffwechsel	unzureichend

Mikronährstoffkonzentration

Magnesium	unzureichend
Zink	unzureichend
Selen	grenzwertig
Vitamin B_1	unzureichend
Vitamin B_2	unzureichend
Vitamin B_6	grenzwertig
Vitamin B_9	unzureichend
Vitamin B_{12}	unzureichend

Beanspruchung körpereigener Strukturproteine

Knorpel (PD)	unzureichend
Knochen (DPD)	unzureichend

Legende: ▬ sehr gut   ▬ gut   ▬ grenzwertig   ▬ unzureichend

Abb. 14

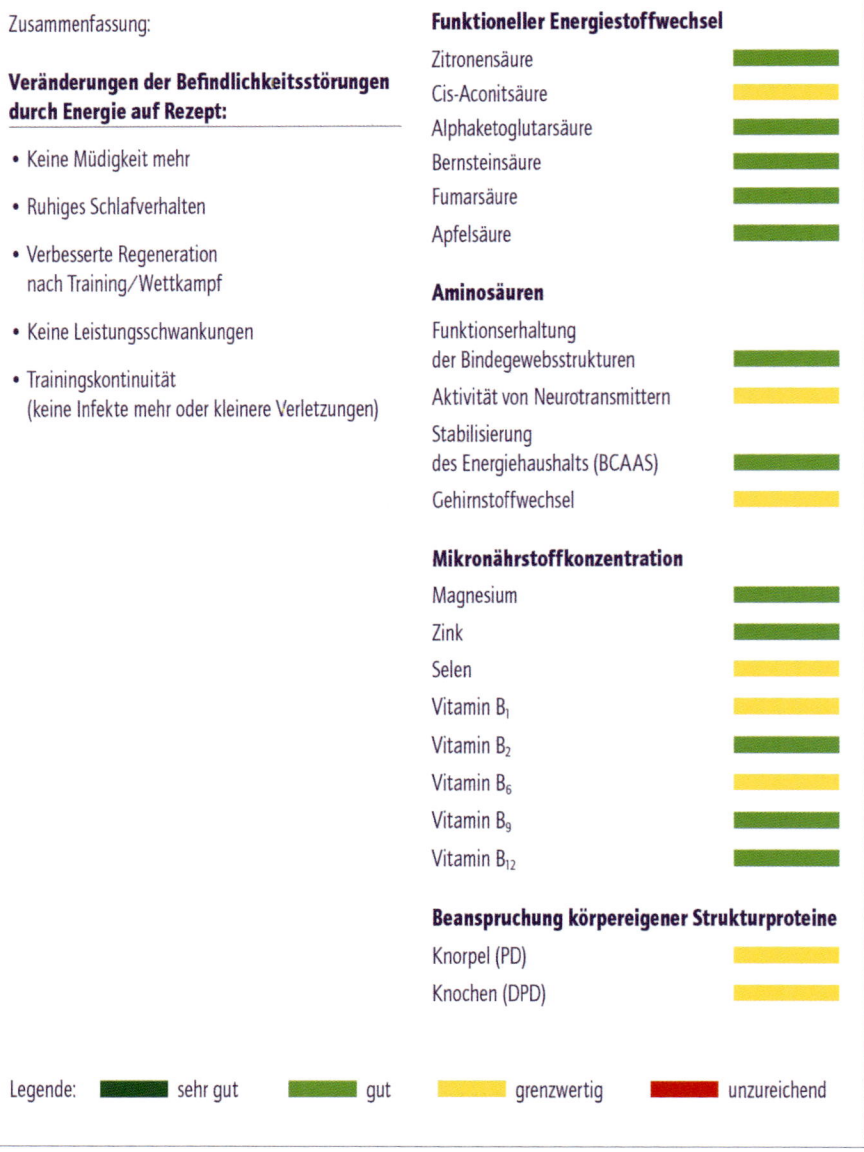

Optimierung des Energiehaushalts auf Rezept nach sechs Monaten
Status quo Energiehaushalt von 11.150 Leistungs- und Spitzensportlern

Zusammenfassung:

Veränderungen der Befindlichkeitsstörungen durch Energie auf Rezept:

- Keine Müdigkeit mehr

- Ruhiges Schlafverhalten

- Verbesserte Regeneration
  nach Training/Wettkampf

- Keine Leistungsschwankungen

- Trainingskontinuität
  (keine Infekte mehr oder kleinere Verletzungen)

Funktioneller Energiestoffwechsel

Zitronensäure
Cis-Aconitsäure
Alphaketoglutarsäure
Bernsteinsäure
Fumarsäure
Apfelsäure

Aminosäuren

Funktionserhaltung
der Bindegewebsstrukturen
Aktivität von Neurotransmittern
Stabilisierung
des Energiehaushalts (BCAAS)
Gehirnstoffwechsel

Mikronährstoffkonzentration

Magnesium
Zink
Selen
Vitamin B_1
Vitamin B_2
Vitamin B_6
Vitamin B_9
Vitamin B_{12}

Beanspruchung körpereigener Strukturproteine

Knorpel (PD)
Knochen (DPD)

Legende:　sehr gut　　gut　　grenzwertig　　unzureichend

Abb. 15

DIE LANGFRISTIGEN ERFOLGE

Eine Optimierung und Entwicklung des Energiehaushalts über einen Zeitraum von sechs Jahren (Zeitraum von 2006-2012) bei 2.150 Leistungs- und Spitzensportlern durch eine optimale Energiezufuhr auf Rezept (s. Seite 36f.) zeigt, wie sich die anfänglichen Mängel im Laufe der folgenden Jahre normalisierten. Die zahlreichen Messungen des Energiestoffwechsels erfolgten 2 x jährlich mit entsprechender Anpassung der persönlichen Rezeptur. Weitere Details (z. B. über die vielfältigen Komponenten der Rezeptur) können Sie den Fallbeispielen entnehmen (s. Kap. 7.2 und 7.3).

Viele internationale Spitzensportler (Olympiasieger, Welt-, Europameister, deutsche Meister) profitieren seit Jahren von der „Energie auf Rezept" und können so auf einem höheren Leistungsniveau intensiv trainieren und im Wettkampf ihr ganzes Leistungspotenzial abrufen. Der „Self-Report" von 2.150 Leistungs- und Spitzensportlern zeigt, wie sich über einen Zeitraum von sechs Jahren in verschiedensten Sportarten das „Energie auf Rezept"-Konzept nach dem subjektiven Empfinden der Sportler entwickelt hat. Mit den einzelnen „Case Reports" lässt sich bei jedem der einzelne Sportler diese Entwicklung auch wissenschaftlich nachweisen:

„Am Anfang waren wir zunächst skeptisch, aber nach sechs Wochen konnten wir schon:

- trainieren und spielen auf einem höheren Leistungsniveau;
- schneller regenerieren nach Training / Wettkampf;
- fühlten uns subjektiv stärker im Training / Wettkampf;
- unser Immunsystem war nachweislich verbessert, die Infektrate reduziert;
- genossen ein subjektives Gefühl der Stärke und Ausdauer (optimale mentale und physische Leistungsbereitschaft)."

„Unser Fazit: Mit den individualisierten Rezepturen konnten wir eine extreme Verbesserung der physischen Leistungsfähigkeit erreichen."

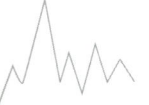

ERGEBNISSE DER EINZELNEN ANALYSEN UND DEREN ENTWICKLUNG DURCH „OPTIMALE ENERGIE AUF REZEPT" BEI 2.150 LEISTUNGS- UND SPITZENSPORTLERN

Funktioneller Energiestoffwechsel

Dort, wo die dunkelblauen Säulen die rote Säule erreichen, lassen sich Aktivitätseinschränkungen bestimmter Enzyme (beschleunigen chemische Prozesse) erkennen, die zu einer nachweislichen Reduzierung der Energiegewinnung führen. Eine Normalisierung bzw. Ökonomisierung des Stoffwechsels lässt sich durch eine individualisierte Energiezufuhr auf Rezept erzielen und über einen Zeitraum von sechs Jahren nachweislich erkennen.

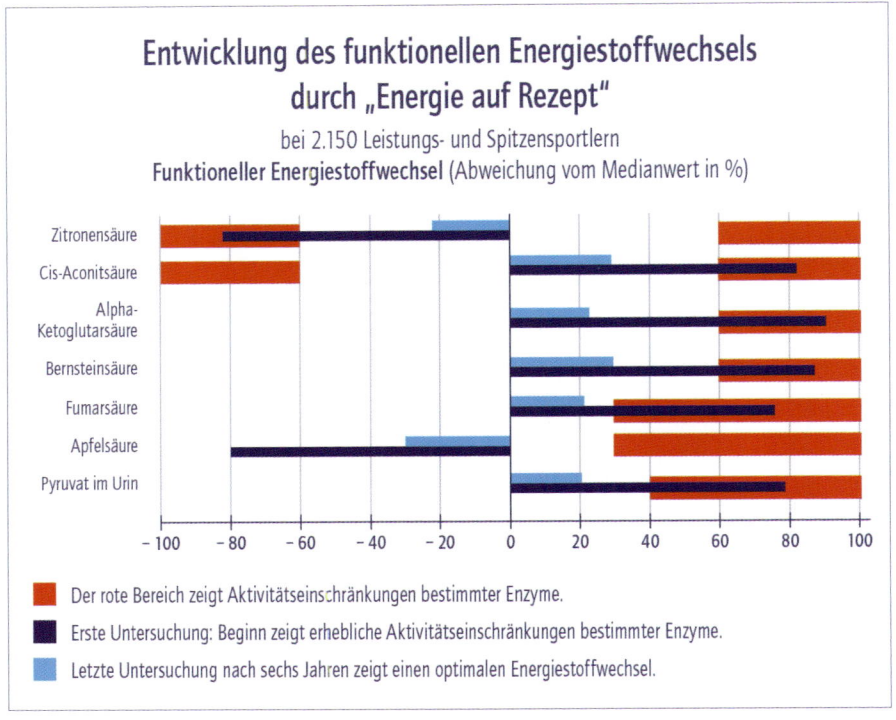

Abb. 16

Aminosäuren

Zunehmende Erschöpfungszustände, schlechte Regeneration, Leistungsschwankungen sind häufig die Folge von biochemischen Störungen, die aufgrund von Defiziten verschiedener Aminosäuren zu vielfältigen Befindlichkeitsstörungen führen können.

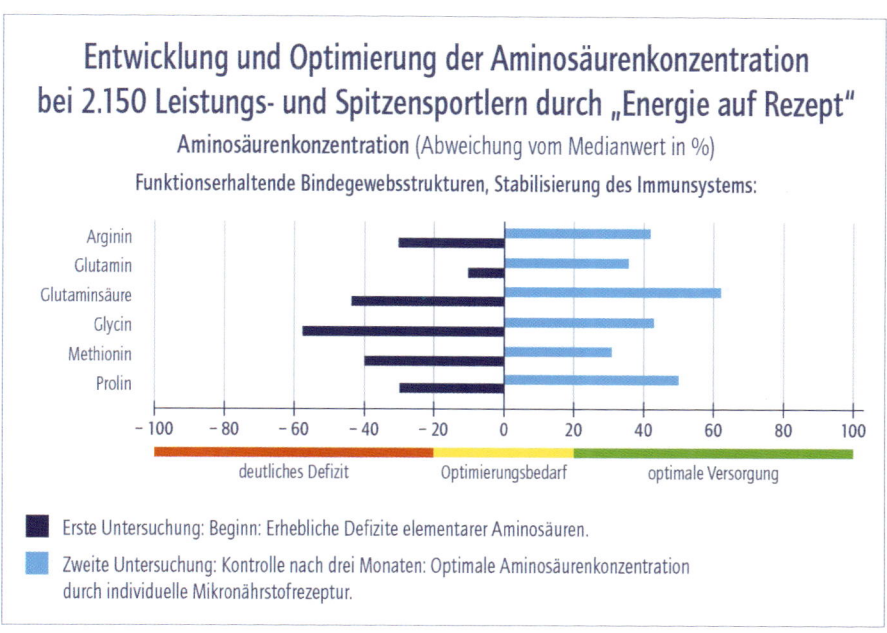

Abb. 17

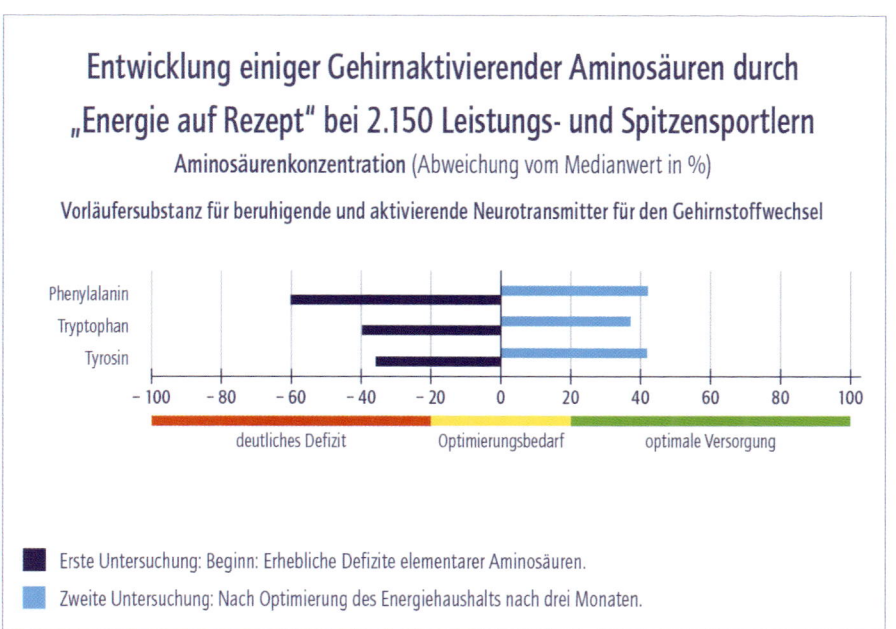

Abb. 18

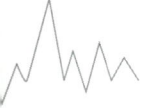

Insbesondere die Beanspruchung von Bindegewebsstrukturen (Sehnen, Bänder, Muskeln, Knorpel) zeigt, dass bei den Leistungs- und Spitzensportlern Aminosäurenkonzentrationen oberhalb von + 20 % der Medianwerte einen nachweislichen Schutz vor Verletzungen bedeuten und eine verbesserte „mentale Frische" (s. Kap. 7.3). Aus den „Case Reports" der 11.150 Leistungs- und Spitzensportler lässt sich bei Konzentrationen von 20 % oberhalb der Medianwerte der gehirnaktivierenden Aminosäuren dieser Status von „mentaler Frische" erkennen.

Intrazelluläre Mikronährstoffkonzentrationen

Wichtige biochemische Wirkungsmechanismen der Elemente finden vor allem auf zellulärer Ebene statt. Die Bestimmung der Elementkonzentration aus dem Serum kann daher keinen Aufschluss über zelluläre Vorgänge geben (s. Seite 68f.). Mithilfe der individualisierten „Energie auf Rezept" lässt sich durch eine gezielte Zufuhr innerhalb eines Jahres schon die Mikronährstoffkonzentration so optimieren, dass die genannten biochemischen Störungen im Stoffwechsel sich normalisieren.

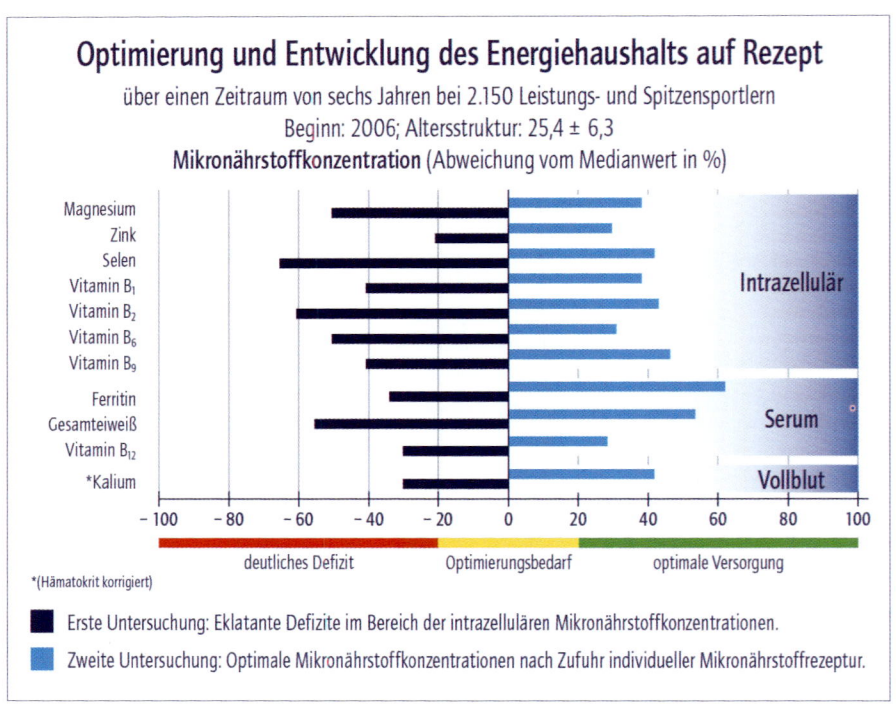

Abb. 19

Beanspruchung von körpereigenen Strukturproteinen (Pyridinium-Crosslinks)

Eine ausreichende Energiezufuhr verhindert eine zu starke Beanspruchung von körpereigenen Strukturproteinen und ist für die Funktionserhaltung der Bindegewebsstrukturen (Sehnen, Bänder, Muskeln, Knorpel) von elementarer Bedeutung (s. Abb. 20). Abb. 20 zeigt, wie sich durch „Energie auf Rezept" nach sechs Monaten schon eine deutliche reduzierte Beanspruchung körpereigener Strukturproteine ergibt.

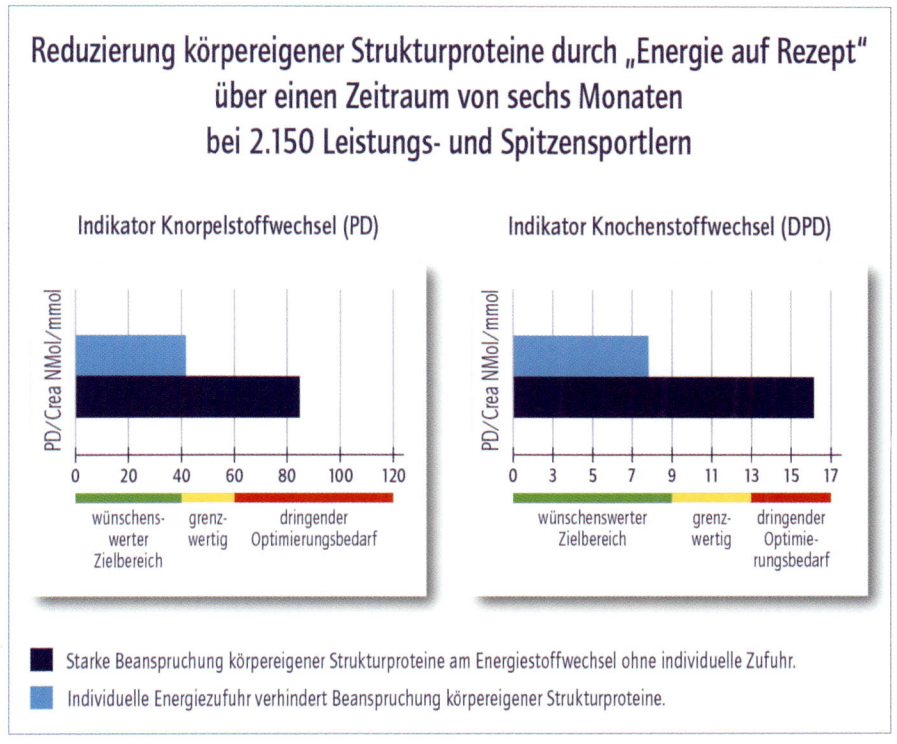

Abb. 20

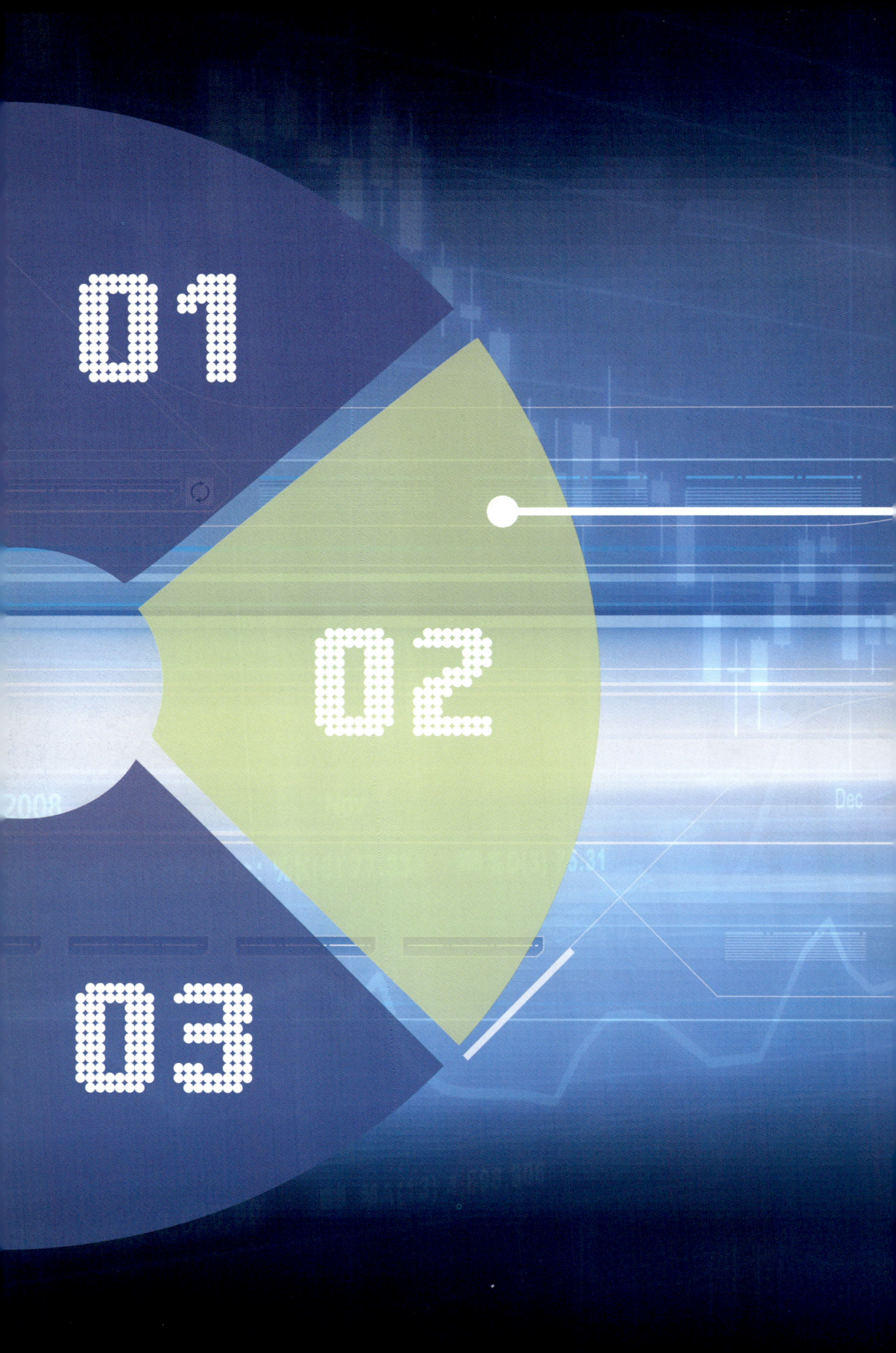

ENERGIE VON INNEN UND AUSSEN

2 ENERGIE VON INNEN UND AUSSEN – LEBEN IN BALANCE

2.1 ALLGEMEINE ASPEKTE UNSERES ENERGIEHAUSHALTS

INNERE ZUFRIEDENHEIT – DER ENERGIELIEFERANT

Lebensqualität, innere Zufriedenheit, erfüllte Beziehungen in Partnerschaft und Familie und Erfolg im Beruf, viel Spaß und fröhliche Geselligkeit mit Freunden sind die Garanten für optimale Energie. Einen gemeinsamen Nenner gibt es aber, der die Voraussetzung für alle positiven Energieströme ausmacht: Gesundheit, ein umfassendes körperliches, geistiges und seelisches Wohlbefinden, das es Ihnen überhaupt erst ermöglicht, Ihre individuellen Ziele zu verfolgen und zu erreichen.

SELBSTVERANTWORTUNG TUT GUT – IST ABER NICHT IMMER EINFACH

Eigentlich geht es uns doch gut. Unsere Lebenserwartung steigt seit vielen Jahren stetig an, kaum jemand in den Industrienationen muss wirklich Hunger leiden und viele Erkrankungen, die von unseren Vorfahren noch hilflos erlitten werden mussten, können heute durch moderne Medizin wirkungsvoll bekämpft werden. Dennoch fühlen sich die wenigsten so, als seien sie im irdischen Paradies angekommen – Gesundheit ist eben viel mehr als lediglich die Verlängerung von Lebensjahren. Die dramatische Zunahme an Erschöpfungssyndromen bis hin zum Modebegriff *Burn-out* lässt immer mehr Menschen ins berufliche Abseits geraten. Zudem gibt es neue Krankheiten, die gerade auf der Basis heutiger Lebensgewohnheiten auf dem Vormarsch sind, z. B. Herz-Kreislauf-

und Stoffwechselerkrankungen oder durch Übergewicht oder Fehlbelastungen entstehende Schäden an Knochen und Gelenken.

Und was die Ernährung angeht: Da erschüttern Lebensmittelskandale und immer neue Hiobsbotschaften über Schadstoffbelastungen oder zurückgehende Nährstoffdichte in unseren Nahrungsmitteln das Vertrauen.

WAS UNSER WOHLEMPFINDEN TRÜBT

Neuere Ergebnisse zeigen, dass jeder zweite Bundesbürger, unabhängig davon, ob jung oder alt, über unterschiedliche Befindlichkeitsstörungen klagt: Er ist chronisch müde, hat häufige Infekte, Schwierigkeiten mit der Konzentration, leidet unter Antriebsschwäche, Kopfschmerzen, Erschöpfungszuständen etc.

Im Jahre 2000 zeigten noch 70 von 1.000 Mitarbeitern Erschöpfungszustände, heute hat sich die Zahl verfünffacht mit 370 von 1.000 Mitarbeitern in deutschen Unternehmen. 70 % von 10.270 Führungskräften (Unternehmer, Topmanager, leitende Angestellte) zeigen zunehmende Erschöpfungszustände (s. S. 18, Abb. 1). 69 % von den 11.150 Leistungs- und Spitzensportlern, die SALUTO untersucht hat, fehlt die „mentale Frische" (s. S. 30, Abb. 10). Spitzensportler zeigen erhebliche Leistungsschwankungen und können aufgrund kleinerer Verletzungen nie ihr Leistungspotenzial ausschöpfen (s. S. 30, 31).

ZUNEHMENDE STRESSOREN
STÖREN DAS BIOCHEMISCHE GLEICHGEWICHT DES GEHIRNS

Mit optimaler Energiezufuhr lassen sich diese vielfältigen Überlastungsreaktionen und die dadurch entstehenden Befindlichkeitsstörungen vermeiden. Das Gehirn reagiert nach den Grundsätzen der Biochemie. Fehlen spezielle Substanzen, können bestimmte Funktionsabläufe nicht mehr optimal ablaufen und frühzeitige Erschöpfungszustände sind die Folge.

Der Spitzensportler leidet unter Formeinbrüchen und bleibt hinter seinen Möglichkeiten zurück. Der Manager fühlt sich ausgebrannt, die Frau mit Doppelbelastung Beruf/Kind

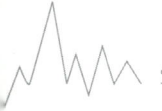

überfordert und der Pensionär/Rentner verspürt vielfältige Befindlichkeitsstörungen. Allzu oft finden Therapeuten keine ausreichende Erklärung für die Ursachen. Eine optimale Energieversorgung kann hier nachweislich helfen.

OPTIMALE ENERGIE DURCH FRÜHZEITIGE UND RICHTIGE DIAGNOSTIK

Als Ursachen für die massive Zunahme dieser Befindlichkeitsstörungen werden die immer schnellere Taktung des Arbeitslebens und mangelnde Erholungsphasen diskutiert. Auch die Reizüberflutung durch moderne Medien und die dauernde Erreichbarkeit spielt eine Rolle. Die bisherigen Therapieansätze mit Medikamenten sowie durch Psychotherapie konnten diese Befindlichkeitsstörungen nur wenig lindern und die Arbeitsunfähigkeitszeiten kaum verkürzen. Die Erkenntnisse aus unseren langjährigen Erfahrungen im präventiven Bereich zeigen, dass ein rechtzeitiger Ausgleich von fehlenden Mikronährstoffen den Gehirnstoffwechsel, die Leistungsfähigkeit und somit das allgemeine Wohlgefühl des einzelnen Menschen nachweislich verbessern kann. Von diesen Ergebnissen profitieren heute Menschen, die, erlöst von zahlreichen Beschwerden, durch einen optimierten Energiehaushalt Lebensqualität erhalten können. All unsere Parameter sind in einer weltweit einmaligen Datenbank archiviert und unterstützen uns bei der Analyse und Beurteilung ihres Energiebedarfs.

2.2 FIT STATT FERTIG - DER WEG ZU MEHR ENERGIE

MEHR ENERGIE DURCH MODERATE BEWEGUNG

Das allgemeine Interesse an Gesundheitsthemen ist auch bei Führungskräften und beruflich sehr engagierten Menschen so groß wie nie zuvor. Vor 10 Jahren sind viele dieser Personen in Fitnessstudios gegangen. Nur allzu oft scheint der Beitritt aber Folge eines heldenhaften Entschlusses gewesen zu sein, der dann wenig Konsequenzen hatte: Sich anzumelden und dann auch regelmäßig zu trainieren, sind eben zwei verschiedene Dinge. So kam es, dass ein Großteil der vermeintlich sportlich Aktiven im Grunde Karteileichen der Studios oder Sportvereine gewesen ist.

Andere suchen geradezu die Herausforderung – aber sportliche Spitzenleistungen als beruflicher Ausgleich sind auch nicht immer das beste Vorbild. Unsere Erfahrungen in den letzten Jahren zeigen aber, dass gerade Führungskräfte, die beruflich extrem gefordert werden, einen sportlich grenzwertigen Ausgleich suchen. „Viel hilft viel" ist deren Motto – weit gefehlt. Die wenige Zeit intensiv zu nutzen, ist hier nicht die richtige Maxime. Wir zeigen Ihnen, wie Sie sich fit wirklich halten können (s. S. 112-121).

ENTSPANNT DAS LEBEN GENIESSEN

Gelassen geht alles viel besser. „In der Ruhe liegt die Kraft" – na klar, aber woher die Ruhe nehmen, wenn es mal wieder drunter und drüber geht? Auch die Psyche will gepflegt werden, damit einem die Alltagsbelastungen nicht über den Kopf wachsen. Es gibt aktive Strategien zum Stressabbau. Jeder sollte für sich herausfinden, welche dieser Strategien für ihn die besten sind. Entspannung kann man lernen. Nähere Details können Sie ab S. 139ff., Kap. 5.3 erfahren.

GESUNDER UND TIEFER SCHLAF ALS ENERGIEQUELLE

Ein gesunder und tiefer Schlaf kann das Immunsystem nachweislich stärken und verhindert langfristig zunehmende Erschöpfungszustände. Wie viel Schlaf braucht der Mensch? Wie mit optimalen Schlafsystemen Leistungsfähigkeit erhalten werden kann, können Sie auf S. 145ff., Kap. 5.4 nachlesen.

2.3 EXKURS: DAS KOMPLEXE ENERGIESYSTEM

KURZCHARAKTERISTIKA DES ENERGIE-BAUSTOFFWECHSELS

Die für die genannten Funktionen in den Zellen benötigte Energie wird durch schrittweise Oxidation der folgenden Nährstoffe gewonnen:

- Zucker, z. B. Traubenzucker (Glukose),
- Fette (insbesondere Fettsäuren) und
- Eiweiße (Aminosäuren).

Eiweiße werden nach neueren Erkenntnissen bei intensiven und umfangsbetonten Trainingseinheiten vermehrt für die Energiegewinnung herangezogen. Hier besteht die Gefahr des langfristigen Substanzverlustes wichtiger Struktureiweiße, die dann für den Aufbau der vielfältigen Bindegewebsstrukturen (Sehnen, Bänder, Knorpel) und des Immunsystems nur noch unzureichend zur Verfügung stehen.

Die biologischen Oxidationen sind Verbrennungsvorgängen vergleichbar, die allerdings ohne Flammenbildung und bei relativ niedrigen Temperaturen ablaufen. Unter *Oxidation* wird allgemein die Abgabe von Elektronen (e-) verstanden. Dabei entstehen aus den energiereichen Nährstoffen energiearme Verbindungen wie Harnstoff, CO_2 und H_2O.

Prinzipien der Energiebereitstellung
in der Skelettmuskulatur bei körperlicher Aktivität

Bei körperlichen Belastungen im Sport steigt der Energiebedarf infolge der Energie benötigenden Muskelkontraktionen an. Diese Energieumsatzsteigerung kann je nach Art und Intensität der Belastung erheblich über dem Ruhebedarf liegen. So weist ein mit höchster Laufgeschwindigkeit sprintender Athlet eine maximale Zunahme des Energiebedarfs pro Zeiteinheit um mehr als das 1.000-Fache auf. Hinzu kommt, dass die Erhöhung des Energieumsatzes beim Kurzstreckensprint plötzlich einsetzt und bereits nach 10-20 s beendet ist.

Auch hier ist das Prinzip verwirklicht, dass beim oxidativen Abbau der Nährstoffe schrittweise freiwerdende Energie nicht direkt den Energie benötigenden Zellprozessen zugeführt, sondern zunächst in energiereichen Phosphatverbindungen gespeichert wird. Die beiden wichtigsten energiereichen Phosphatverbindungen sind:

- *ATP* (Adenosintriphosphat) und

- *KP* (Kreatinphosphat).

Die gesamte Energiemenge beider energiereicher Verbindungen reicht für etwa 20 maximale Muskelkontraktionen (ca. 6-10 s). Da aber maximale körperliche Leistungen mit wesentlich mehr Muskelkontraktionen erbracht werden, müssen in der tätigen Muskelzelle chemische Reaktionen ablaufen, die Energie zum Wiederauffüllen der Energiespeicher ATP und KP liefern. Die Energienachlieferung erfolgt durch biologische Oxidation der Nährstoffe. Für die biologische Oxidation der Nährstoffe stehen prinzipiell zwei Wege zur Verfügung:

- *aerobe Oxidation* der Nährstoffe unter Sauerstoffverbrauch und die

- *anaerobe Oxidation* der Kohlenhydrate (hauptsächlich Glukose) ohne Sauerstoff.

Die aerobe Oxidation

Die aerobe Oxidation findet in den Mitochondrien statt. Zu diesem Zweck müssen Sauerstoff und Pyruvat (Brenztraubensäure) in die Mitochondrien transportiert werden. Umgekehrt verlässt das entstandene ATP sowie das gebildete CO_2 und H_2O die Mitochondrien wieder.

Die Mitochondrien sind die Energielieferanten der Zelle und werden daher auch als *Kraftwerke* bezeichnet. Nährstoffe, wie Zucker und Fett, die in die Zelle gelangen, werden in den Mitochondrien mithilfe von Sauerstoff verbrannt. Ähnlich wie der Zellkern sind auch die Mitochondrien von einer doppelten Membran umschlossen. Die dazwischen liegende Flüssigkeit lässt sich etwa mit der Extrazellulärflüssigkeit vergleichen, die zwischen den einzelnen Zellen liegt. Ihre innere Membran ist stark aufgefaltet und bietet damit eine große Oberfläche. Die Mitochondrien selbst sind lange Fädchen, die sich kreisend oder schlängelnd bewegen. Sie kommen in unterschiedlicher Anzahl in allen Zellen mit Ausnahme der roten Blutkörperchen (Erythrozyten) vor.

Die aerobe Oxidation erfolgt in enzymgesteuerten Stufen, die wiederum aus mehreren Reaktionsschritten bestehen. Wenn man von der in der Muskelzelle vorliegenden Speicherform des Traubenzuckers, dem Glykogen, ausgeht, so lassen sich verschiedene Abbaustufen unterscheiden. Auf eine detaillierte Darstellung werden wir allerdings verzichten. Je nach Energiebedarf werden die enzymgesteuerten Schritte der aeroben Energiebereitstellung (Aktivierung der Essigsäure, Zitratzyklus und Atmungskette) teilweise durch komplizierte Reaktionen beschleunigt oder verlangsamt. Fehlt z. B. Magnesium, dann können bestimmte Entwicklungen im Ausdauerbereich nicht optimal erfolgen.

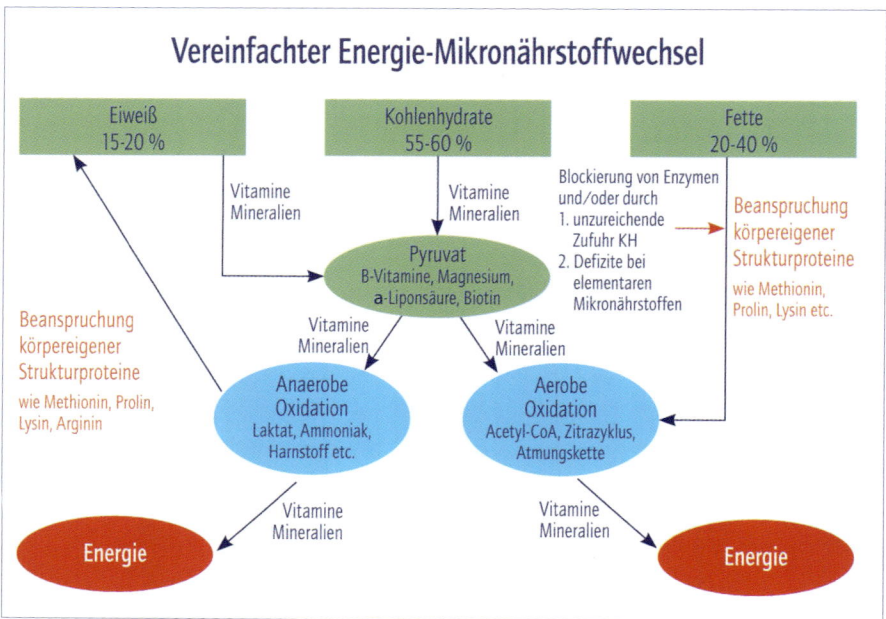

Abb. 21

Fazit: Mikronährstoffdefizite (Vitamine, Mineralien, Spurenelemente) bei der Energiebereitstellung des Kohlenhydrat- und Fettstoffwechsels können zu einer Enzymblockierung führen. Die Energiebereitstellung erfolgt dann aus körpereigenen Aminosäuren, die anschließend für die wichtigen Bindegewebsstrukturen (Bänder, Sehnen, Knorpel) nicht mehr ausreichend zur Verfügung stehen.

Die anaerobe Oxidation

Der weitaus größte Teil des Energiebedarfs wird bei körperlicher Arbeit – besonders bei längerer Arbeitsdauer – durch die aerobe Oxidation der Nährstoffe bereitgestellt. Der zweite Weg der Energiebereitstellung – die *anaerobe Oxidation* – wird dann beschritten, wenn der momentane Energiebedarf nicht durch aerobe Oxidation gedeckt werden kann. Bei der anaeroben Oxidation wird die Energie aus Glukose geliefert, die auf einem komplexen Weg abgebaut wird. Eine starke Laktatbildung führt zwangläufig zu einer Muskelermüdung, und der Organismus ist gezwungen, seine Tätigkeit zu reduzieren oder ganz einzustellen.

Die Enzyme der anaeroben Oxidation (Glykolyse) sind im Zellplasma (Sarkoplasma) lokalisiert. Somit findet die anaerobe Energiebereitstellung in unmittelbarer Nähe der Myofibrillen in der Muskelzelle statt. Bisher wurde immer angenommen, dass nur 15 % des entstehenden Laktats in der Leber unter Energieeinsatz wieder zu Glukose aufgebaut werden. Viele Wissenschaftler aus unterschiedlichen Wissensbereichen zweifeln dies aber vehement an. Sie sind der Auffassung, dass dieser Anteil deutlich größer ist und auch aus den Aminosäuren erfolgen kann.

Während die Energie aus den energiereichen Phosphaten nur für eine maximale Arbeitsdauer von 6 s reicht, beträgt diese Dauer bei anaerob-laktazider Energiebereitstellung etwa 60 s und steigert sich bei der aeroben Energiebereitstellung aus Glykogen auf 60 min. Fettsäuren als aerobe Energielieferanten erhöhen die maximale Arbeitsdauer auf deutlich mehr als 60 min. Eine unzureichende Auffüllung von Glykogenspeichern in der Leber und Muskulatur durch erhebliche Mikronährstoffdefizite nach intensiver Belastung führt sehr schnell zur kurzfristigen Aktivierung körpereigener Aminosäuren, die dann dem Bindegewebsaufbau von Bändern, Sehnen und Knorpelstrukturen nur noch unzureichend zur Verfügung stehen.

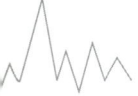

2.4 KÖRPERLICHE UND MENTALE LEISTUNGSFÄHIG-KEIT UND DIE ROLLE VON MIKRONÄHRSTOFFEN IM ENERGIESTOFFWECHSEL

Thiamin (B_1), Riboflarin (B_2), Niacin (B_3), Pantothensäure (B_5) werden im Rahmen der Energiebereitstellung genutzt. Folsäure (B_9) und Vitamin B_{12} werden für die Neubildung der roten Blutkörperchen (Erythrozyten) benötigt. Vitamin E wirkt als Antioxidans speziell für Zellmembranen und Muskelfasern. Vitamin C unterstützt die Bildung von Adrenalin. Niacin behindert möglicherweise die Abgabe freier Fettsäuren. Vitamin B_1, B_6 und B_{12} sind an der Bildung der Neurotransmitter im Gehirn beteiligt, die bei den Ermüdungs- und Erholungsvorgängen eine wichtige Rolle spielen. Fehlen z. B. bestimmte Aminosäuren und Vitamine, dann kann der Energiestoffwechsel nur noch mit „angezogener Handbremse" arbeiten.

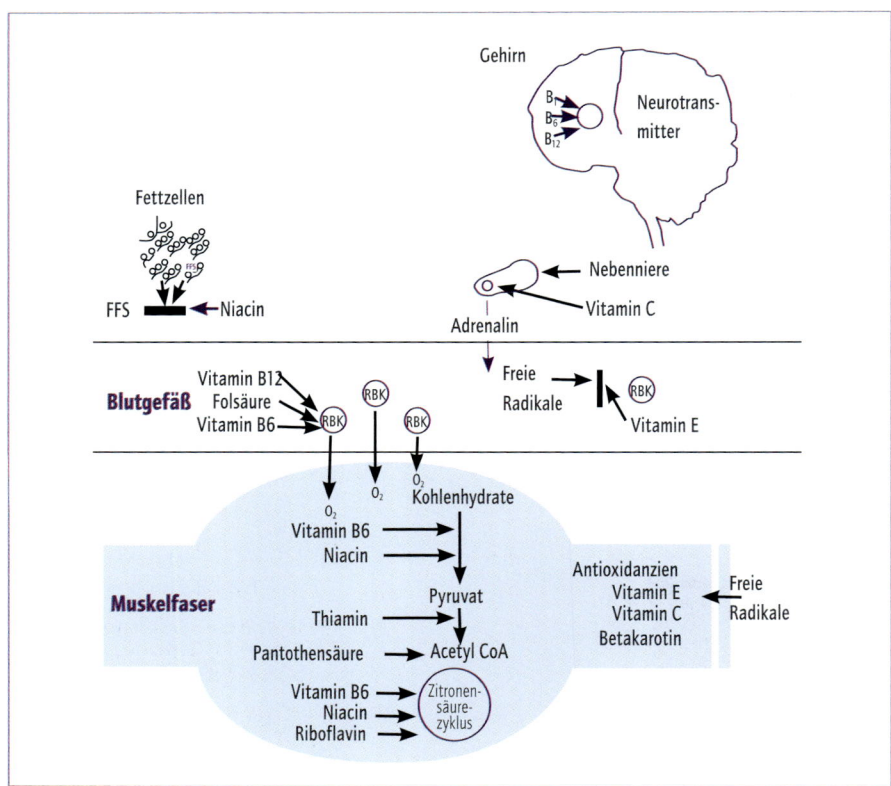

Abb. 22: Auszug aus Fachlexikon Sportmedizin, Deutscher Ärzteverlag

Aktivitätseinschränkungen bestimmter Enzyme im Energiestoffwechsel bei Führungskräften und Sportlern ziehen nachweislich biochemische Störungen nach sich, die zu
einer deutlich reduzierten Energiegewinnung führen und somit eine Vielzahl von Befindlichkeitsstörungen auslösen können (s. S. 22, Abb. 4). Die Ergebnisse zeigen z. B.
dass bei 4.150 Führungskräften deutliche funktionelle Einschränkungen des Energiestoffwechsels vorliegen, die Folge von bestehenden zellulären Mikronährstoffdefiziten.
Analog zu diesen Ergebnissen zeigen auch die Leistungs- und Spitzensportler ähnliche
Werte (s. S. 33, Abb. 14).

„Der Mensch erkrankt nicht, weil dem Körper Medikamente fehlen, sondern weil biochemische Störungen im Körper ablaufen,
die nicht erkannt und nicht korrigiert werden."

B. Kuklinski (Facharzt für Umwelt und Nährstoffmedizin)

Jeder Mensch hat einen individuellen Energie-/Mikronährstoffbedarf

Unsere 21.420 „Case Reports" zeigen sowohl bei den Führungskräften als auch bei den
Spitzensportlern und bei 15.340 inaktiven Personen deutliche Defizite im Energie- und
Mikronährstoffhaushalt, die mit vielfältigen Befindlichkeitsstörungen verbunden sind.
Mit einer speziellen Diagnostik und einer entsprechenden, umfassenden Datenbank
lässt sich heute dieser Energie- und Mikronährstoffbedarf individuell analysieren und
bewerten. Hier verfügen weltweit nur ganz wenige Institute über entsprechende Referenzdaten, die auch die unterschiedlichen Personengruppen individuell erfassen und
entsprechend bewerten können.

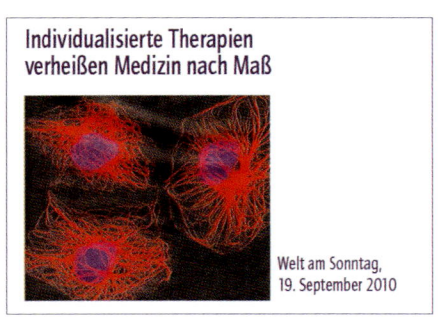

**Individualisierte Therapien
verheißen Medizin nach Maß**

Welt am Sonntag,
19. September 2010

Realität

Bisher existieren **keine** leistungsphysiologischen Daten
zur praktischen Überprüfung der klinischen Relevanz
bisheriger Dosierungen.

Bisherige Dosierungsempfehlungen leiten sich aus
Überlegungen zwischen Energieverbrauch
und erhöhtem Nährstoffbedarf ab.

(Zitat aus Sportmedizin für Ärzte 2007)

Abb. 23:

Abb. 24:

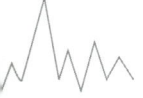

Unsere Ergebnisse zeigen die individuellen Abweichungen von den durchschnittlichen Werten in % vergleichbarer Personen in passender Altersstruktur (persönlicher Lebensstil, Vorerkrankungen, sportliche Aktivität, Geschlecht). Liegen die unterschiedlichen Personengruppen oberhalb von 25 % der jeweiligen Medianwerte, lassen sich psychophysische Stabilität und keinerlei Erschöpfungszustände erkennen. Der Einzelne fühlt sich ausgeglichen und ist super belastbar.

Eine gesunde Ernährung ist unzweifelbar die Grundlage für eine ausgeglichene Energiebilanz, scheint aber in der Realität kaum voll umsetzbar. 70 % der von uns untersuchten Führungskräfte (Unternehmer, Topmanager, leitende Angestellte) sind mit ihrem Ernährungsverhalten unzufrieden. Selbst die 11.150 Leistungs- und Freizeitsportler, die schon sehr bewusst die Prinzipien der Deutschen Gesellschaft für Ernährung einhalten, zeigen deutliche Einschränkungen des Energie-/Mikronährstoffhaushalts. Die hieraus entstehenden biochemischen Störungen haben vielfältige Ursachen.

Der individuelle Energie- und Mikronährstoffbedarf ergibt sich
aus folgenden Faktoren:

- Lebensstil (aktuelles Ernährungsverhalten),

- sportliche Aktivität (Sportart, Trainingsumfang etc.),

- Geschlecht,

- Alter,

- Vorerkrankungen,

- +20 % Abweichungen von den Medianwerten der entsprechenden Personengruppe.

2.5 DIE SCHILDDRÜSE ALS REGULATOR DES ENERGIE-/MIKRONÄHRSTOFFSTOFFWECHSELS

VITALITÄT UND KRAFT DURCH EINE OPTIMALE BALANCE DER SCHILDDRÜSENHORMONE

Mehr als die Hälfte der untersuchten 10.270 Unternehmer, Führungskräfte und leitenden Angestellten und 11.150 Leistungs- und Spitzensportler weist eine latente Unterfunktion der Schilddrüse auf, die nach klinischem Verständnis zu keinen Therapieanweisungen führt, aber zahlreiche Befindlichkeitsstörungen auslösen kann.

Jod und Selen steuern die Funktion der Schilddrüse und somit des gesamten Energiehaushalts. Ein Jod- und auch ein Selenmangel kann eine drastische Schilddrüsenproblematik (Schlafstörungen, innere Unruhe, Konzentrationsschwankungen usw.) hervorrufen. Deutschland ist bekanntlich ein Jodmangelgebiet. Die empfohlene Zufuhr von 200 µg Jod über Lebensmittel einschließlich jodiertem Speisesalz liegt im Durchschnitt bei 100 µg pro Tag. Das Spurenelement Jod ist lebensnotwendiger Bestandteil der Schilddrüsenhormone Thyroxin (T_4) und Triiodthyronin (T_3) und ist damit für den gesamten Stoffwechsel von überragender Bedeutung. Das jodhaltige Vorläuferhormon Triiodthyronin der Schilddrüse wird selenabhängig zum aktiven Schilddrüsenhormon (T_3) umgewandelt.

Die außergewöhnliche Bedeutung der Schilddrüsenhormone liegt in der Teilung und im Wachstum aller Zellen, dem Kohlenhydrat-, Eiweiß- und Fettstoffwechsel, der Regulation der Körpertemperatur und dem Energiestoffwechsel. Jegliche Störung in der Produktion der Schilddrüsenhormone wirkt sich auf den Organismus aus. Eine unzureichende Jodversorgung führt zu einem Abfall des Schilddrüsenhormonspiegels im Blut. Die Schilddrüse reagiert darauf mit vermehrtem Wachstum und vergrößert sich. Sie versucht, durch eine höhere Produktion den Mangel an Schilddrüsenhormonen auszugleichen. Sichtbares Zeichen ist der Kropf am Hals, auch *Struma* genannt.

Latente Symptome vorhanden – bisher allerdings ohne klinische Relevanz

Nach Ergebnissen unserer Untersuchungen zeigt mehr als die Hälfte der Führungskräfte und Leistungssportler, die von uns untersucht worden sind, eine latente Unterfunktion

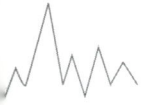

(Hypothyreose) der Schilddrüse. Die Betroffenen fühlen sich anfangs ein bisschen müde, kälteempfindlich und schwitzen regelmäßig nachts ein wenig. Nach einiger Zeit wirken sie antriebslos und regenerieren nach intensiven Belastungen nur sehr langsam. Selbst bei jungen Sportlern können wir diese Beschwerden häufig feststellen. Bei sportlichen Heranwachsenden äußert sich Jodmangel durch Lern- und Konzentrationsstörungen und häufige Infekte. Wer diese Symptome zeigt, sollte seine Jodversorgung überprüfen lassen.

Laborwerte der Schilddrüsenhormone (Referenzbereiche) kritisch hinterfragen

Unsere Erfahrungen aus den letzten Jahren und neueste Ergebnisse aus den USA zeigen, dass die bisherigen Referenzbereiche kritisch hinterfragt werden sollten. In „Was die Seele essen will" (Ross, 2010) beschreiben die Mediziner eine wesentlich differenziertere Betrachtung der bisherigen Schilddrüsenhormone und deren Einfluss auf viele Befindlichkeitsstörungen.

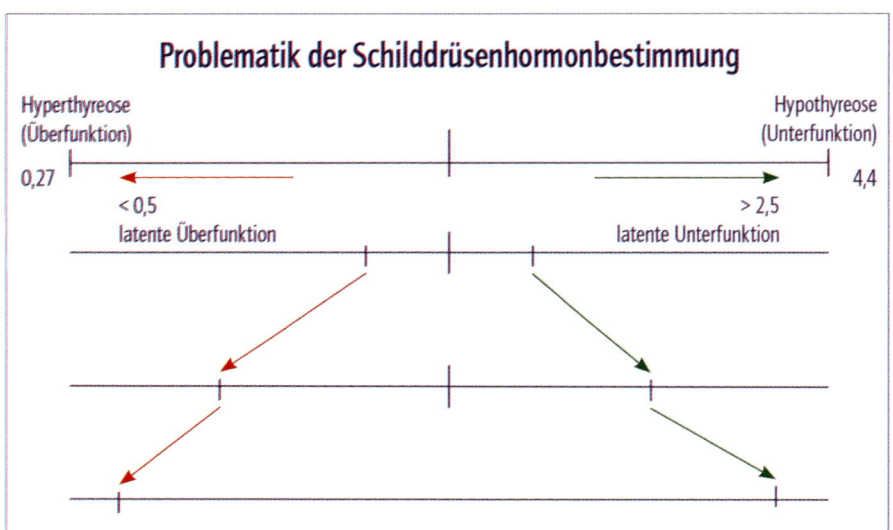

Abb. 25

Aus Abb. 25 können wir die Problematik bei der Interpretation des zunächst gemessenen TSH-Wertes erkennen. Eine latente Unterfunktion liegt nach unseren Erfahrungen bei einem TSH-Wert von > 2,5 µIU/ml vor. Für Führungskräfte und Leistungssportler kann dies nach unseren Erfahrungen schon erste leistungsmindernde Faktoren bedeuten. Die Entwicklung der jeweiligen Werte über einen längeren Zeitraum ist hier von ausschlaggebender Bedeutung. Diese sollten dann auch mit dem subjektiven Empfinden der Einzelnen verglichen werden.

Wichtiger Hinweis

Die Schilddrüsenhormone sind belastungsbedingt nach intensiven Trainings- und/oder Spielbelastungen häufig am anderen Morgen deutlich erhöht. Aus diesem Grunde sind Schilddrüsenhormonanalysen nur sinnvoll, wenn keine direkte, intensive sportliche Belastung am Vortag erfolgt ist.

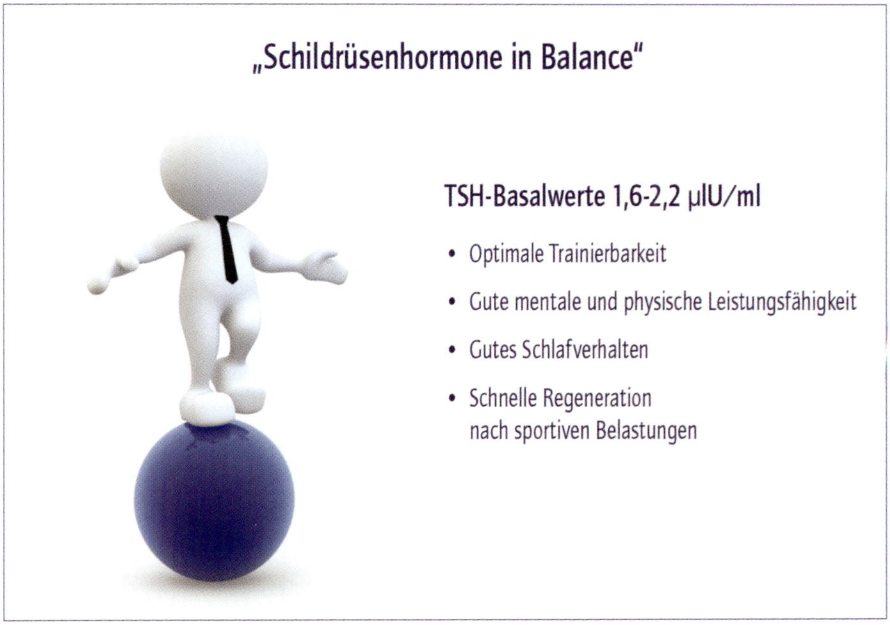

Abb. 26

Die umfangreichen Ergebnisse der Untersuchungen von 21.420 Führungskräften und Sportlern lassen erkennen, dass sich vielfältige Befindlichkeitsstörungen durch eine gezielte Gabe von Jod oder eine Medikation zur Normalisierung der Schilddrüsenhormone beheben lassen. Die TSH-Basalwerte, die bei den untersuchten Personen zwischen 1,6 µIU/ml und 2,2 µIU/ml (s. Abb. 26) lagen, geben keinen Hinweis auf die aufge-

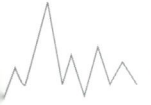

führten Befindlichkeitsstörungen. Mit der Bestimmung entsprechender Antikörper der Schilddrüsenhormone konnte eine Autoimmunerkrankung ausgeschlossen werden.

Das Institut SALUTO und unsere Partner werden zukünftig weitere Forschungsprojekte bei Führungskräften und Leistungssportlern mit grenzwertigem Schilddrüsenhormonstatus initiieren und die bisher gemachten Erfahrungen wissenschaftlich weiter kritisch hinterfragen.

„HB-MÄNNCHEN-MENTALITÄT"
ODER DAUERSPANNUNG WIE EIN „FLITZEBOGEN"

Von den 11.150 Führungskräften und 10.270 Leistungssportlern weisen 15 % Schilddrüsenhormonwerte mit der Tendenz in Richtung Überfunktion (Hyperthyreose) auf, allerdings nach einem anderen wissenschaftlichen Verständnis: Die Mediziner sprechen von einer latenten Überfunktion (Hyperthyerose) bei TSH-Basalwerten von < 0,5 µIU/l. Wir haben allerdings feststellen können, dass bei TSH-Basalwerten von < 1,3 µIU/ml schon eine deutliche Sympathikotonie (starke Aktivierung des vegetativen Nervensystems) mit einzelnen Aspekten der folgenden Befindlichkeitsstörungen vorliegt (s. Abb. 27):

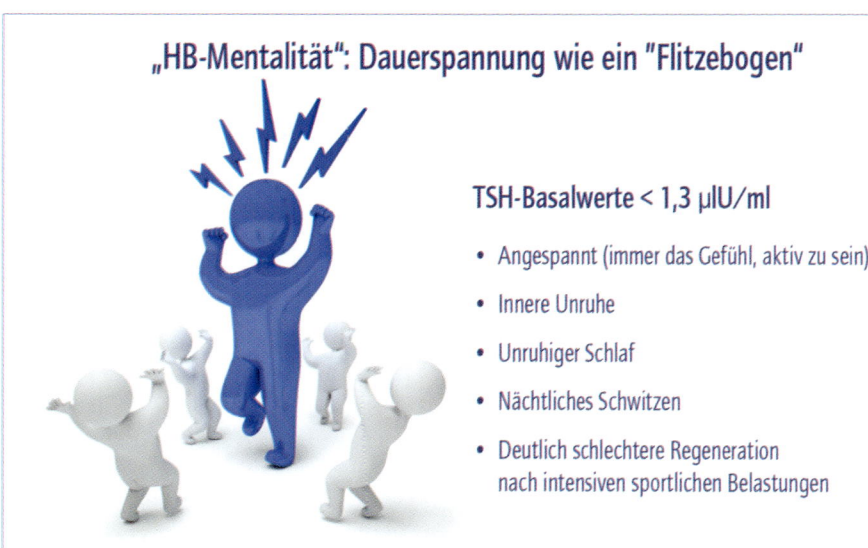

Abb. 27

Einfacher Lösungsansatz

Die gezielte Gabe von Magnesium über den Tag verteilt (morgens, mittags, abends), je nach den Ergebnissen der zellulären Analyse, kann nachweislich das vegetative Nervensystem deutlich „herunterfahren" (s. auch „Case Reports", Kap. 7.2 und 7.3). Hat die Messung erniedrigte Werte der Aminosäure Tryptophan ergeben, erfolgt eine entsprechende Zufuhr, die abhängig von der Ausgangssituation ist. Nach 4-5 Tagen konnten wir bei unseren Führungskräften und Spitzensportlern eine deutlich verbesserte Schlafqualität erkennen.

„SCHLAFTABLETTENMENTALITÄT"

Die von uns untersuchten Führungskräfte und Leistungssportler weisen häufig schon eine latente Unterfunktion der Schilddrüse bei TSH-Basalwerten > 2,5 µIU/ml auf, die einige der folgenden Befindlichkeitsstörungen (s. Abb. 28) bei dieser Personengruppe hervorgerufen haben:

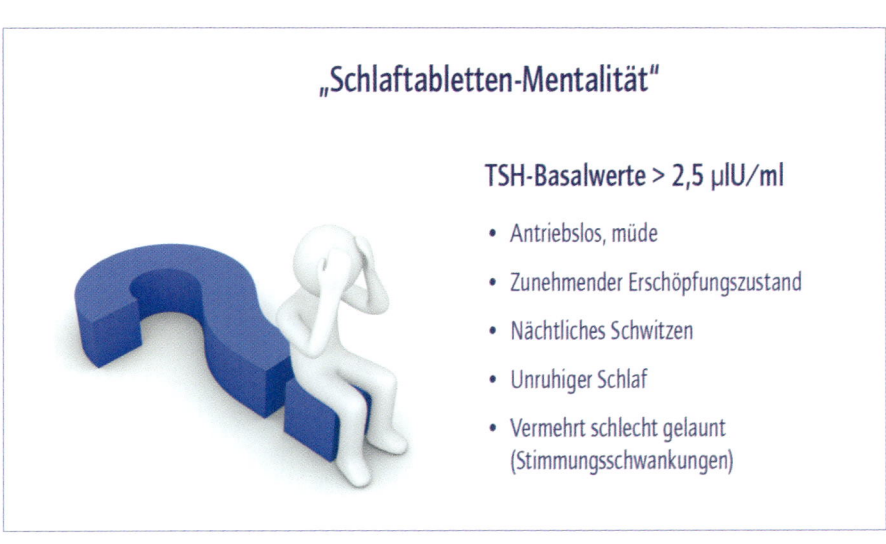

Abb. 28

Diese lassen sich durch eine gezielte Zufuhr von Jod (Dosierung richtet sich nach der Höhe der Schilddrüsenhormone) oder aber durch eine passende Medikation (z. B. Thyroxin in entsprechender Dosierung) beheben.

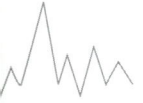

Ein TSH-Basalwert > 2,8 µIU/ml kann nach unseren Erfahrungen langfristig zu einer deutlichen Beeinträchtigung der körperlichen und geistigen Leistungsfähigkeit führen. Gelingt es uns rechtzeitig und durch regelmäßige Analysen, dies zu erkennen, so lassen sich viele Befindlichkeitsstörungen vermeiden.

Ein Fallbeispiel: Der Autor selbst

Beispiel einer schon seit Langen bestehenden, latenten Hypothyreose (Unterfunktion) beim Autor:

Jeden Morgen um ca. 5.30 Uhr beginne ich meinen Tag mit Kräftigungsgymnastik und anschließendem 45-50-minütigen Ausdauertraining. Im Alter von 47 Jahren nahm eine gewisse Müdigkeit und Antriebslosigkeit drastisch zu. Nachts schwitzte ich plötzlich ungewöhnlich. Außerdem empfand ich sehr schnell „Engegefühle" im Aufzug und verspürte eine vermehrt depressive Stimmungslage. Sofort ließ ich meine Schilddrüsenhormone untersuchen. Nach den Vorgaben der Labormediziner wurde ein akzeptabler Wert von 3,3 µIU/ml gemessen. Diesen Wert zeigte ich einem befreundeten Internisten und bat ihn um Hilfe. Dieser entgegnete mir, dass in meinem Alter erste hormonelle Veränderungen eintreten, die typische Wechseljahresbeschwerden sein könnten. Der TSH-Basalwert in Verbindung mit den T_3- und T_4-Werten war in einem akzeptablen Bereich. Während der langjährigen Betreuung von Sportlern habe ich häufiger von diesen Beschwerden hören können. Deshalb entschloss ich mich, genau das zu praktizieren, was wir schon erfolgreich bei den Sportlern getan haben. Jeden Morgen nahm ich nun 10 min vor dem Frühstück 3 x Jodid 100. Nach drei Wochen waren alle Symptome verschwunden, und nach sechs Wochen ließ sich eine Normalisierung des TSH-Basalwerts auf 1,8 µIU/ml erkennen.

WICHTIG – EINE AUSREICHENDE SELENKONZENTRATION

Neben Jod ist Selen essenziell für die Schilddrüsenhormonsynthese. Bei einem Jodmangel in der Schilddrüse werden vermehrt giftige Hydroperoxide gebildet, die durch die selenhaltige Glutathionperoxidase unschädlich gemacht werden. Störungen im Bereich der Schilddrüse können immer auch in Zusammenhang mit einem Selenmangel stehen. Fehlt Selen, so kann das aktive Schilddrüsenhormon Triiodthyronin (T_3) nicht gebildet werden. Eine Unterfunktion der Schilddrüse kann folglich nicht nur durch einen Jod-, sondern auch durch einen Selenmangel verursacht werden.

Selen kommt in allen Körperzellen und Körperflüssigkeiten vor. Die höchsten Konzentrationen finden sich in der Schilddrüse, Niere, Leber, Milz, Herz und Prostata. Selen ist funktionell Bestandteil vieler Enzyme und Proteine. Selenmangel ist bei uns sehr häufig. Deutschland und viele andere Staaten zählen zu den selenarmen Gebieten in Europa. Auch bei ausgewogener Ernährung erhält ein Erwachsener kaum mehr als 45 µg Selen pro Tag, da unsere Lebensmittel in der Regel nur wenig Selen enthalten. Gute Selenquellen sind Seefisch, Innereien, grüner Tee und Paranüsse.

Wir haben bei den von uns untersuchten Leistungssportlern eklatante zelluläre Defizite feststellen können. Ein guter Selenstatus wirkt sich günstig auf die immunologische Stabilität, Regenerationsfähigkeit und Belastbarkeit aus. Für einen ausreichend hohen Selenstatus ist eine tägliche Zufuhr von etwa 1,5-2 µg Selen pro kg Körpergewicht erforderlich. Die Frage nach der sinnvollen Zufuhr richtet sich immer nach dem individuellen zellulären Selenstatus. Eine langfristige Zufuhr von mehr als 200 µg Selen kann toxische Reaktionen hervorrufen. Eine vorherige Analyse der zellulären Selenkonzentration wäre daher empfehlenswert. Anschließend kann dann eine gezielte Gabe erfolgen.

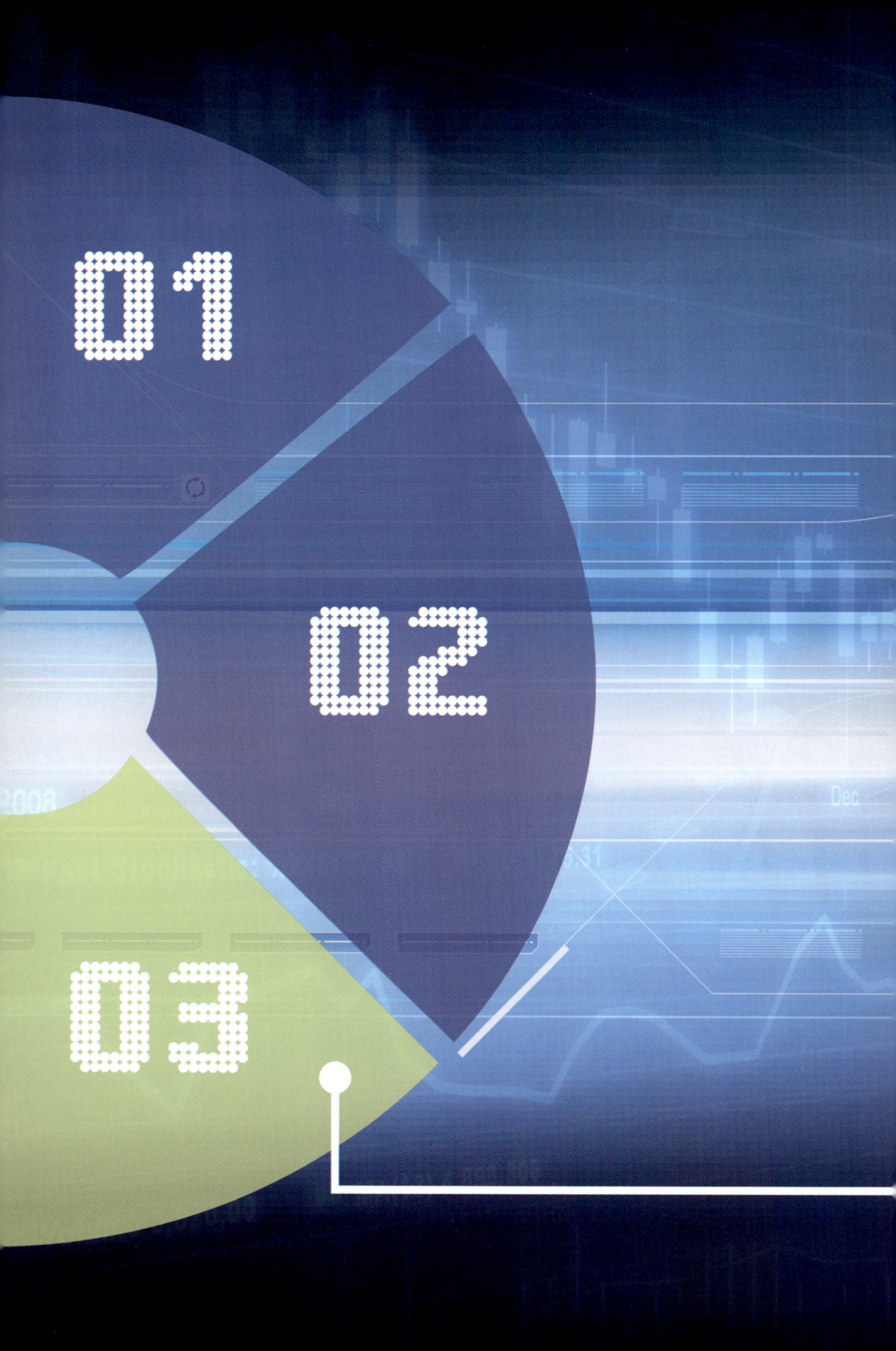

MAN ISST, WAS MAN ISST

3 MAN IST, WAS MAN IST – ERNÄHRUNGS-PHYSIOLOGISCHE ASPEKTE

3.1 FUNKTIONELLE ENERGIESTOFFWECHSEL-STÖRUNGEN AUFGRUND VON MIKRONÄHRSTOFF-DEFIZITEN BEI FÜHRUNGSKRÄFTEN (UNTERNEHMERN, LEITENDEN ANGESTELLTEN ETC.) UND LEISTUNGSSPORTLERN

Vital, fit und so lange wie möglich leistungsfähig zu bleiben, das wünschen sich Führungskräfte (Unternehmer, Topmanager, leitende Angestellte etc.), aber auch Leistungssportler. Jeder weiß wohl, wie eng der Zusammenhang zwischen Ernährung, Gehirnstoffwechsel, Immunsystem und Leistungsfähigkeit ist. Mancher mag sich wundern, weil er sich trotz ausgewogener Ernährung nicht gut fühlt bzw. nicht leistungsfähig ist. In diesem Kapitel zeigen wir teilweise überraschende Zusammenhänge auf und brechen eine Lanze für die notwendige und gezielte Zufuhr von Mikrovitalstoffen.

MIKRONÄHRSTOFFMANGEL –
DIE REGULATOREN DES ENERGIESYSTEMS BLEIBEN HÄUFIG UNERKANNT

Laut jüngstem Ernährungsbericht der DGE (Deutsche Gesellschaft für Ernährung) und Aussagen renommierter Ernährungswissenschaftler, Sportwissenschaftler und Sportmediziner sei eine zusätzliche Gabe von Mikrovitalstoffen unnötig und abzulehnen, sofern sich der Mensch ausgewogen ernährt (als Ausnahmen gelten Fluor, Jod und Folsäure; hier ist die in Deutschland unzureichende Zufuhr über die normale Ernährung hinreichend bekannt).

Wir haben bei der Betreuung von Unternehmern, Führungskräften, leitenden Angestellten und Spitzensportlern andere Erfahrungen gemacht. Erst durch eine umfassende Analyse des funktionellen Energiestoffwechsels (s. S.84-86), der intrazellulären Mikronährstoffe (s. S. 87), der Aminosäuren (s. S. 89-90) und einiger andere elementarer Parameter kann der derzeitige Energie- und Mikronährstoffbedarf des einzelnen Menschen analysiert werden.

Abb. 29 lässt erkennen, welche gravierenden Aktivitätseinschränkungen bestimmter Enzyme im Energiestoffwechsel bei 1.150 Führungskräften erkennbar sind.

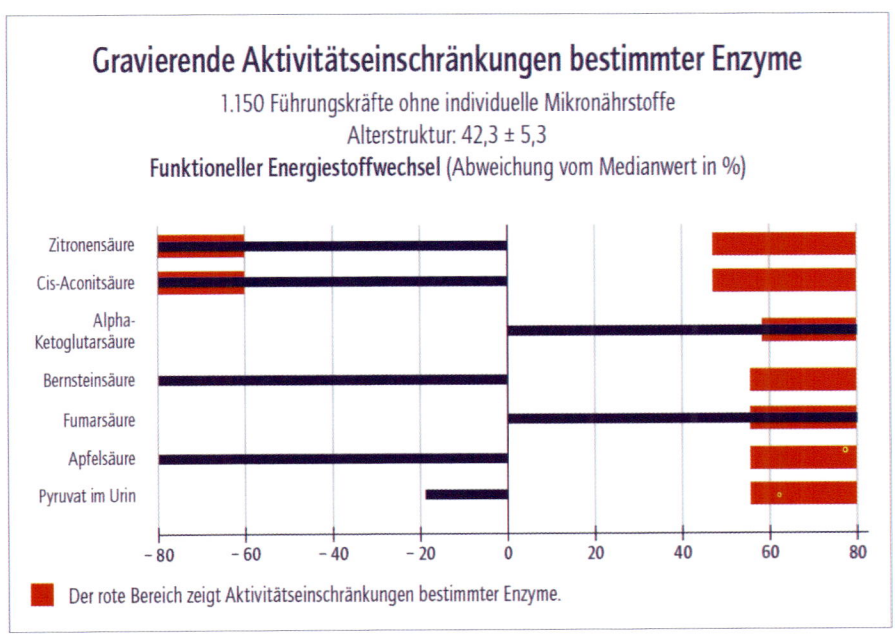

Abb. 29

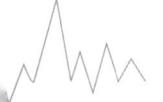

3.2 OHNE BENZIN LÄUFT DER MOTOR NICHT

Eine ausreichende Versorgung mit Mineralstoffen und Spurenelementen ist zur Aufrechterhaltung vitaler Funktionen zwingend notwendig. Gerade Zink, Selen, Magnesium und die gesamten B-Vitamine (u. a. B_1, B_2, B_6, B_9, B_{12}) sind an einer Vielzahl von physiologischen Vorgängen des Zellstoffwechsels, der Zellteilung, der Stabilität, des Energiestoffwechsels und der Immunantwort essenziell beteiligt.

Der Mikronährstoffmangel kann nach unseren neuen Erkenntnissen langfristig bei Menschen mit besonderer beruflicher Verantwortung zu vielfältigen gesundheitlichen Befindlichkeitsstörungen in Form von zunehmenden Erschöpfungssyndromen mit kognitiven Leistungseinschränkungen führen. Leistungssportler erhöhen deutlich das Verletzungsrisiko durch eine frühzeitige Beanspruchung von körpereigenen Strukturproteinen, die für die Kontinuität des Trainings und Wettkampfs eine wesentliche Basis darstellen.

Die Ergebnisse von insgesamt 10.270 Unternehmern, Führungskräften, leitenden Angestellten sowie von 11.150 Leistungs- und Spitzensportlern zeigen, dass die funktionellen Energiestoffwechsel Aktivitätseinschränkungen bestimmter Enzyme aufzeigen (s. auch Kap. 1.3 und Kap. 1.4), die auf zelluläre Mikronährstoffdefizite in fast allen Bereichen zurückzuführen sind und vielfältige Befindlichkeitsstörungen hervorgerufen haben. Hier sind vor allem Menschen betroffen, die zunehmenden Stressoren ausgesetzt sind.

Unsere eigenen Studien (u. a. klinische Studien) und Projekte in den letzten Jahren dokumentieren, dass selbst bei einer ausgewogenen Ernährung (nach den Kriterien der Deutschen Gesellschaft für Ernährung) ein gravierender Mikronährstoffmangel intrazellulär festzustellen ist, der ohne eine gezielte Zufuhr von Mikronährstoffen nicht ausreichend zu beheben ist. Hier ist besonders auf die spezifische zelluläre Messung und Diagnostik dieser Mängel hinzuweisen. In Europa existieren nur sehr wenige Laborzentren, die diese umfassenden funktionellen Analysen des Energiestoffwechsels sowie zelluläre Mikronährstoffanalysen durchführen und über eine ausreichende Datenbank verfügen.

RICHTIGE ENERGIE- UND MIKRONÄHRSTOFFDIAGNOSTIK IST DAS A UND O

Funktioneller Energiestoffwechsel

Kurzer Exkurs zum funktionellen Energiestoffwechsel: Der Zitronensäurezyklus bildet die zentrale Schaltstelle des gesamten Stoffwechsels. In ihm laufen die Abbauwege der Kohlenhydrate, Fette und Proteine ab. Ein Mangel an elementaren Mikronährstoffen (Aminosäuren, Vitaminen, Mineralien, Spurenelementen) hat eine Störung in den „Kraftwerken" der Zellen (mitochondriale Dysfunktion) zur Folge. Hier werden verschiedene Stoffwechselprodukte gemessen. Eine Erhöhung und/oder eine Erniedrigung der gemessenen Substanzen zeigt bestimmte Störungen im Energiestoffwechsel auf und ist mit einer Herabsetzung bei der Energiegewinnung verbunden.

Die Ergebnisse bei 4.150 Führungskräften (Unternehmern, Topmanagern, leitenden Angestellten etc.) zeigen zu Beginn (s. Abb. 4, S. 22) deutliche Aktivitätseinschränkungen bestimmter Enzyme im funktionellen Energiestoffwechsel. Eine Optimierung durch die individualisierte Zufuhr („Energie auf Rezept") des funktionellen Energiestoffwechsels über einen Zeitraum von fünf Jahren können Sie aus Abb. 6, S. 24 und Abb. 8, S. 28 erkennen. Weitere Details finden Sie in Kap. 7.2 und 7.3.

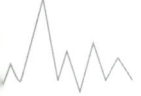

3.3   ZU DEN BESTANDTEILEN DES BLUTS

Das Blut ist sozusagen das flüssige Transportgewebe des Körpers bzw. der Gehilfe des Kreislaufs. Es hat die Aufgabe, jede Zelle mit den für sie lebenswichtigen Dingen wie Brennstoffen aus der Nahrung, Sauerstoff, Vitaminen, Hormonen und Wärme zu versorgen und Endprodukte des Stoffwechsels sowie Wärme von jeder Zelle wieder abzuführen.

Die Gesamtmenge des zirkulierenden Bluts macht beim Menschen ungefähr 8 % des Körpergewichts aus. Ein 80 kg schwerer Mensch hat daher etwa eine Blutmenge von 6,4 l. Das Blut besteht aus flüssigen und festen Bestandteilen: Flüssige Bestandteile werden als *Blutplasma*, feste Bestandteile als *Blutkörperchen* bezeichnet.

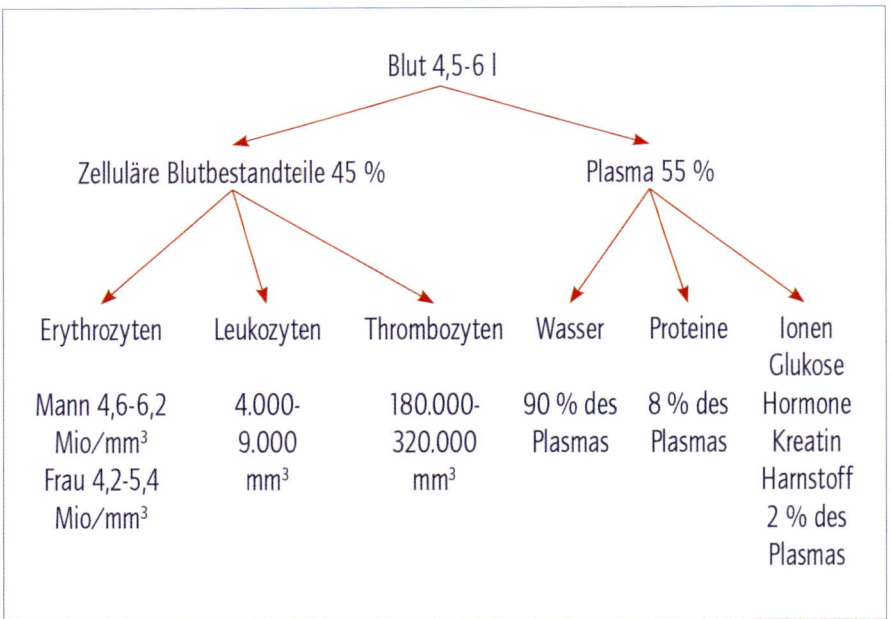

Abb. 30

DAS BLUTPLASMA

Das Blutplasma ist eine klare Flüssigkeit. Es besteht zu 93 % aus Wasser und enthält Substanzen wie Kochsalz, Kohlenhydrate, Fette und Eiweiße (s. Abb. 30). Die weißen Blutkörperchen *(Leukozyten)* sind der Abwehrmechanismus unseres Körpers. Bakterien, Viren, Pilze und Parasiten, die durch Verletzungen der Haut, mit der Atmung oder durch die Verdauung in den Körper gelangen, werden bekämpft. Rote Blutkörperchen *(Erythrozyten)*, mit ca. 45 % der Gesamtmenge, transportieren Sauerstoff bzw. Kohlendioxid und enthalten den roten Blutfarbstoff *(Hämoglobin)*. All unsere Blutanalysen sind in den ersten Untersuchungsjahren sowohl in den Erythrozyten (intraerythrozär) als auch im Serum gemessen worden. Heute werden bei uns Mikronährstoffkonzentrationen ausschließlich in den roten Blutkörperchen (intraerythrozär) gemessen, da nachweislich keine Aussagefähigkeit durch routinemäßige Serumuntersuchungen erzielt werden kann.

DIE BLUTZELLEN

Neben der Blutflüssigkeit (Plasma) finden sich im Blut unterschiedliche Blutzellen. Sie werden bis auf die Lymphozyten, die auch in lymphatischen Organen entstehen, alle im roten Knochenmark (Medulla ossium rubra) gebildet. Von dort werden sie nach einer bestimmten Reifungszeit in das Blut abgegeben. Ihr Anteil innerhalb des Bluts ist sehr unterschiedlich.

Rote Blutkörperchen (Erythrozyten) sind etwa drei Monate lebensfähig. Dann werden sie ersetzt. Innerhalb eines Kubikmillimeters befinden sich beim Mann ungefähr fünf Millionen Erythrozyten, bei der Frau etwa 4,5 Millionen. Ihre Aufgabe besteht in erster Linie im Sauerstofftransport von den Lungenbläschen (Alveolen) zu den Organen sowie dem Kohlendioxidtransport zurück aus dem Gewebe in die Lungenbläschen.

Weiße Blutkörperchen (Leukozyten) sind zwischen 4.000 und 9.000 pro Kubikmillimeter im Blut vorhanden. Die Zahl der verschiedenen weißen Blutkörperchen untereinander schwankt im Laufe des Lebens und im Verlauf von Krankheiten. Zu den Leukozyten gehören auch die Lymphozyten, die Granulozyten, Monozyten, die sich innerhalb eines Differenzialblutbildes erkennen lassen. Die Lebensdauer der Leukozyten kann von wenigen Stunden bis zu einigen Jahren reichen.

Blutplättchen (Thrombozyten) kommen mit einer Anzahl von 180.000-320.000 pro Kubikmillimeter vor. Sie spielen eine besonders wichtige Rolle bei der Blutgerinnung, denn sie dichten die Gefäßwände bei einer Verletzung ab. Thrombozyten erreichen ein Lebensalter von 5-10 Tagen.

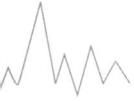

Wenn überhaupt, werden Vitamine und Spurenelemente in der Regel im Blutserum gemessen, nicht aber intrazellulär (s. Abb. 31). Blutserummessungen sind bezüglich der realen Versorgung der Zelle mit Mikronährstoffen nicht aussagekräftig. Dort ist ein Abfall der Werte erst erkennbar, wenn charakteristische Mangelsymptome oder sogar Gewebe- und Organschäden auftreten. Es können aber schon seit Längerem latente Unterversorgungen bestehen, ohne dass ein akutes gesundheitliches Problem zutage tritt.

Blut ist das Transportmedium. Die Konzentration von Mineralstoffen, Spurenelementen und anderen Mikronährstoffen hängt stark von der kurzfristig zurückliegenden Aufnahme dieser Stoffe, z. B. über die Nahrung, ab. Die routinemäßig durchgeführten Blutanalysen laufen auf der Serumebene ab, wo keine roten und weißen Blutkörperchen mehr vorhanden sind. Sie liefern also extrazelluläre Werte (extrazellulär = außerhalb der Zellen vorliegend; Gegenteil = intrazellulär). Überwiegend intrazellulär konzentrierte Elemente, wie z. B. Kalium, Magnesium, Zink, Selen und die B-Vitamine (B_1, B_2, B_6, B_9), können so nicht erfasst werden. Elementbestimmungen im Serum lassen also keine zuverlässigen Rückschlüsse auf den Mineralstoff-, Vitamin- und Spurenelementhaushalt zu.

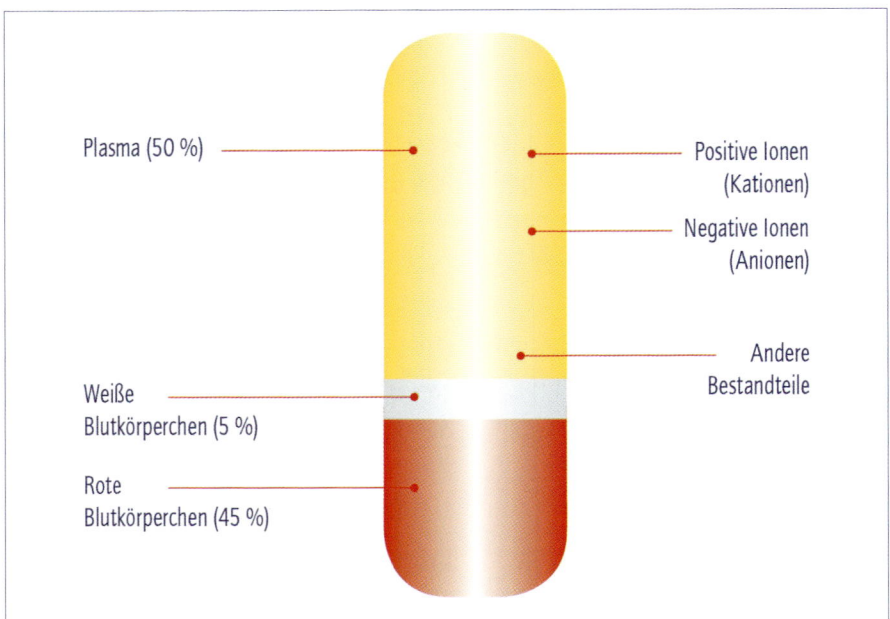

Abb. 31

Wichtige biochemische Wirkungsmechanismen der Elemente finden vor allem auf zellulärer Ebene statt. Die Bestimmung der Elementkonzentration aus dem Serum kann daher auch keinen Aufschluss über zelluläre Vorgänge geben. Der Austausch zwischen Extra- und Intrazellulärraum wird durch komplexe körpereigene Mechanismen reguliert. Die Konzentration wichtiger Elemente im Serum wird so konstant wie möglich gehalten. Falls die Mikronährstoffzufuhr (Vitamine, Mineralstoffe etc.) hierfür nicht ausreicht, werden zur Aufrechterhaltung des Serumspiegels körpereigene Reserven mobilisiert. Daher sind Mängel im Serum meist nicht oder erst sehr spät zu erkennen. Bei 21.420 Führungskräften (Unternehmer, Topmanager, leitende Angestellte etc.) sowie Leistungs- und Spitzensportlern lassen sich keine Defizite auf der Serumebene erkennen, allerdings sind deutliche Defizite auf der zellulären Ebene zu finden. Bestehen schon Defizite auf den Serumebenen, so wären schon lange vorher Defizite intrazellulär nachweisbar.

Es können schon lange Befindlichkeitsstörungen vorliegen, die durch routinemäßige Blutuntersuchungen nicht zu begründen sind (s. Abb. 32): Nachlassende Konzentrationsfähigkeit, vermehrt auftretende Müdigkeit, muskuläre Verspannungen bis hin zu pollenallergischen Reaktionen sind nur einige der vielschichtigen Beschwerdebilder.

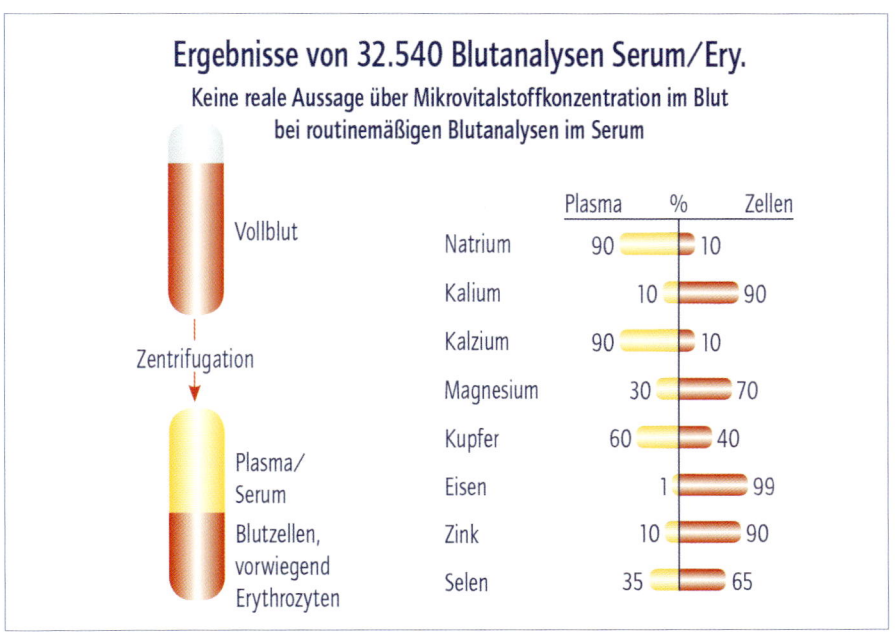

Abb. 32

Aber auch wenn keine aktuellen Beschwerden vorliegen, sollte das Ziel sein, seine persönlichen Ressourcen erst gar nicht aufzubrauchen. Innere Unzufriedenheit, schlechter Schlaf, nachlassende Konzentrationsfähigkeit und viele weitere Befindlichkeitsstörungen konnten wir bei den von uns untersuchten Unternehmern, Führungskräften und leitenden Angestellten erkennen. Dies lässt sich dadurch verhindern, dass die zellulären Speicher rechtzeitig wieder aufgefüllt werden und so der funktionelle Energiestoffwechsel angekurbelt wird.

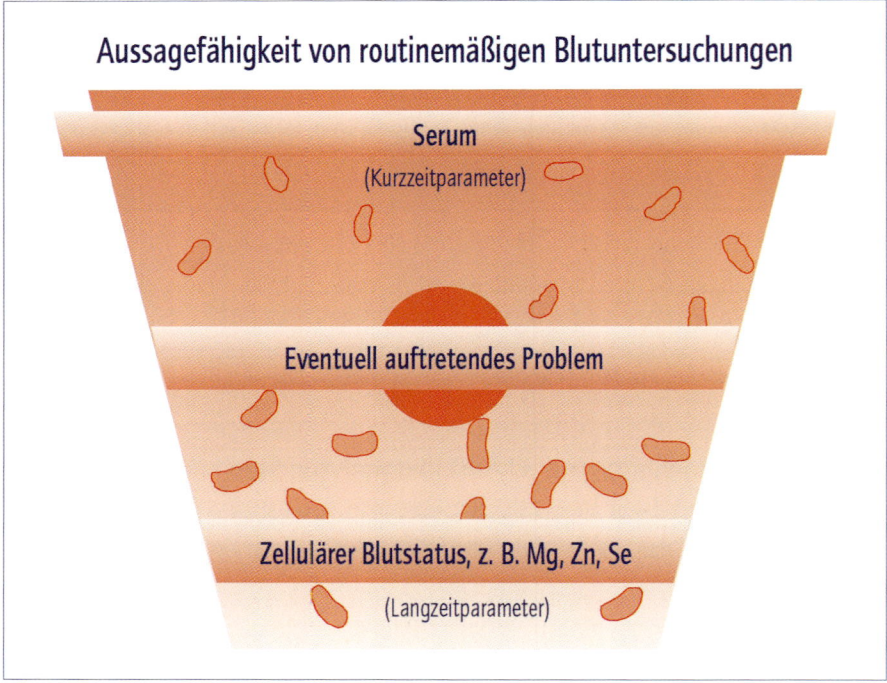

Abb. 33

Wichtige Hinweise

- Für die Aufrechterhaltung wichtiger Mikronährstoffe auf der Serumebene werden alle denkbaren körpereigenen Ressourcen mobilisiert, insbesondere auf der zellulären Ebene. Daher sind die Mängel auf der Serumebene nicht oder sehr spät erkennbar (s. Abb. 33).

- Eine Optimierung des funktionellen Energiestoffwechsels durch eine gezielte Zufuhr („Energie auf Rezept") von Mikronährstoffen wäre ohne eine zelluläre Analyse nicht möglich (s. Kap. 1.3 und 1.4).

- **Wichtiger Hinweis:** Optimal ist die intraerythrozytäre Analyse von Mikronährstoffen, da selbst bei Vollblutanalysen starke Schwankungen bei der Messung durch eine kurzfristige Ernährungsveränderung bestehen. Aus den über 36.760 „Case Reports" können wir erkennen, dass die Analysen der intraerythrozytären Mikronährstoffkonzentrationen als Langzeitparameter die beste Aussagefähigkeit bieten. Mittlerweile wird in verschiedenen Instituten eine Vollblutanalyse angeboten, die aber aus diesem Grund auch nur eine eingeschränkte Aussagefähigkeit besitzt (weil z. B. Magnesium 90 % intraerythrozytär zu finden ist und nicht im Vollblut). Dies sollten Sie unbedingt berücksichtigen.

3.4 URSACHEN FÜR ZUNEHMENDE DEFIZITE BEI FÜHRUNGSKRÄFTEN, LEISTUNGS-/SPITZEN- SPORTLERN UND BEI ADHS (AUFMERKSAMKEITS- DEFIZIT-/HYPERAKTIVITÄTSSTÖRUNG)

In zahlreichen Forschungsprojekten und in einer klinischen Studie ist es SALUTO ge- lungen, den Nachweis zu erbringen, dass selbst bei ausgewogener Ernährung der funktionelle Energiestoffwechsel biochemische Störungen aufweist, die mit Aktivi- tätseinschränkungen bestimmter Enzyme verbunden sind und so zu vielfältigen Befind- lichkeitsstörungen führen können. Auf eine weitere detaillierte Darstellung der Ergeb- nisse wird an dieser Stelle verzichtet.

EIN RESULTAT DES TREIBHAUSEFFEKTS

Amerikanische Biologen haben eine Erklärung dafür, warum wir trotz ausgewogener Ernährung ein zunehmendes Defizit im zellulären Mikronährstoffhaushalt feststellen können: Der zunehmende CO_2-Ausstoß habe einen nicht unerheblichen Einfluss auf die Reduzierung der Mikronährstoffkonzentration in unseren heutigen Lebensmitteln. Die weltweit angegebenen Inhalts- und Mengensubstanzen seien überholt.

Heute müsse man von einer deutlichen Reduzierung der Inhaltsstoffe in den Lebens- mitteln ausgehen. Wenn in einem Experiment in nur einem halben Jahr Verluste dieser Größenordnung gemessen worden seien, so seien die realen Verluste in den letzten Jahrzehnten noch weitaus größer. Dies sei eine der Hauptursachen, dass gerade sport- lich aktive Menschen selbst bei ausgewogener Ernährung keine ausreichende Mikrovi- talstoffversorgung erzielen können. Neben den in Abb. 34 aufgezeigten massiven Fol- gen der Mikrovitalstoffverluste durch den Treibhauseffekt kommen weitere Störgrößen, wie falsche Zubereitung und Lagerungsverluste, hinzu.

Hintergrundwissen

Der amerikanische Biologe Iraki Loladze von der Princeton University in New Jersey hatte bereits 2002 über erste Untersuchungen berichtet und festgestellt, dass der vielfach schon erhöhte CO_2-Ausstoß in den letzten Jahrzehnten zu einer deutlichen Reduzierung der Inhaltssubstanzen geführt hat (s. Abb. 34). Anders lassen sich die Ergebnisse unserer klinischen Studie mit 100 Frauen und 76 Schülern, die sich sehr gesundheitsbewusst ernährt haben, nicht erklären. Seine Untersuchungen bis 2002 beschreiben im Wesentlichen zwei Prozesse:

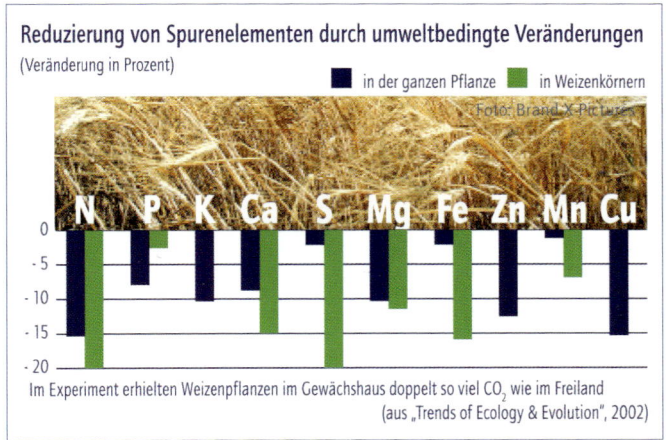

Reduzierung von Spurenelementen durch umweltbedingte Veränderungen
(Veränderung in Prozent)

■ in der ganzen Pflanze ■ in Weizenkörnern

Im Experiment erhielten Weizenpflanzen im Gewächshaus doppelt so viel CO_2 wie im Freiland
(aus „Trends of Ecology & Evolution", 2002)

Abb. 34

1. Der vermehrte CO_2-Ausstoß fördert das Wachstum der Pflanzen und somit die Ernteerträge, was jedoch zulasten wertvoller Inhaltsstoffe (Spurenelemente, andere Mikronährstoffe) geht.

2. Die erhöhten CO_2-Werte schränken die Wasserverdunstung der Pflanzen ein; weil also weniger Wasser über die Blätter verdampft wird, wird auch weniger Wasser aus dem Boden aufgenommen. Dieser verminderte Wasserhaushalt führt zu einer geringeren Verfügbarkeit von Eisen, Magnesium und Zink aus dem Boden.

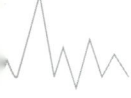
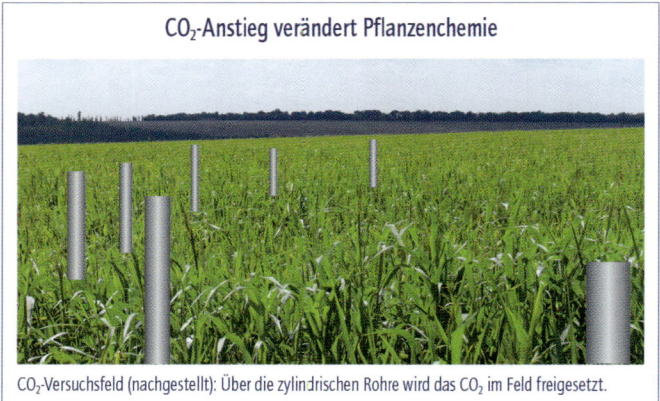

CO$_2$-Anstieg verändert Pflanzenchemie

CO$_2$-Versuchsfeld (nachgestellt): Über die zylindrischen Rohre wird das CO$_2$ im Feld freigesetzt.

Abb. 35

Es liegt die Schlussfolgerung nahe, dass man heute von einer Reduzierung der Inhaltssubstanzen in den Lebensmitteln ausgehen muss, dies allerdings immer wieder von Wissenschaftlern in unterschiedlicher „Lobbyarbeit" dementiert wird.

In einem Pilotprojekt der TU Braunschweig simulierten Wissenschaftler den Treibhauseffekt im Jahre 2050 (s. Abb. 35). Die Ergebnisse zeigen eine deutliche Reduzierung von Mikrovitalstoffen (Zink, Selen etc. und auch der Eiweißkonzentration) in den dort untersuchten Pflanzen (mit Ausnahme von Kalzium).

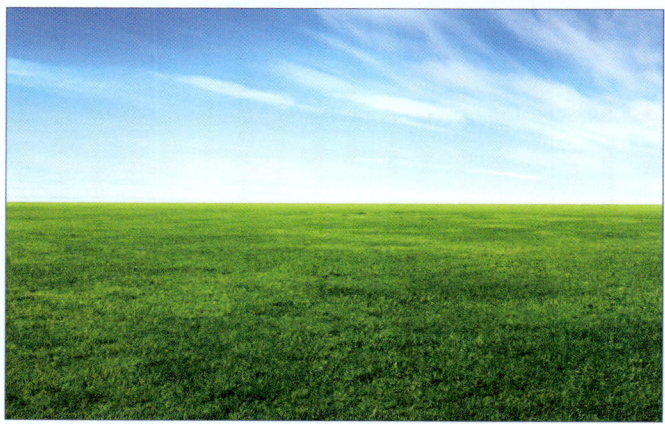

Die Pflanzen werden schneller wachsen, allerdings deutlich weniger Mikronährstoffe enthalten. Eine der renommiertesten TV-Sendungen des *ZDF*, „Abenteuer Wissen", zeigte im Herbst 2008 die Untersuchungsergebnisse der TU Braunschweig in einem Versuchsfeld. 2011 haben wir den höchsten CO_2-Ausstoß messen können mit 440 ppm. Diese teilte das Wissenschaftsinstitut Commonwealth Scientific and Industrial Research Organisation mit (s. Abb. 36).

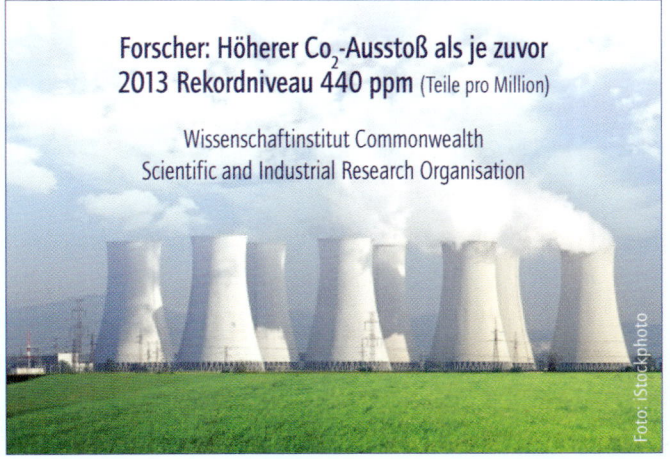

Forscher: Höherer CO_2-Ausstoß als je zuvor
2013 Rekordniveau 440 ppm (Teile pro Million)

Wissenschaftinstitut Commonwealth
Scientific and Industrial Research Organisation

Foto: iStockphoto

Abb. 36

Ein Auszug aus dem Interview mit Prof. Dr. Gerhard Rechkemmer (Präsident des Max-Rubner-Instituts, Hauptsitz Karlsruhe – Bundesforschungsinstitut für Ernährung und Lebensmittel) und dem Autor im *Alverde Magazin* (dm-Drogeriemarkt, Ausgabe Juli 2013):

Autor: „Aber es gibt Hinweise, dass der Treibhauseffekt die Inhaltsstoffe verändern kann. Ein hoher CO_2-Gehalt lässt Pflanzen schießen, aber weniger Mineralstoffe aufnehmen."

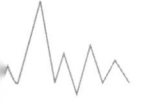

Prof. Dr. Rechkemmer: „Das stimmt. Bei unseren eigenen Anbau-
versuchen stellten wir fest, dass ein hoher CO_2-Gehalt die Kle-
bereiweiße in Backweizen hinsichtlich Gesamtmenge und ihrer
Zusammensetzung verändert. Das wiederum hat Einflüsse auf
die Backeigenschaften des Mehls. Aber ob diese Veränderungen
nun für die Nährstoffversorgung der deutschen Bevölkerung rele-
vant sind, ist bisher weder charakterisiert noch untersucht."

GESUNDE ERNÄHRUNG – EIN NIE ERREICHTES OPTIMUM

Jeder ahnt den engen Zusammenhang zwischen Ernährung und Leistungsfähigkeit. Es
gibt mittlerweile unzählige Bücher, die sich mehr oder weniger objektiv damit befassen.
Deshalb werden wir hier keine Details darstellen, sondern uns allgemein mit einem guten
Ernährungsverhalten (Tipps s. S. 124) und vor allem mit der qualitativ und quantitativ
gezielten, ergänzenden Zufuhr von Mikronährstoffen befassen, die in den Fachkreisen
von Sportmedizin und Ernährungswissenschaft sehr kontrovers diskutiert wird.

Nur in Kombination sinnvoll
Nach den bisher dargestellten Ergebnissen kann der Eindruck entstehen, Führungskräfte und Sportler seien auf eine gezielte weitere Zufuhr von Mikronährstoffen angewiesen
und ein gutes Ernährungsverhalten habe wesentlich weniger Einfluss auf den Mikrovitalstoffhaushalt, als bisher angenommen.

Weit gefehlt. Richtig ist die dringende Notwendigkeit einer gezielten, individuell ausgerichteten Mikronährstoffrezeptur (nicht nach dem „Gießkannenprinzip" und dem Glauben folgend: „Viel hilft viel"). Aber unsere langjährigen Untersuchungen zeigen, dass
nur diejenigen, die sich zusätzlich auch ausgewogen mit viel Obst und Gemüse (mit
darin enthaltenen, zahlreichen, noch unerforschten sekundären Vitalstoffen) ernähren,
auch die zusätzlichen Mikronährstoffe aufnehmen können.

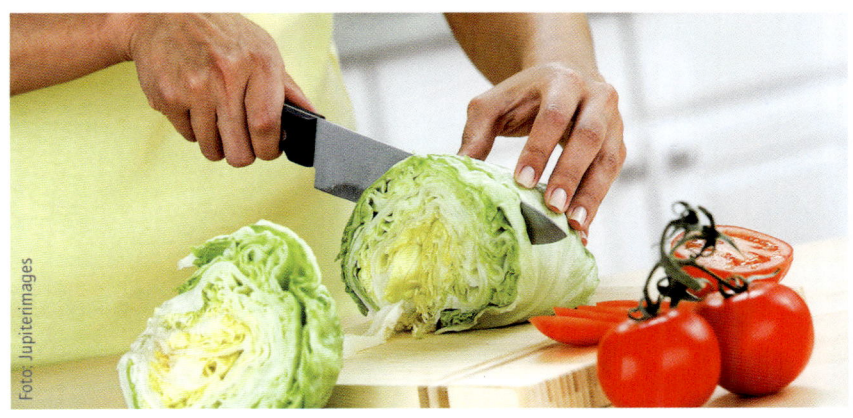

Forderung der Ernährungswissenschaftler:

600-800 g frisches Obst und Gemüse pro Tag

Foto: Jupiterimages

Entspricht nicht der realen Arbeitswelt von Führungskräften

Abb. 37

Wer glaubt, sein schlechtes Gewissen durch die regelmäßige Zufuhr von Vitaminen, Mineralien und Spurenelementen beruhigen zu können – frei nach dem Motto „Fast Food essen und Pillen schlucken" –, hat die Problematik nicht verstanden.

Nach unseren Untersuchungen ließ sich die Minimalforderung der DGE, ca. 600-800 g Obst und Gemüse täglich zu essen (s. Abb. 37), bei den untersuchten Führungskräften nicht realisieren und geht an der Arbeitswelt völlig vorbei.

70 % der von uns untersuchten 10.270 Führungskräfte (Unternehmer, Topmanager, leitende Angestellte) waren mit ihrem Ernährungsverhalten unzufrieden. Über 70 % dieser Führungskräfte sind sportlich aktiv und fühlen sich trotzdem mental und physisch ausgepowert. Sie beschreiben allerdings auch die enorme Problematik, sich ausgewogen zu ernähren bei vielen Reisen, Verabredungen und geschäftlichen Terminen. Der funktionelle Energiestoffwechsel zeigt selbst bei „gut" ernährten Leistungs- und Spitzensportlern deutliche Einschränkungen (s. S. 33 Abb. 14) – mit der Folge von biochemischen Störungen des funktionellen Energiestoffwechsels und vielfältigen Befindlichkeitstörungen.

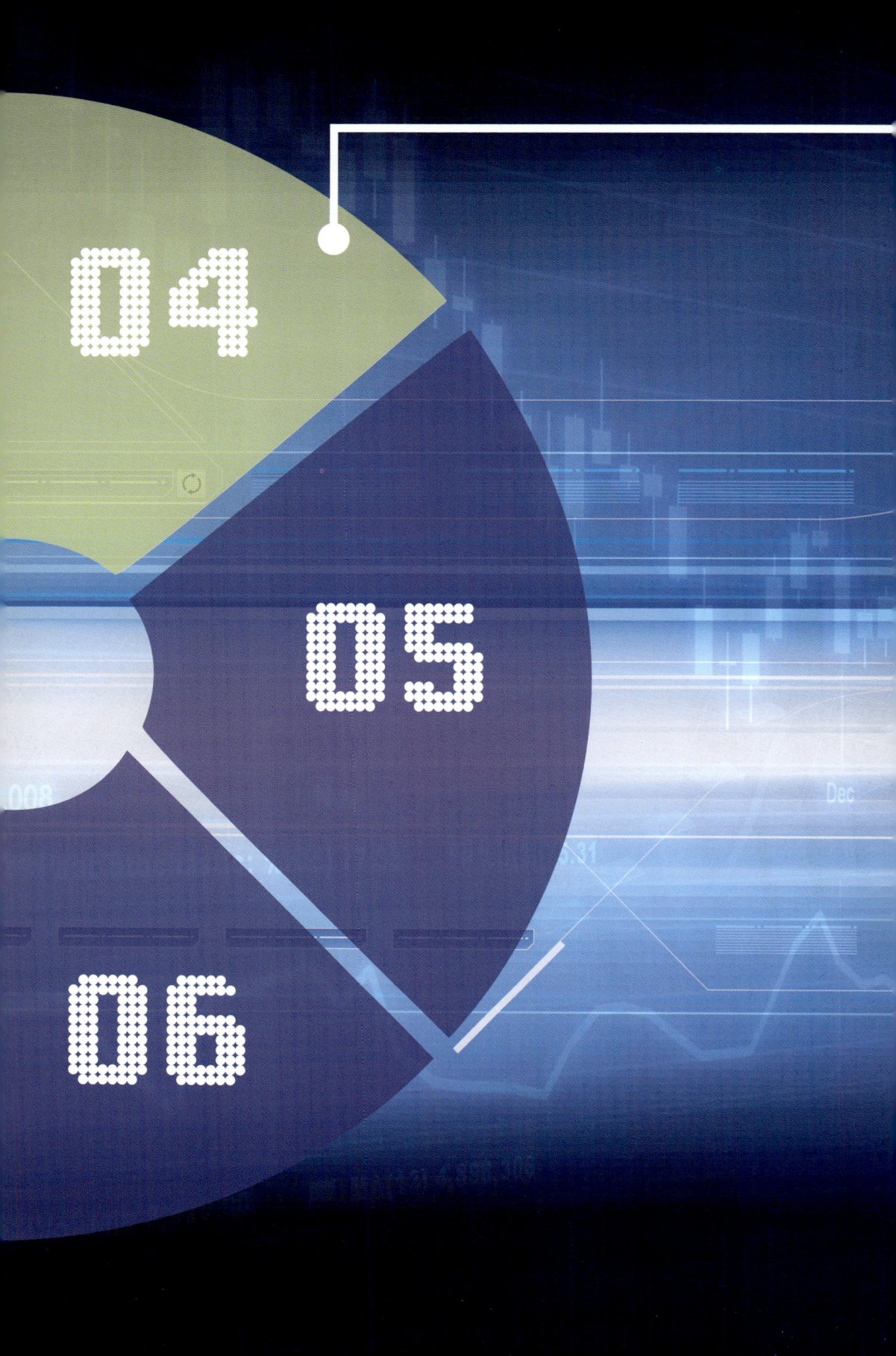

04

05

06

BIOCHEMIE DES GLÜCKS

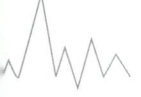

4 BIOCHEMIE DES GLÜCKS

4.1 FOLGEN VON BIOCHEMISCHEN STÖRUNGEN

Zu den typischen Folgen biochemischer Dysbalancen zählen Schlafstörungen, mentale und physische Leistungsschwankungen bis hin zu starken Stimmungsschwankungen. Unsere umfangreichen und ganzheitlichen Analysen zeigen sowohl bei Führungskräften als auch bei Leistungs- und Spitzensportlern einen deutlichen Optimierungsbedarf im Bereich der gehirnaktivierenden Aminosäuren und bei einigen elementaren weiteren Mikronährstoffen. Bei 10.270 Führungskräften in der Wirtschaft und bei Leistungs- und Spitzensportlern erwiesen sich erhebliche Mängel, die negativen Einfluss auf den Gehirnstoffwechsel und das Schlafverhalten haben, z. B. bei den Aminosäuren Trypto- phan, Phenylalanin und Tyrosin (s. Abb. 38 und 40). 79 % der Führungskräfte beschrei- ben zunehmende Erschöpfungszustände, schlechte Schlafqualität.

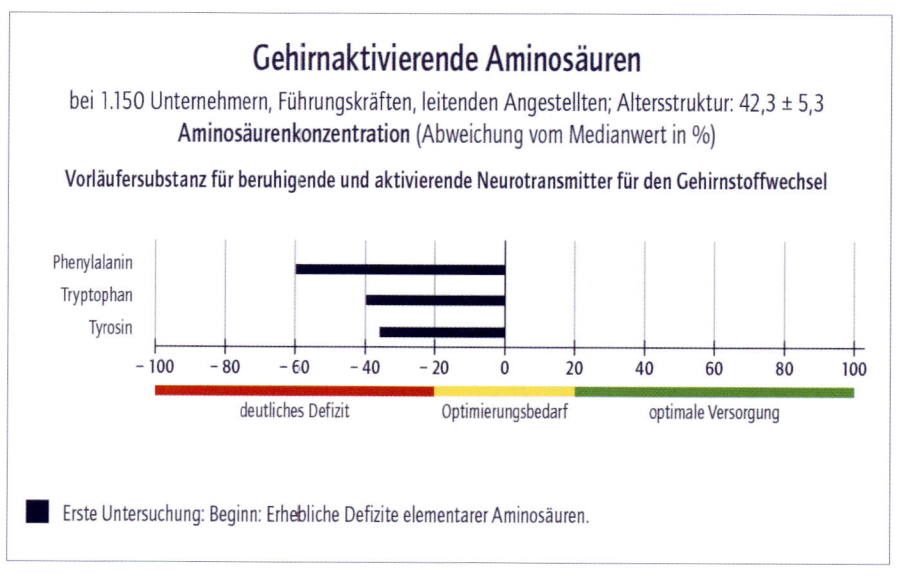

Abb. 38

Unsere Ergebnisse zeigen ihre Abweichungen von den durchschnittlichen Werten (in %) vergleichbarer Personen (Altersstruktur, persönlicher Lebensstil, Vorerkrankungen, sportliche Aktivität). Die untersuchten Führungskräfte und Leistungssportler zeigen 20 % oberhalb der Medianwerte bei den Aminosäuren keine biochemischen Störungen im funktionellen Energiestoffwechsel (s. auch Kap. 1.3 und 1.4).

Bewertungskriterien für die Abweichungen von den Medianwerten:

- bis zu − 10 % des Medians: leichtes Defizit,
- bis zu − 20 % des Medians: deutliches Defizit,
- bis zu − 30 % des Medians: eklatantes Defizit,
- bis zu + 20 % des Medians: Optimierungsbedarf,
- bis zu > + 21 % des Medians: optimale Versorgung.

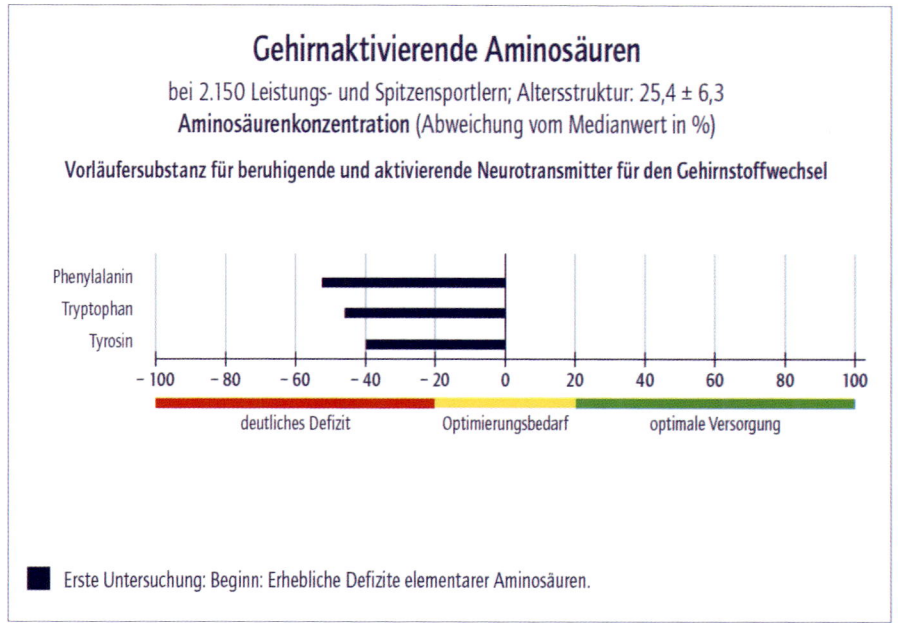

Abb. 39

Diese Ergebnisse zeigen den deutlichen Mangel in der Zufuhr von gehirnaktivierenden Aminosäuren. Ein Mangel an Tryptophan führt nachweislich zu einer schlechten Schlafqualität (unruhig). Diese wiederum resultiert tagsüber in einer deutlichen Abnahme mentaler Frische. Aber auch die Serotoninbildung, die für die Stimmungslage des

Menschen von elementarer Bedeutung ist, kann nicht mehr ausreichend erfolgen. Der Einzelne gerät mehr und mehr in ein Erschöpfungssyndrom. Es ist äußerst schwierig, über eine ausgewogene Ernährung z. B. den Tryptophanbedarf abzudecken.

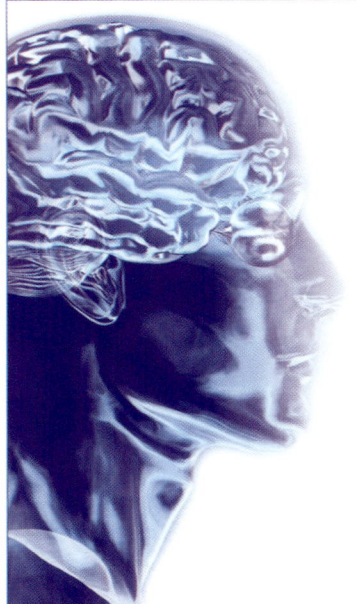

Mentale Leistungsfähigkeit
durch optimale Versorgung
mit Aminosäuren des Gehirnstoffwechsels
(u. a. Tryptophan)

Beispiel:
Tagesbedarf an Tryptophan: 3-6 mg/kg Körpergewicht
Leistungssportler: bis 7 mg/kg

Hinweis:
Eine zu hohe zelluläre B_6-Vitaminkonzentration blockiert;
die Wirksamkeit ist auch abhängig von anderen
Mikronährstoffen, z. B. B-Vitaminen, Mg.

Abb. 40

Weitere Details über die Funktionsweise einzelner Aminosäuren finden Sie in Kap. 4.3. Wir werden die Zusammenhänge dort noch etwas vertiefen. Die mentale Leistungsfähigkeit hängt nachweislich auch von einer optimalen Versorgung mit den Aminosäuren (Tryptophan, Phenylalanin, Tyrosin) ab. Den Tagesbedarf z. B. an Tryptophan können Sie Abb. 40 entnehmen. Nach unseren Erfahrungen der letzten Jahre beziffert sich dieser zwischen 3-6 mg/kg Körpergewicht, bei Leistungssportlern bis zu 7 mg/kg Körpergewicht. Selbst bei optimaler Ernährung ist es schwer möglich, den Bedarf abzudecken (s. Abb. 42).

Selbst bei optimaler Ernährung ist es schwer möglich, den Bedarf (hier am Beispiel Tryptophan) zu decken.

Lebensmittel mit hohem Tryptophangehalt:

Lebensmittel	Tryptophangehalt (mg/100 g)
Nüsse (z. B. Cashew)	450
Käse (Edamer)	400
Weizenkeime	330
Haferflocken	186
Erbsen	100
Naturjoghurt	45
Fleisch/Fisch	ca. 200-250

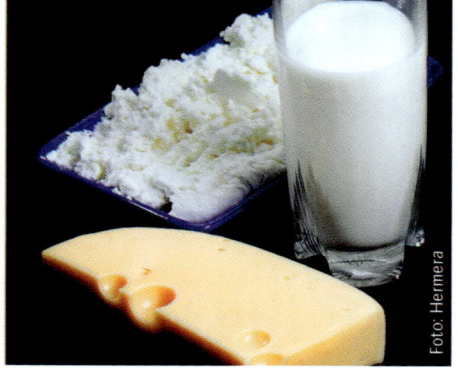

Foto: Hermera

Abb. 41

4.2   SO SEHEN DIE EINZELNEN MESSUNGEN AUS

FUNKTIONELLER ENERGIESTOFFWECHSEL (METABOLITEN UND SÄUREN)

Mit dieser Messung wird zunächst untersucht, wie Ihr Energiestoffwechsel funktioniert. Unsere Ergebnisse zeigen die Abweichungen von den durchschnittlichen Werten (in %) vergleichbarer Personen (Altersstruktur, persönlicher Lebensstil, Vorerkrankungen, sportliche Aktivität). Dort, wo die dunkelblauen Säulen die rote Säule erreichen, lassen sich Aktivitätseinschränkungen bestimmter Enzyme (beschleunigen chemische Prozesse) erkennen, die zu einer nachweislichen Reduzierung der Energiegewinnung führen.

Erniedrigte Konzentrationen der Metaboliten basieren oftmals auf einer unzureichenden Bereitstellung von Kohlenstoffatomen, die von Aminosäuren auf diese Zwischenprodukte des Zitronensäurezyklus übertragen werden. Folge ist eine Herabsetzung der Energiegewinnung.

Kurzer Exkurs zum funktionellen Energiestoffwechsel

Der Zitronensäurezyklus bildet die zentrale Schaltstelle des gesamten Stoffwechsels. In ihm laufen die Abbauwege der Kohlenhydrate, Fette und Proteine ab. Ein Mangel an elementaren Mikronährstoffen (Aminosäuren, Vitaminen, Mineralien, Spurenelementen) hat eine Störung in den „Kraftwerken der Zellen" (mitochondriale Dysfunktion) zur Folge. Hier werden verschiedene Stoffwechselprodukte gemessen. Eine Erhöhung und/oder eine Erniedrigung der gemessenen Substanzen zeigt bestimmte Störungen im Energiestoffwechsel an und ist mit einer Herabsetzung bei der Energiegewinnung verbunden.

Im Zitratzyklus werden verschiedene Säuren und Metaboliten gemessen (u. a. Zitronensäure, Cis-Aconitsäure, Alphaketoglutarsäure, Bernsteinsäure, Fumarsäure, Äpfelsäure, Pyruvat), die nach unseren Ergebnissen auf Aktivitätseinschränkungen wichtiger Enzyme im Energiestoffwechsel hinweisen (s. Abb. 42).

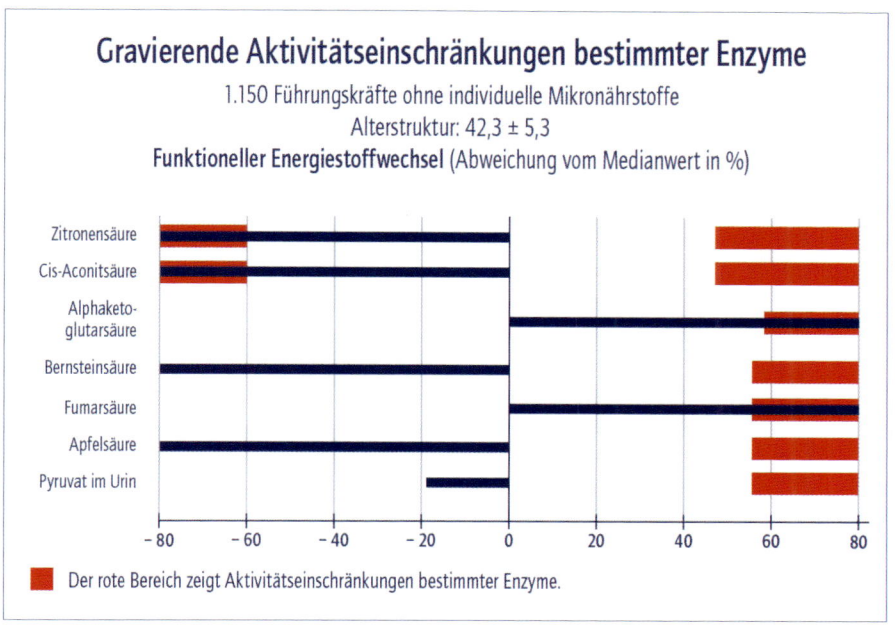

Gravierende Aktivitätseinschränkungen bestimmter Enzyme

1.150 Führungskräfte ohne individuelle Mikronährstoffe

Alterstruktur: 42,3 ± 5,3

Funktioneller Energiestoffwechsel (Abweichung vom Medianwert in %)

Der rote Bereich zeigt Aktivitätseinschränkungen bestimmter Enzyme.

Abb. 42

INTERPRETATION DER PARAMETER DES FUNKTIONELLEN ENERGIESTOFFWECHSELS

Zitronensäure

< − 60 % oder > + 60 % des Medianwerts − Indikator für Mikronährstoffmängel (enzymatische Blockierung).

Cis-Aconitsäure

< − 60 % oder > + 60 % des Medianwerts zeigen Aktivitätseinschränkungen bestimmter Enzyme.

Alphaketoglutarsäure

+ 60 % oberhalb des Medianwerts zeigen mitochondriale Dysfunktion sowie gestörten Abbau einiger elementarer Aminosäuren.

Bernsteinsäure

+ 60 % des Medianwerts signalisieren B_2- und Coenzym-Q_{10}-Mangel − Schlüsselfunktion in den Mitochondrien.

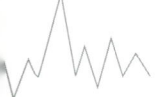

Fumarsäure

+30 % des Medianwerts signalisieren B_2- und Coenzym-Q_{10}-Mangel – Schlüsselfunktion in den Mitochondrien.

Äpfelsäure

+30 % des Medianwerts. Alle drei Zitratzyklusmetaboliten Bernstein-, Fumar- und Äpfelsäure signalisieren einen B-Vitaminmangel: Eine Erhöhung dieser Metaboliten kann zu einer Unterbrechung des Elektronentransports führen und so zu einer Reduzierung der Energiegewinnung.

Pyruvat

+40 % des Medianwerts zeigt eine Funktionseinschränkung der Pyruvatdehydrogenase infolge u. a. eines B-Vitaminmangels.

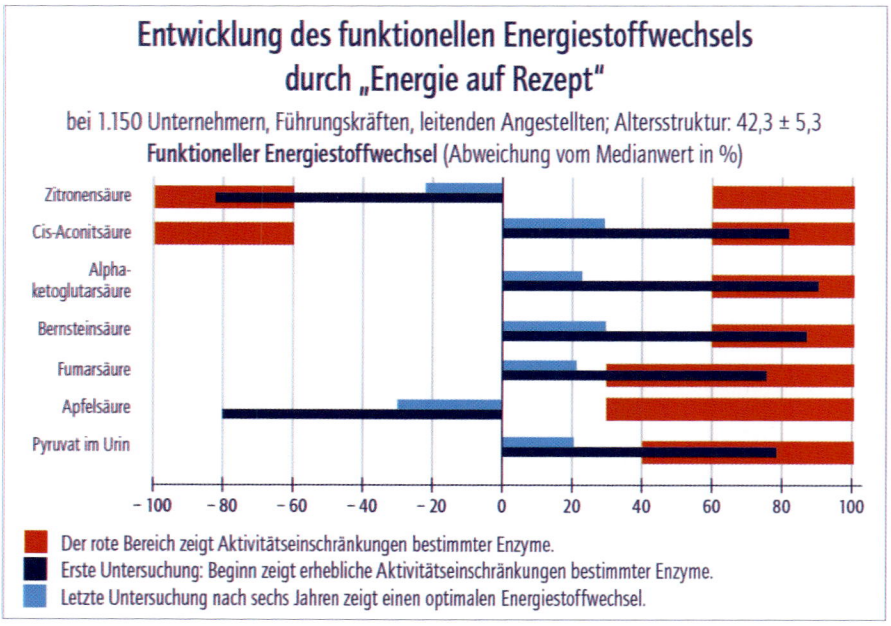

Abb. 43

Urinuntersuchungen über einen längeren Zeitraum bei Führungskräften und Spitzensportlern zeigen den deutlichen Einfluss individualisierter Mikronährstoffrezepturen auf den funktionellen Energiestoffwechsel. Eine Normalisierung bzw. Ökonomisierung des Stoffwechsels lässt sich durch eine individualisierte „Energiezufuhr auf Rezept" erzielen. Aus Abb. 44 können Sie die Entwicklung des funktionellen Energiestoff-wechsels bei 1.150 Führungskräften zu Beginn und nach fünf Jahren (letzte durch-geführte Untersuchung) erkennen. Halbjährliche Kontrolluntersuchungen während des Untersuchungszeitraums haben zu einer Änderung der Mikronährstoffrezeptur geführt (Abb 16, S. 36 zeigt den funktionellen Energiestoffwechsel von 2.150 Leis-tungs- und Spitzensportlern).

SPEZIELLE INTRAZELLUÄRE MIKRONÄHRSTOFFANALYSEN

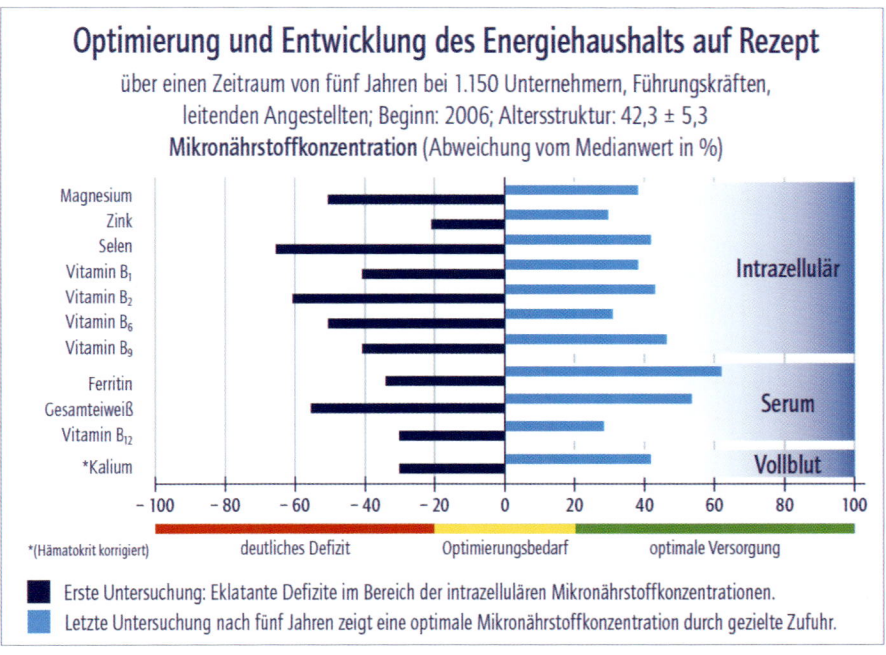

Abb. 44

Die richtige Energie- und Mikronährstoffdiagnostik ist das A und O (s. S. 65). Bei ei-ner routinemäßigen Blutuntersuchung werden Vitamine, Mineralstoffe und Spurenele-mente im Blutserum bestimmt, nicht aber in den Blutzellen. Die Konzentration vieler Spurenelemente und Mineralstoffe ist primär überwiegend zellulär (in den roten Blut-körperchen) vorhanden. Dies gilt auch für die Vitamine B_1, B_2, B_6, B_9. Blutserumunter-suchungen sind jedoch bezüglich der realen Versorgung der Blutzelle mit Mikronähr-stoffen nicht aussagekräftig. Diese Untersuchungen werden nur in wenigen Instituten

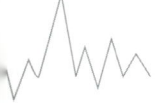

in Deutschland durchgeführt. Basis für die Bewertung ist eine umfassende Datenbank von 10.270 Führungskräften, 11.150 Leistungs-/Spitzensportlern und 15.340 bisher inaktiven Personen.

Unsere Ergebnisse zeigen die Abweichungen von den durchschnittlichen Werten (in %) vergleichbarer Personen (Altersstruktur, persönlicher Lebensstil, Vorerkrankungen, sportliche Aktivität). Eine Optimierung und Entwicklung des Energiehaushalts auf Rezept zeigt Abb. 44 bei 1.150 Führungskräften zu Beginn und nach fünf Jahren. Die individualisierten Mikronährstoffrezepturen werden durch zweimalige Kontrolluntersuchungen pro Jahr immer wieder den aktuellen Gegebenheiten angepasst.

Die biochemischen Störungen, die insbesondere beim funktionellen Energiestoffwechsel zu Aktivitätseinschränkungen bestimmter Enzyme geführt haben, werden u. a. von den vielfältigen Mikronährstoffdefiziten ausgelöst. Eine gezielte Auffüllung der Mikronährstoffe führt nachweislich zu einer Normalisierung des Energiestoffwechsels und zu einer Reduzierung der Befindlichkeitsstörungen.

Auffällig bei Führungskräften, aber auch bei den Spitzensportlern sind die sehr niedrigen zellulären B-Vitaminkonzentrationen gewesen. Insbesondere die Folsäurekonzentration unterstützt neben einigen Aminosäuren den Gehirnstoffwechsel. Unsere Ergebnisse zeigen, dass beruflich sehr angespannte Menschen sowie Leistungssportler deutliche Defizite in der zellulären Folsäurekonzentration aufweisen und zu vermehrten mentalen Erschöpfungszuständen tendieren.

AMINOSÄURENMESSUNG UND DEREN DIFFERENZIERTE DARSTELLUNG

Aminosäuren als Nährstoffe haben einen direkten Einfluss auf Ihr persönliches Wohlbefinden. Sie können mit der richtigen Auswahl Ihrer Nahrung Ihren Status selbst beeinflussen und „gute Laune" erzielen. Eine weitere Beschreibung der Funktionsweisen einzelner Aminosäuren und von deren Bedeutung für den Gehirn- und Baustoffwechsel erfolgt in Kap. 4.3.

Aus den umfassenden langjährigen Analysen haben wir für jede Personengruppe (Führungskräfte, Leistungs-/Spitzensportler, aber auch inaktive Personen) Medianwerte ermitteln können. Eine gruppenspezifische Abweichung oberhalb von 25 % dieser Medianwerte signalisiert eine optimale Versorgung mit den speziellen Aminosäuren.

Bei der Messung unterscheiden wir Aminosäuren,

- die für die Funktionserhaltung der vielfältigen Bindegewebsstrukturen (Sehnen, Bänder, Muskeln, Knorpel) und des Immunsystems von Bedeutung sind, wie Arginin, Methionin, Prolin, Glutamin;

- die für die Optimierung des Energiestoffwechsels und für die Aktivität der Neurotransmitter von Bedeutung sind, wie Alanin, Asparaginsäure, Tyrosin;

- die für die Stabilisierung des Energiestoffwechsels von Bedeutung sind, wie BCAAs (Leucin, Isoleucin, Valin);

- die als Vorläufersubstanz für beruhigende und aktivierende Neurotransmitter auf den Gehirnstoffwechsel wirken.

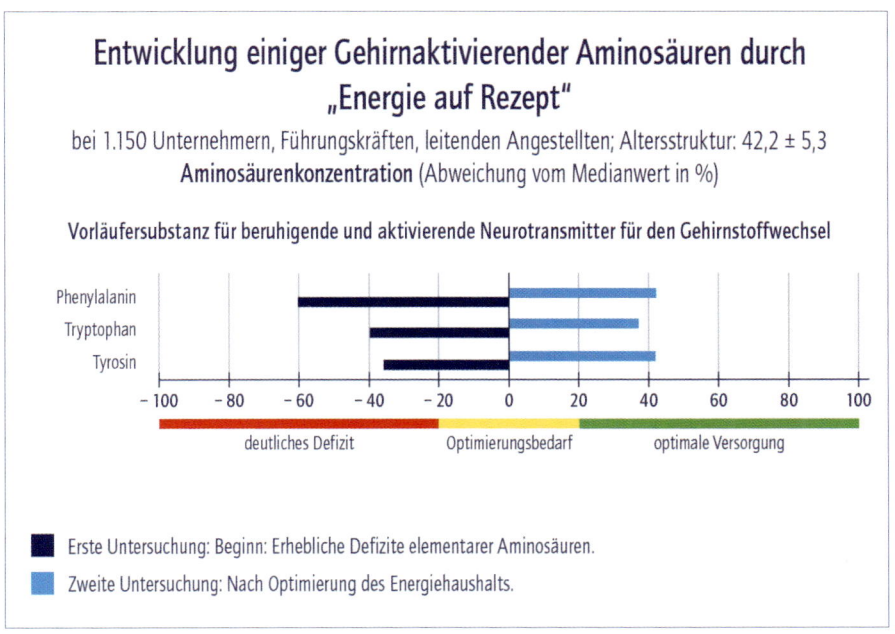

Abb. 45

Personengruppen, die > 25 % von den jeweils ermittelten Medianwerten liegen, zeigen psychophysische Stabilität, keinerlei Erschöpfungszustände und fühlen sich ausgeglichen und belastbar. Dies gilt sowohl für die Führungskräfte, Leistungs-/Spitzensportler und auch für Menschen mit ADHS. Personengruppen, die < 20 % von den jeweils ermittelten Medianwerten liegen, zeigen zunehmende Befindlichkeitsstörungen (z. B. schlechte Schlafqualität, innere Unruhe, Nicht-abschalten-Können nach der Arbeit etc.).

Abb. 45 zeigt noch einmal explizit, wie die anfängliche Versorgung mit gehirnaktivierenden Aminosäuren (Phenylalanin, Tryptophan, Tyrosin) bei 1.150 Führungskräften aussah. Die gezielte Gabe der fehlenden Aminosäuren hat zu nachweislich besserer Schlafqualität und deutlich verbesserter Stimmungslage geführt. Die gleichen Auswirkungen zeigen sich bei den 2.150 Leistungs- und Spitzensportlern (s. Kap. 1.4).

Bei Leistungs- und Spitzensportlern zeigen die Aminosäuren, die für die Funktionserhaltung und Stabilisierung der Bindegewebsstrukturen (Bänder, Sehnen, Muskeln, Knorpel) von elementarer Bedeutung sind, oberhalb von 25 % der Medianwerte keine Verletzungen im „Non-Contact"-Bereich (ohne Fremdeinwirkung), s. Abb. 47.

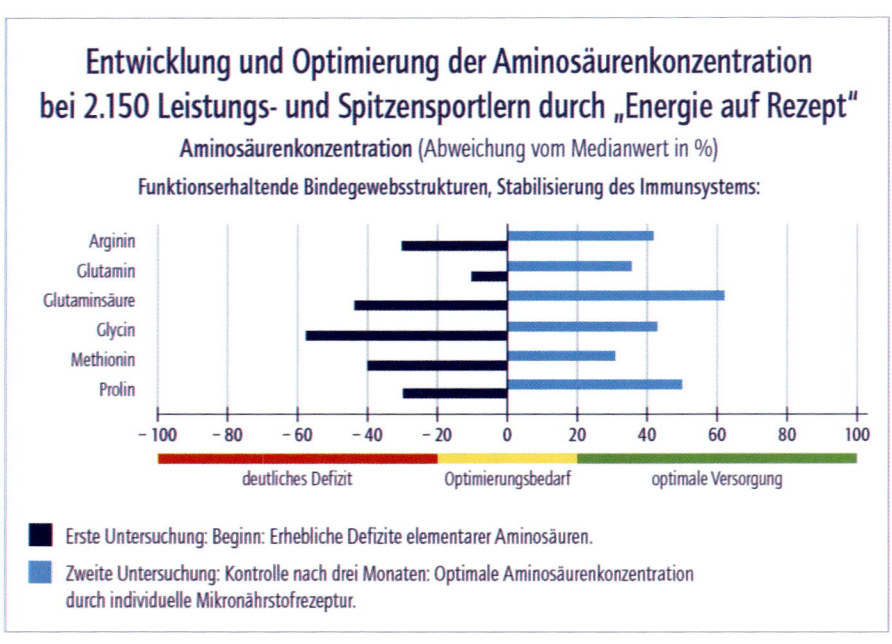

Abb. 46

BEANSPRUCHUNG KÖRPEREIGENER PROTEINSTRUKTUREN
BEIM ENERGIESTOFFWECHSEL

Neu entwickelte Parameter, sogenannte *Pyridinium-Crosslinks*, können frühzeitige Defizite im Energiestoffwechsel anzeigen (u. a. Beanspruchung der körpereigenen Eiweißstrukturen). Diese Messung zum Zeitpunkt der Beanspruchungsphase (Regeneration, intensive Trainings- und/oder Wettkampfphase) ist vor allem für Leistungs- und Spitzensportler empfehlenswert.

Unsere Knochen unterliegen einem ständigen Auf- und Abbau. Bis zum Alter von etwa 30 Jahren überwiegt der Knochenaufbau, was mit einer ständigen Zunahme der Knochendichte einhergeht. Danach werden die Weichen in Richtung Knochenabbau gestellt, und irgendwann überwiegt der Abbau die Aufbauprozesse.

Länger anhaltende Knochenabbauprozesse führen zu einer Verminderung der Knochendichte und schließlich zur Osteoporose mit erhöhtem Knochenbruchrisiko. Die Knochen, aber auch die Knorpel bestehen aus Kollagenmolekülen, die durch Querverbindungen stabilisiert werden. Diese Querverbindungen sind im Knochen hauptsächlich das *Desoxypyridinolin (DPD)*, im Knorpel hingegen *Pyridinolin (PYD)*. Bei verstärkten Abbauvorgängen werden diese Produkte der Quervernetzung (Crosslinks) in das Blut abgegeben und danach über den Urin ausgeschieden. Die Menge der ausgeschiedenen Pyridinium-Crosslinks ist vom Ausmaß der Abbauprozesse abhängig. Da die Ausscheidungen weder durch die Neusynthese von Knochensubstanz noch durch kollagenhaltige Nahrungsbestandteile beeinflusst werden, gilt Desoxypyridinolin momentan als bester Marker, um selektiv die Knochenresorption zu beurteilen.

Nach unseren Erfahrungen ist dieser Parameter bei der Messung der Pyridinium-Crosslinks bei Spitzen- und Freizeitsportlern ein guter Indikator, inwieweit der Energiestoffwechsel des Sportlers körpereigene Strukturproteine beansprucht hat, die von elementarer Bedeutung für die Funktionserhaltung der Bindegewebsstrukturen (Bänder, Sehnen, Knorpel) sind.

Erhöhte PYD- und/oder DPD-Werte können aufzeigen, inwieweit die intensiven sportlichen Belastungen den Knorpel- und Knochenstoffwechsel beanspruchen. Bei zahlrei-

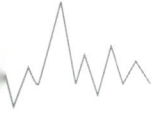

chen Sportlern lassen sich deutliche Mikronährstoffdefizite erkennen, die nachweislich viele Enzyme bei der Energiegewinnung blockieren und so kurzfristig den Organismus veranlassen, auf körpereigene Strukturproteine zurückzugreifen. Da weder PYD noch DPD mit der Nahrung aufgenommen werden, kann die Bestimmung der Crosslinks im Urin unabhängig vom aktuellen Ernährungsstatus erfolgen. Die Ratio von PYD/DPD gibt genaueren Aufschluss über den Abbauort.

Erhalten die Leistungs- und Spitzensportler keine individualisierte Mikronährstoffrezeptur, so werden körpereigene Eiweißstrukturen (Arginin, Methionin, Prolin) energetisch beansprucht, die dann aber nachweislich nicht mehr für die Funktionserhaltung der beanspruchten Bindegewebsstrukturen zur Verfügung stehen (s. Kap. 1.4). Eine gezielte, individualisierte Rezeptur reduziert schon nach einigen Monaten die Beanspruchung von körpereigenen Strukturproteinen (s. Abb. 47) und bietet so einen optimalen Schutz vor Verletzungen.

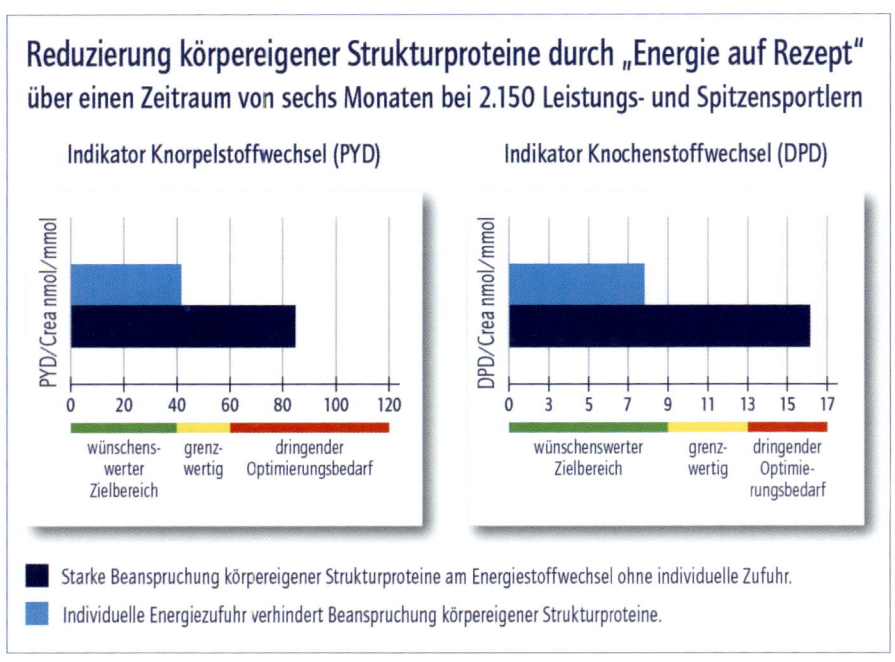

Abb. 47

WELTWEIT UMFASSENDE DATENBANK (36.760 PERSONEN)

Die umfassenden Analysen der einzelnen Parameter können nur dann in ein praktisches Handeln mit entsprechender Rezeptur münden, wenn die unterschiedlichen Personengruppen (Führungskräfte, Unternehmer, leitende Angestellte, Freizeit-, Leistungs-/Spitzensportler, sportlich Inaktive und Menschen mit unterschiedlichen Vorerkrankungen) berücksichtigt werden. Die individualisierten Rezepturen entstehen aus vergleichbaren Daten der jeweiligen Personengruppe und den jeweiligen Abweichungen von den Medianwerten.

Wir haben keine biochemischen Störungen oberhalb von 25 % der jeweiligen Medianwerte des funktionellen Energiestoffwechsels bei den einzelnen Personengruppen finden können. Vielerlei Befindlichkeitsstörungen (wie zunehmende Erschöpfungszustände, schlechte Schlafqualität, innere Unruhe usw.) stehen in direktem Zusammenhang mit der ausreichenden Energie- und Mikronährstoffzufuhr.

Wichtiger Hinweis

Eine Bewertung der umfassenden Analysen muss immer in Relation zur Personengruppe, dem Alter, dem Geschlecht, den Vorerkrankungen, der beruflichen Aktivität erfolgen. Bei Leistungs- und Spitzensportlern sind die Sportart und der Zeitpunkt der jeweiligen Trainings- und Wettkampfphase entscheidend.

4.3   DIE ROLLE VON MIKRONÄHRSTOFFEN
– WIE MIKRONÄHRSTOFFE WIRKLICH HELFEN

Wir greifen hier nur einige Mikronährstoffe exemplarisch heraus und verzichten auf nähere biochemische Erläuterungen.

ALLGEMEINE ASPEKTE ZU DEN AMINOSÄUREN

Eine optimale Versorgung mit Aminosäuren garantiert Leistungsfähigkeit und Schutz vor Verletzungen. Eiweiße sind Grundbausteine aller Körperzellen und steuern alle biochemischen Prozesse im Körper. Eiweiße sind die wichtigsten Strukturelemente des Körpers als Grundbaustein der Muskelfasern und als Gerüsteiweiß und Schutzeiweiß der Knorpelsubstanz, der Knochen, Sehnen und der Haut.

Im Organismus findet ein ständiger Aufbau und Abbau von Eiweißen statt. Grundbausteine der Eiweiße sind die Aminosäuren. Wir haben nur einen kleinen Aminosäurenspeicher von ca. 120 g, der sich im Blutplasma und zum überwiegenden Teil in der Muskulatur und zellulären Strukturen befindet. Eine tägliche hochwertige Eiweißversorgung durch Nahrung ist angezeigt, da der Organismus Aminosäuren nur unzureichend speichern kann.

Essenzielle und nicht-essenzielle Aminosäuren

Von den insgesamt 22 Aminosäuren kann der menschliche Körper acht nicht selbst herstellen. Diese essenziellen Aminosäuren müssen über die Nahrung zugeführt werden. Mittlerweile hat man auch einige semiessenzielle Aminosäuren erkannt, deren regelmäßige Zufuhr notwendig ist, um wichtige Aufgaben in unserem Stoffwechsel zu übernehmen.

Inwieweit die klassische Einteilung in essenzielle und nicht-essenzielle Aminosäuren in Zukunft beibehalten wird, ist allerdings fraglich, da einige Forschungsarbeiten gezeigt haben, dass die Grenzen zwischen diesen beiden Gruppen mitunter fließend sind. Wir haben aufzeigen können, dass sogar nicht-essenzielle Aminosäuren in bestimmten Situationen essenziell sein können. Für den Menschen sind z. Z. laut Definition neun der 20 Aminosäuren unersetzbar (essenziell), und zwar:

- Histidin,
- Valin,
- Leucin,
- Isoleucin,
- Lysin,
- Methionin,
- Phenylalanin,
- Threonin,
- Tryptophan.

Zu den bedingt essenziellen zählen:
- Arginin,
- Gycin,
- Cystein,
- Glutamin,
- Tyrosin,
- Serin,
- Taurin.

Als nicht-essenziell, aber dennoch wichtige Aminosäuren gelten:
- Alanin,
- Asparaginsäure,
- Asparagin,
- Glutaminsäure,
- Ornitin,
- Prolin.

Aufgaben und Funktionen von einigen Aminosäuren

Aminosäuren in natürlichen Proteinen liegen stets in der L-Form vor. Das L bezeichnet die räumliche Struktur des Moleküls. Von wenigen Ausnahmen abgesehen, können nur L-Aminosäuren vom Körper verwertet werden. Wenn wir hier von Aminosäuren sprechen, so sind stets die L-Aminosäuren (z. B. Glutamin = L-Gutamin) gemeint.

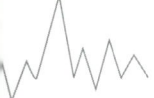

Hochwertige Aminosäuren nehmen im Organismus wichtige Aufgaben wahr:

- beim Energiestoffwechsel: Synthese von Kreatinphosphat; Aufbau der Glykogen-speicher; Unterstützung bei der Verbrennung der Fettsäuren;
- verbesserte mentale und muskuläre Regeneration;
- optimaler Schutz vor Verletzungen und Immunstabilisierung;
- optimaler Aufbau von bradytrophen Gewebsstrukturen.

Aminosäuren – der Garant für mentale und kognitive Leistungsfähigkeit

Die psychische und physische Leistungsfähigkeit ist kein Zufall. Gute Stimmungslage, Leistungshoch, Kreativität ist abhängig von der ausreichenden Versorgung mit Amino-säuren, die den funktionellen Energiestoffwechsel beeinflussen. Psychischer und physi-scher Stress kann den Bedarf erheblich erhöhen.

Aminosäuren als Nährstoffe haben einen direkten Einfluss auf Ihr persönliches Wohl-befinden. Sie können mit der richtigen Auswahl unserer Nahrung Ihren Status selbst beeinflussen und „gute Laune" erzielen. Euphorie und Optimismus sind Spiegelbild Ihrer Aminosäuren. Eine optimale Versorgung mit den aufgeführten elementaren Aminosäu-ren lässt Kummer und Missstimmung schnell verblassen.

Eiweiß – Qualität statt Quantität

Für den Aufbau und Erhalt der Muskulatur braucht unser Körper ausreichend Eiweiß. Bisher galt immer die Aussage, dass in Ab-hängigkeit von der jeweiligen Sportart der tägliche Bedarf zwi-schen 1,0 und 1,8 g pro kg Körpergewicht liege. Dies ist für die heutige Betrachtungsweise indiskutabel. Entscheidend für die Aufrechterhaltung der Muskulatur ist nicht die Gesamtmenge an Eiweiß, sondern die Qualität, z. B. der Kollagenpeptide (Arginin, Methionin, Prolin) für die Funktionserhaltung der vielfältigen Bin-degewebsstrukturen und die gehirnaktivierenden Aminosäuren.

Besonders hochwertig ist tierisches Eiweiß (z. B. Seefisch, mageres Fleisch, Eier). Optimal ist eine Kombination verschiedener Nahrungseiweiße, wie z. B. Kartoffeln mit Eiern. Bei der Fettaufnahme sollte auf pflanzliche Fette (z. B. Olivenöl, Rapsöl) mit hohem Anteil an ungesättigten Fettsäuren geachtet werden. Die allgemeingültige Regel, lieber mehrmals kleine Portionen zu sich zu nehmen, als drei große Mahlzeiten zu verzehren, gilt in besonderem Maße für Sportler. Am besten werden die Mahlzeiten sogar auf 6-8 kleine Portionen über den Tag verteilt.

WICHTIG FÜR DEN GEHIRNSTOFFWECHSEL

Die umfassenden Analysen bei 21.420 Führungskräften, Leistungs- und Spitzensportlern sowie bei 15.340 bisher inaktiven Menschen zeigen ein deutliches Optimierungspotenzial. Die alltäglichen Stressoren führen mittlerweile immer häufiger zu Erschöpfungszuständen bis hin zum „Burn-out". Der Akku ist leer auf allen Ebenen. Ein Gefühl von „Ich kann nicht mehr", „Ich fühle mich kraftlos, antriebs- und freudlos". stellt sich ein.

Insbesondere die Aminosäuren, wie Phenylalanin, Tryptophan und Tyrosin, sind für den Gehirnstoffwechsel von elementarer Bedeutung. Alle Personen, die diese Symptome beschreiben, liegen 20 % unterhalb unserer Medianwerte. In Kap. 4 „Biochemie des Glücks" wird der Zusammenhang z. B. zwischen der mentalen Leistungsfähigkeit und der Aminosäure Tryptophan beschrieben (s. S. 80ff.). Betrachten wir den gesamten Energiehaushalt z. B. von 4.150 Führungskräften (s. Kap. 1.3) in einer Altersstruktur von 44,3 ±9,2, dann wird deutlich, dass neben einigen anderen Mikronährstoffen insbesondere die aufgeführten Aminosäuren in unzureichender Konzentration vorliegen. Nach gezielter individueller Mikronährstofftherapie, insbesondere der Zufuhr der Aminosäuren, haben sich viele biochemische Störungen des funktionellen Energiestoffwechsels beheben lassen (s. S. 164, Abb. 89).

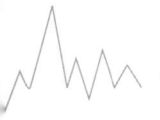

Phenylalanin – ein Stimmungsmacher

Phenylalanin ist die Vorstufe der Katecholamine Dopamin, Adrenalin und Noradrenalin. Störungen des Katecholaminstoffwechsels sind an der Entstehung von zunehmenden Erschöpfungszuständen beteiligt. L-Phenylalanin hat eine stimmungs- und aufmerksamkeitsbeeinflussende Eigenschaft. Alle untersuchten Personen, die über zunehmende Erschöpfungszustände klagten, zeigten deutliche Defizite bei dieser Aminosäure.

Tryptophan – die Aminosäure, die schlafen lässt

Tryptophan ist die Vorstufe des Neurotransmitters Serotonin und des Hormons Melatonin. Ein Defizit an Serotonin wird als ein wesentlicher Faktor für Schlafstörungen und depressive Verstimmungen diskutiert. Ein Ausgleich des Serotonindefizits kann über die zusätzliche Zufuhr von Tryptophan erfolgen. Im Gegensatz zu Serotonin ist Tryptophan in der Lage, die Blut-Hirn-Schranke zu überwinden und ins Gehirn zu gelangen. Dort wird es in Serotonin umgewandelt.

Wie bereits erwähnt, ist es äußerst schwierig, über eine ausgewogene Ernährung den Tryptophanbedarf abzudecken (s. Abb. 41, S. 83). Führungskräfte benötigen nach unseren Erfahrungen der letzten Jahren 5 mg/kg Körpergewicht. Leistungssportler und Spitzensportler haben nachweislich einen Bedarf von 6-7 mg/kg Körpergewicht. Diese Defizite nehmen mit der Zeit langsam zu und der Betroffene fühlt sich zunehmend erschöpft, schläft schlecht und hat Stimmungsschwankungen. Auf die willkürliche Einnahme von Tryptophan abends vor dem Schlafen ist absolut zu verzichten. Diese sollte erst bei richtiger Diagnostik erfolgen (s. S. 82). Bei Einnahme von Antidepressiva und vorliegendem Bronchialasthma ist eine Gabe von Tryptophan kontraproduktiv.

Tryptophan wird regelmäßig und erfolgreich bei Schlafstörungen und zunehmenden Stimmungsschwankungen eingesetzt. Für seine therapeutische Wirkung spielt offensichtlich sowohl eine Erhöhung der Serotonin- als auch der Melantoninspiegel im Gehirn eine Rolle. Bei Schlafstörungen werden Dosierungen von 250 bis zu 1.000 mg/d empfohlen, je nach den Ergebnissen der Blutwerte.

Wichtiger Hinweis

Tryptophan wird nur langsam resorbiert. Es sollte ca. 2 h vor dem Schlafengehen eingenommen werden. Die Wirkung merken Sie erst nach ca. 4-5 Tagen mit zunehmender Therapiedauer. Es eignet sich für chronische Schlafstörungen und kann z. B. auch zum Entzug bei Schlafmittelabhängigkeit genutzt werden. Bei der Diagnostik der Aminosäure Tryptophan sind in einigen Fällen zusätzliche Blutuntersuchungen notwendig, um eine bessere Aussagefähigkeit für den Einzelnen zu erlangen (s. Abb. 48).

Isolierte Zufuhr der Aminosäure L-Tryptophan nur

- wenn keine Erhöhung von IDO (Indolamin-2,3-Dioxygenase) als zentraler Regulator des Tryptophan-/Kynurenin-/Serotoninhaushalts vorliegt.
- Tryptophanspiegel nachweislich niedrig und keine Erhöhung der Entzündungsmarker wie IP-IO oder TNF alpha (TNF-a) vorliegt.

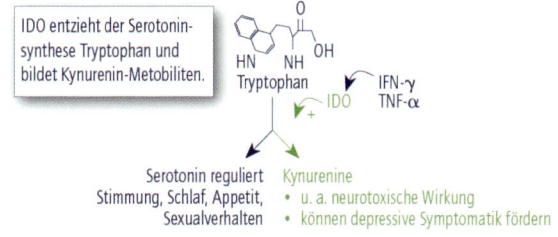

Abb. 48

AMINOSÄUREN – DER MOTOR FÜR KÖRPERGEWEBE UND -FUNKTIONEN

Die körpereigenen Reserven schonen

Neuere Untersuchungsergebnisse zeigen, dass der Aminosäurenverbrauch für die körpereigene Kohlenhydratbildung (Glukoneogenese) deutlich größer ist, als bisher vermutet wurde.

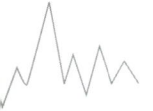

Eine Schonung des Aminosäurenkontingents lässt sich erzielen durch:

- eine gute Grundlagenausdauer und einen in der Folge gut trainierten Fettstoffwechsel,
- Kohlenhydrataufnahme (40-60 g pro Belastungsstunde),
- Aminosäurenversorgung (10-15 g) pro Belastungsstunde.

Verfügt der Sportler über eine gute Grundlagenausdauer und nimmt ausreichend Kohlenhydrate während der Belastung zu sich, kann er die Aminosäurenreserven vermehrt schonen. Fehlt allerdings die Zufuhr von Aminosäuren und Kohlenhydraten bei intensiven oder bei längeren Trainingseinheiten, nimmt der Vorrat an Aminosäuren in Muskulatur und Blut sehr stark ab. Aminosäuren stehen dann für den Aufbau von Muskeln, Sehnen und Bändern sowie für das Immunsystem nicht in ausreichender Menge zur Verfügung und erhöhen nachweislich erheblich das Verletzungsrisiko. Die Elastizität z. B. des Bandapparats reduziert sich erheblich, da keine ausreichenden Qualitäten von Aminosäuren (wie Arginin, Methionin, Prolin) für die Funktionserhaltung mehr zur Verfügung stehen (s. Abb. 21 S. 48).

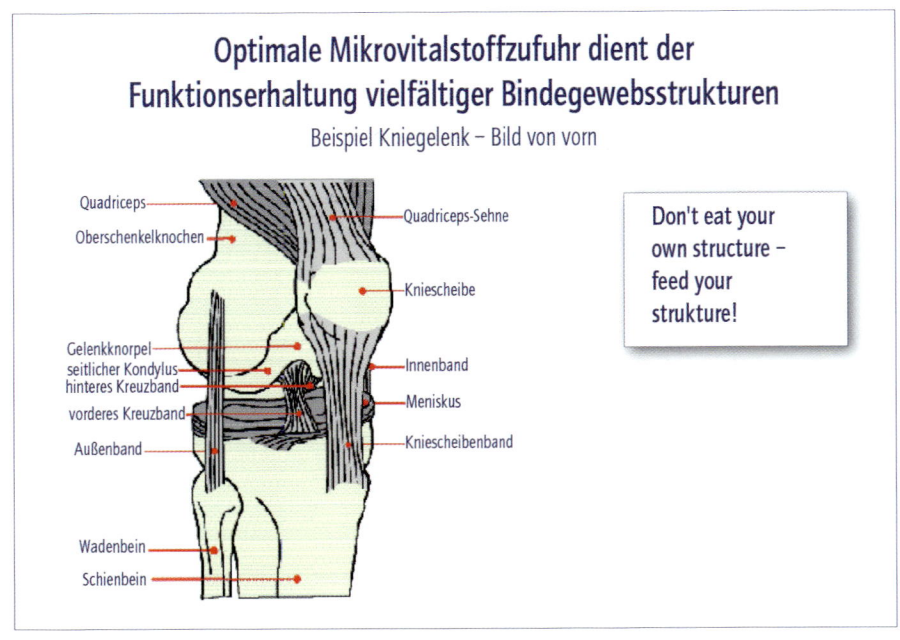

Abb. 49

Aminosäuren schützen die Bindegewebsstrukturen bei hoher Belastung

Da jedes Organ von Bindegewebe umgeben ist, stellt ein gesundes Bindegewebe eine optimale Voraussetzung für funktionierende, leistungsfähige Organleistungen dar. Das Bindegewebe eines Erwachsenen hat insgesamt ein Gewicht von ca. 13 kg und vernetzt jedes Organ und auch die Nerven untereinander. Über Bindegewebsstrukturen wird auch die Muskulatur mit dem Knochen verbunden.

Doch wer kennt dieses Problem nicht: Die vielen leistungsorientierten Freizeitsportler verspüren vermehrte Beschwerden in der Achillessehne, in der Hüfte, im Knie etc. Dies können erste Anzeichen von schwach ausgebildeten Bindegewebsstrukturen sein, die bei hoher Belastung anfällig sind. Insbesondere sind vor allem gefährdete Bindegewebe betroffen wie:

- Gelenkknorpel,
- Bänder und Sehnen,
- Gelenkkapseln und
- Zwischenwirbelscheiben.

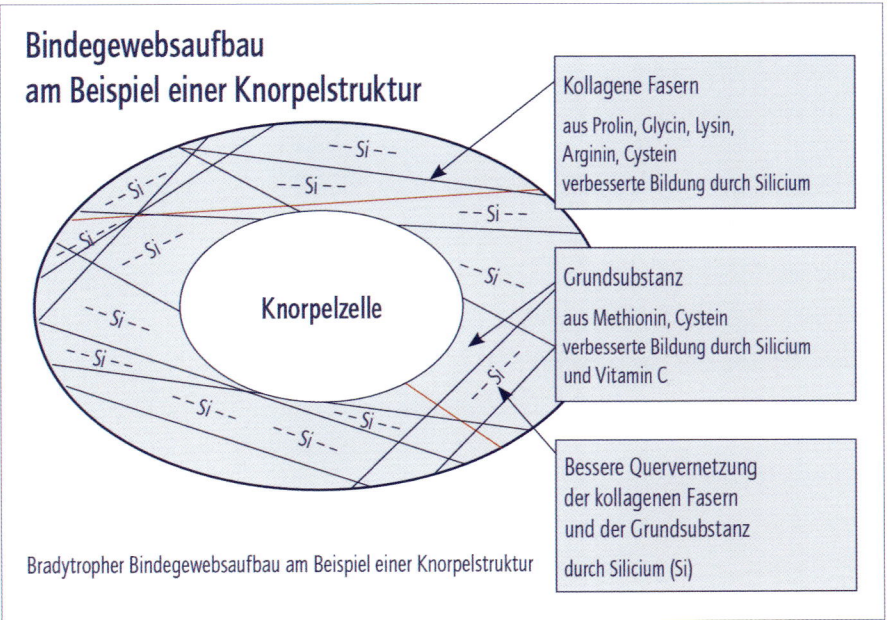

Bindegewebsaufbau am Beispiel einer Knorpelstruktur

Knorpelzelle

Kollagene Fasern
aus Prolin, Glycin, Lysin, Arginin, Cystein
verbesserte Bildung durch Silicium

Grundsubstanz
aus Methionin, Cystein
verbesserte Bildung durch Silicium und Vitamin C

Bessere Quervernetzung der kollagenen Fasern und der Grundsubstanz durch Silicium (Si)

Bradytropher Bindegewebsaufbau am Beispiel einer Knorpelstruktur

Abb. 50

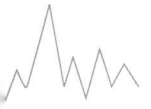

Erste, beginnende Beschwerden müssen nicht sein. Durch eine optimale Ernährung und eine gezielte Gabe von Aminosäuren können Sie Ihr Bindegewebe entscheidend kräftigen. Unsere Untersuchungen haben sowohl bei Freizeitsportlern als auch bei Profisportlern zeigen können, dass gerade bei solchen Beschwerden elementare Defizite im Bereich der bradytrophen, gewebsaufbauenden Aminosäuren (Prolin, Glycin, Lysin, Arginin, Methionin und Cystein) vorliegen. Durch eine gezielte Ernährungsumstellung in Richtung kieselsäurehaltiger Lebensmittel und die erforderliche ergänzende Gabe einer qualitativ hochwertigen Aminosäurenmischung lassen sich im Vorfeld schon viele kleine Beschwerden vermeiden (s. S. 33, Abb. 14, S. 34 Abb. 15).

DER OMEGA-3-INDEX –
MASSSTAB FÜR GUTE LAUNE (SEROTONINSTOFFWECHSEL)

Die biochemische Bedeutung der Omega-3-Fettsäuren für die Aufrechterhaltung elementarer Funktionsabläufe in unserem Stoffwechsel ist heute unbestritten. Zu den wichtigsten Omega-3-Fettsäuren gehören:

- Alpha-Linolensäure, die Ausgangsfettsäure,
- Eikosapentaensäure (EPA),
- Dokosahexaensäure (DHA).

Alpha-Linolensäure, die Ausgangsfettsäure im Stoffwechsel der Omega-3-Fettsäuren, findet sich in Farnen, Moosen und einigen pflanzlichen Ölen wie Leinsamen- und Rapsöl. Der menschliche Organismus kann kürzerkettige Alpha-Linolensäure kaum (etwa 5-10 %) in EPA und DHA umwandeln. Aus diesem Grunde können die gesundheitsfördernden Effekte von EPA und DHA nicht durch die Gabe pflanzlicher Alpha-Linolensäure erreicht werden. In folgenden Nahrungsmitteln sind Omega-3-Fettsäuren enthalten:

Omega-3-Fettsäuren-Gehalt je 100 g	
Leinsamenöl	54,2 g
Rapsöl	9,2 g
Hering	2,3 g
Lachs	0,65 g
Makrele	0,95 g

EPA und DHA sind unentbehrliche Bestandteile jeder Zellmembran und daher maßgeblich für die Gesundheit verantwortlich. Sie:

- stärken das Immunsystem;
- wirken antientzündlich;
- unterstützen die Sauerstoffversorgung der Organe;
- senken erhöhte Blutfette;
- steigern die Konzentrations- und mentale Leistungsfähigkeit.

Mittlerweile existiert ein sogenannter *Omega-3-Index*, der einen Indikator für die Serotoninbildung im Gehirnstoffwechsel darstellt. Ist der prozentuale Anteil dieser beiden Omega-3-Fettsäuren (EPA, DHA) in den Erythrozyten an EPA und DHA zu niedrig und liegt der Omega-3-Index < 8 %, dann ist wahrscheinlich, dass sich Stimmungsschwankungen deutlich erhöhen. Bei Leistungs- und Spitzensportlern kann ein Omega-3-Index > 8 % nachweislich entzündungshemmende Wirkungen nach intensiven Trainings- und Wettkampfphasen haben und einen guten Schutz vor muskulären Verletzungen darstellen. Ein therapeutischer Effekt bei zunehmenden Erschöpfungszuständen lässt sich bei Konzentrationen von mindestens 840 mg EPA und 560 mg DHA verzeichnen.

MAGNESIUM – MULTITALENT UNTER DEN MINERALSTOFFEN

Magnesium ist an mehr als 300 enzymatischen Prozessen beteiligt. Diese stehen in direkter Verbindung zur Energiespeichersubstanz ATP (Adenosintriphosphat). Magnesium spielt eine zentrale Rolle bei der Muskelkontraktion, der Erregungsleitung in Nerven- und Muskelzellen, bei der Stabilisierung von Zellmembranen und bei der Regulation der Herzmuskelfunktion. Eine ausreichende Versorgung erhöht die Stressresistenz und beugt einer zu schnellen Erschöpfung der zellulären Energiedepots und der Elektrolyte vor. Ein Magnesiummangel erhöht die Durchlässigkeit von Kalium, was die zelluläre Kaliumauffüllung stört und negative Auswirkungen auf die körperliche Leistungsfähigkeit und die Schlagfrequenz des Herzmuskels hat. Seine antagonistische Wirkung gegenüber Kalzium schützt die Herzmuskelzelle vor Kalziumüberladung. So ökonomisiert Magnesium die Bioenergetik des Herzmuskels, insbesondere bei hohen Belastungen, und beugt Herzrhythmusstörungen vor.

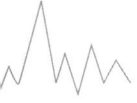

Typische Symptome eines Magnesiummangels können sein:

- in Stressphasen und bei Problemen Contenance zu wahren,
- Muskelschwäche,
- innere Unruhe,
- Neigung zu schmerzhaften Muskel- und Wadenkrämpfen,
- schlechte Schlafqualität und nachweislich verschlechterte Regeneration und Trainingsanpassung.

Die Ergebnisse unserer klinischen Studie zeigen, dass die Magnesiumserumkonzentration statistisch signifikant zunimmt, während die zelluläre Konzentration abnimmt.

Fazit: Nur mithilfe spezieller zellulärer Blutuntersuchungen kann der Status quo des Magnesiumhaushalts richtig erfasst werden. Über 85 % der untersuchten Führungskräfte zeigen deutliche Defizite in der zellulären Magnesiumkonzentration und schlafen nachts sehr unruhig.

Bessere Stresstoleranz bei Führungskräften

Die Gruppe von Führungskräften, die zelluläre Magnesiumdefizite aufweisen, zeigt deutlich höhere Cortisolwerte in Stressphasen und kann nach Arbeitstagen kaum abschalten und schlecht schlafen. Die gezielte Zufuhr von Magnesium führte zu einer deutlich verbesserten Stresstoleranz und zu verbessertem Schlafverhalten. Bei Personen mit grenzwertigen Schilddrüsenhormonen mit Trend zur Überfunktion (s. Abb. 27, S. 56) kann durch gezielte Zufuhr eine vermehrte Anspannung des vegetativen Nervensystems (Sympathikotonie) deutlich reduziert werden.

Ohne Magnesium keine optimale Ausdauerentwicklung

Gerade intrazelluläre Magnesiumverluste können zu Leistungseinbußen führen. Etwa 80 % des zellulären ATPs ist komplex an Magnesium gebunden. Bei belastungsbedingtem ATP-Verbrauch verliert Magnesium seinen Bindungspartner. Es kommt zu einer intrazellulären Freisetzung von Magnesium und zu Verlusten in Geweben. Durch die Verschiebung vom Intra- in den Extrazellularraum können die Magnesiumserumspiegel vorübergehend trügerisch hoch sein, obwohl ein Defizit besteht. Die Niere reagiert auf die hohen Magnesiumspiegel mit einer vermehrten Ausscheidung und fördert so die Magnesiumverarmung.

Eine optimale zelluläre Magnesiumkonzentration liegt 25 % oberhalb der Medianwerte (55 mg/l Ery.), kann allerdings nur mit spezieller Diagnostik festgestellt werden. Bei zellulären Defiziten ist eine langfristige Einnahme von Magnesium notwendig. Kurzfristige Einnahmen über 4-6 Wochen können die zellulären Speicher nicht auffüllen.

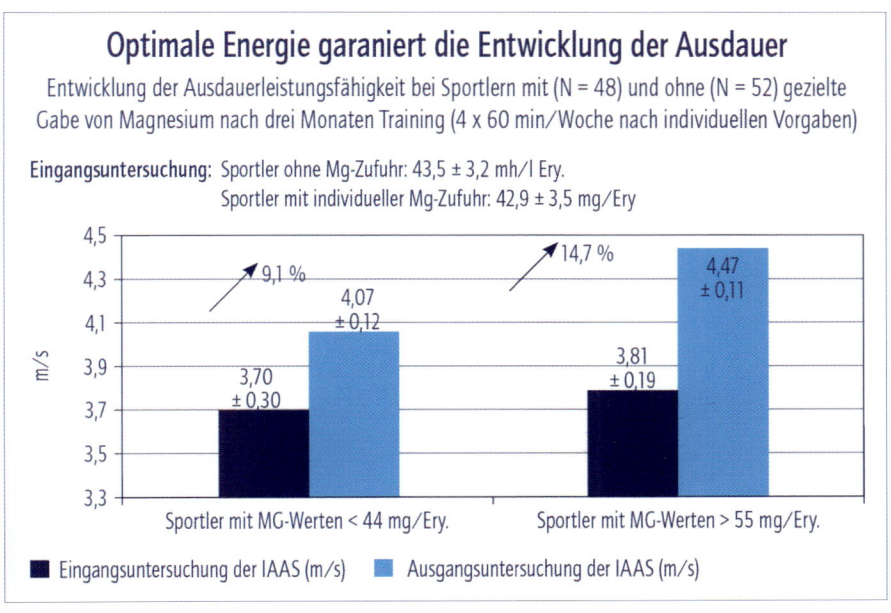

Optimale Energie garaniert die Entwicklung der Ausdauer

Entwicklung der Ausdauerleistungsfähigkeit bei Sportlern mit (N = 48) und ohne (N = 52) gezielte Gabe von Magnesium nach drei Monaten Training (4 x 60 min/Woche nach individuellen Vorgaben)

Eingangsuntersuchung: Sportler ohne Mg-Zufuhr: 43,5 ± 3,2 mh/l Ery.
Sportler mit individueller Mg-Zufuhr: 42,9 ± 3,5 mg/Ery

Abb. 51

Aus vielen, eigens durchgeführten Studien haben wir einen direkten Bezug zu einer optimalen zellulären Magnesiumkonzentration erkennen können. In einer dreimonatigen Trainingsphase erhielten 48 Sportler keine Magnesiumpräparate, während die andere Gruppe von 52 Sportlern ein Magnesiumpräparat als Kautablette mit 35 mg morgens, mittags und abends zum Essen einnahm (Dosierung je nach gemessener Magnesiumkonzentration). Bei den hier untersuchten Sportlern zeigten die Ferritinwerte in beiden Gruppen mit 80,9 ±8,9 eine ausreichende Versorgung mit Eisen. Die Sportler mit einer zellulären Magnesiumkonzentration < 44 mg/l Ery. entwickelten ihre Ausdauerleistungsfähigkeit, gemessen mit der fixen Schwelle, bei 4 mmol/l nur um 9,1 % (von 3,70 m/s ±0,30 auf 4,07 m/s ±0,12), während die Sportler mit einer Magnesiumkonzentration von > 55 mg/l Ery. die fixe Schwelle um 14,7 % (von 3,81 m/s ±0,19 auf 4,47 m/s ±0,11) entwickeln konnten (s. Abb. 51). Der Trainingsumfang war bei beiden Gruppen

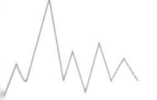

gleich. Die Bedeutung dieses Parameters für die Entwicklung der Ausdauerleistungsfähigkeit wird hier besonders deutlich.

Analog dieser Studie zeigte die schon 1994 durchgeführte Gießener Triathlonstudie (Geiss et al.) ähnliche Ergebnisse. 23 Triathleten erhielten in einer doppelblinden, randomisierten Untersuchung über einen Zeitraum von einem Monat entweder Magnesiumorotat oder Placebos. Die Gruppe mit der gezielten Magnesiumgabe konnte ihre Leistungsfähigkeit im Mittel um 12 % steigern.

Kleine Tipps für eine magnesiumreiche Ernährung

- Mineralwässer mit einem Magnesiumgehalt von über 100 mg/l sind zu empfehlen. Trinken Sie ausreichend.

- Ein häufiger Fehler: Magnesiumeinnahme direkt vor einem Wettkampf. Dies kann den Magen-Darm-Trakt zu sehr belasten. Aus diesem Grunde empfehlen wir die regelmäßige Einnahme immer nach einem Wettkampf.

- Vermeiden Sie Magnesiumgaben während einer sportlichen Belastung. Muskelkrämpfe während sportlicher Wettkämpfe sind meist nicht auf einen Magnesiummangel zurückzuführen, sondern das Ergebnis einer unzureichenden Trainingsvorbereitung und eines belastungsbedingten Natriummangels.

OPTIMALE EISENVERSORGUNG – DER GARANT FÜR LEISTUNGSFÄHIGKEIT

Als elementarer Baustein des roten Blutfarbstoffs Hämoglobin ist Eisen für den Sauerstofftransport im Blut und die Sauerstoffversorgung im zellulären Energiestoffwechsel (in den Mitochondrien = „Kraftwerke der Zellen") unerlässlich. Für eine optimale mentale und physische Leistungsfähigkeit und für die Funktion des Immunsystems ist eine gute Eisenversorgung unverzichtbar. Ohne Sauerstoff können unsere Muskelzellen keine Energie produzieren. Eisenmangel ist der am häufigsten diagnostizierte Mineralstoffmangel in der sportmedizinischen Praxis. Der Sportler fühlt sich müde und schlapp, regeneriert nicht ausreichend nach intensiven Trainingsbelastungen.

Symptome eines Eisenmangels können sein:

- verminderte Leistungsfähigkeit,
- allgemeine Müdigkeit,
- Blutarmut (Anämie),
- Einrisse an den Mundwinkeln,
- Störungen von Haar- und Nagelwachstum.

Aufgrund erhöhter Eisenverluste über den Magen-Darm-Trakt, mit dem Schweiß und Urin, haben Sportler einen erhöhten Eisenbedarf, der nicht immer durch eine ausgewogene fleischhaltige Ernährung gedeckt wird. Neben Sportlern, die sich vegetarisch ernähren, haben insbesondere Ausdauersportlerinnen sowie jugendliche Sportler/innen menstruations- und wachstumsbedingt ein erhöhtes Risiko für die Entwicklung eines Eisenmangels. Gerade bei Langstreckenläufern treten Eisenverluste vor allem über den Schweiß (0,3-0,7 mg/l) und belastungsbedingte Blutverluste im Gastrointestinaltrakt auf (1 ml Blut enthält 0,5 mg Eisen).

Bestimmung des Eisenstatus

Die Bestimmung des Eisens im Serum ist zur Diagnose eines Eisenmangels ungeeignet. Da der Ferritinspiegel im Serum gut mit dem Gewebeeisen korreliert, gehört diese Untersuchung zum Standard. Eine Eisenunterversorgung liegt vor bei 1 µg/l Serumferritin (entspricht etwa 8-10 mg Speichereisen). Eine regelmäßige Ferritinbestimmung ist für Sportler unverzichtbar. Aber auch sportive Führungskräfte zeigen häufig Ferritinmängel. Bei Frauen sind Serumferritinwerte < 40 bereits mit diffusem Haarausfall verbunden. Bei Ausdauersportlern sollten die Ferritinwerte in folgenden Bereichen liegen, um eine optimale Entwicklung der Ausdauerleistungsfähigkeit erzielen zu können:

Frauen: sportive Frauen > 60 µg/ml,
Männer: sportive Männer > 120 µg/ml.

Es existieren kontroverse Diskussionen über die Höhe der optimalen Ferritinwerte. Aus unseren Erfahrungen mit 11.150 Sportlern und durchgeführten Studien haben wir diese

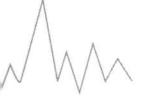

Referenzdaten ermitteln können. Unsere Untersuchungsergebnisse zeigen die Bedeutung einer optimalen Eisenversorgung für die Entwicklung der Ausdauerleistungsfähigkeit. Die schon zu Beginn erniedrigten Ferritinwerte der Sportler, die keine gezielte Eisengabe erhalten haben, reduzierten sich sogar nach der dreimonatigen Trainingsphase. Diese Sportler beschrieben auch eine zunehmende Müdigkeit, die sich durch eine gewisse Antriebslosigkeit bemerkbar machte.

Kleine Ernährungstipps für eine eisenreiche Ernährung

Eine Aufnahme von Eisen aus tierischen Produkten (Fisch, Fleisch) wird vom Körper 2 x besser verwertet als das Eisen aus pflanzlichen Produkten. Aus diesem Grunde sollte man im Ausdauersport nur dann auf Fleisch und Fisch verzichten, wenn konsequent eisenreiche pflanzliche Lebensmittel verzehrt werden. Berücksichtigen Sie auch fördernde wie hemmende Faktoren bei der Eisenaufnahme.

Pflanzliche Eisenquellen

- Amaranth ist eine alte Kulturpflanze. Amaranth zählt zu den ältesten Nutzpflanzen der Menschheit. Genutzt werden vor allem die Samen der an Hirse erinnernden Körner. Bereits bei den Azteken, Inka und Maya waren die getreideähnlichen Körner (Amaranthus caudatus, vorwiegend *Kiwicha* genannt, diese Bezeichnung wird heute noch in der Andenregion verwendet) neben Quinoa und Mais ein Hauptnahrungsmittel. Amaranth ist eine der wenigen Pflanzen, die qualitativ Kohlenhydrate, Eiweiß und Mineralstoffe enthält. Er kann wie Reis gekocht oder in Form von Amaranthpops auch in Müsli eingestreut werden. Die Körnerfrucht ist in Naturkostläden erhältlich.

- Empfehlung für Eisen im Salat: Zwei Esslöffel Sonnenblumen- kerne pro Person in eine Pfanne geben und ohne Fett leicht anrösten. Streuen Sie anschließend die Sonnenblumenkerne über den fertigen Salat.

- Spinat als Eisenquelle ist überschätzt worden. Leider basier- ten die früheren Spinatempfehlungen auf einem Analysefeh- ler. Verzichten Sie bitte auf mehrmaligen Spinatverzehr in der Woche, da Spinat Oxalsäure enthält, die sich sogar negativ auf die Kalziumaufnahme auswirkt.

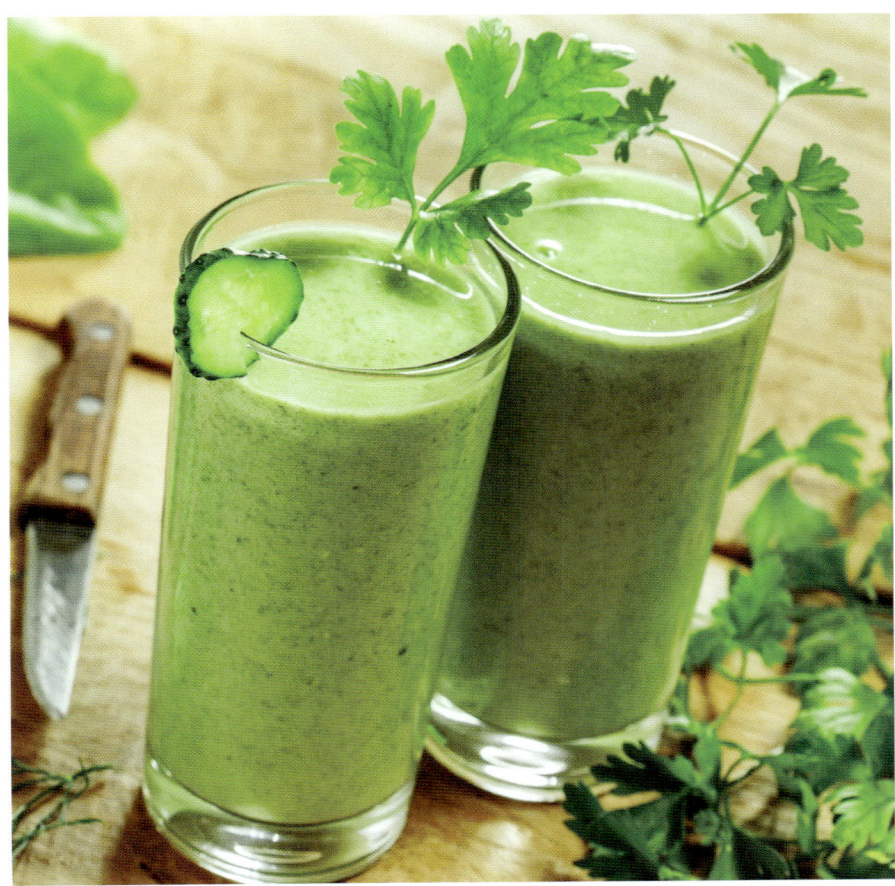

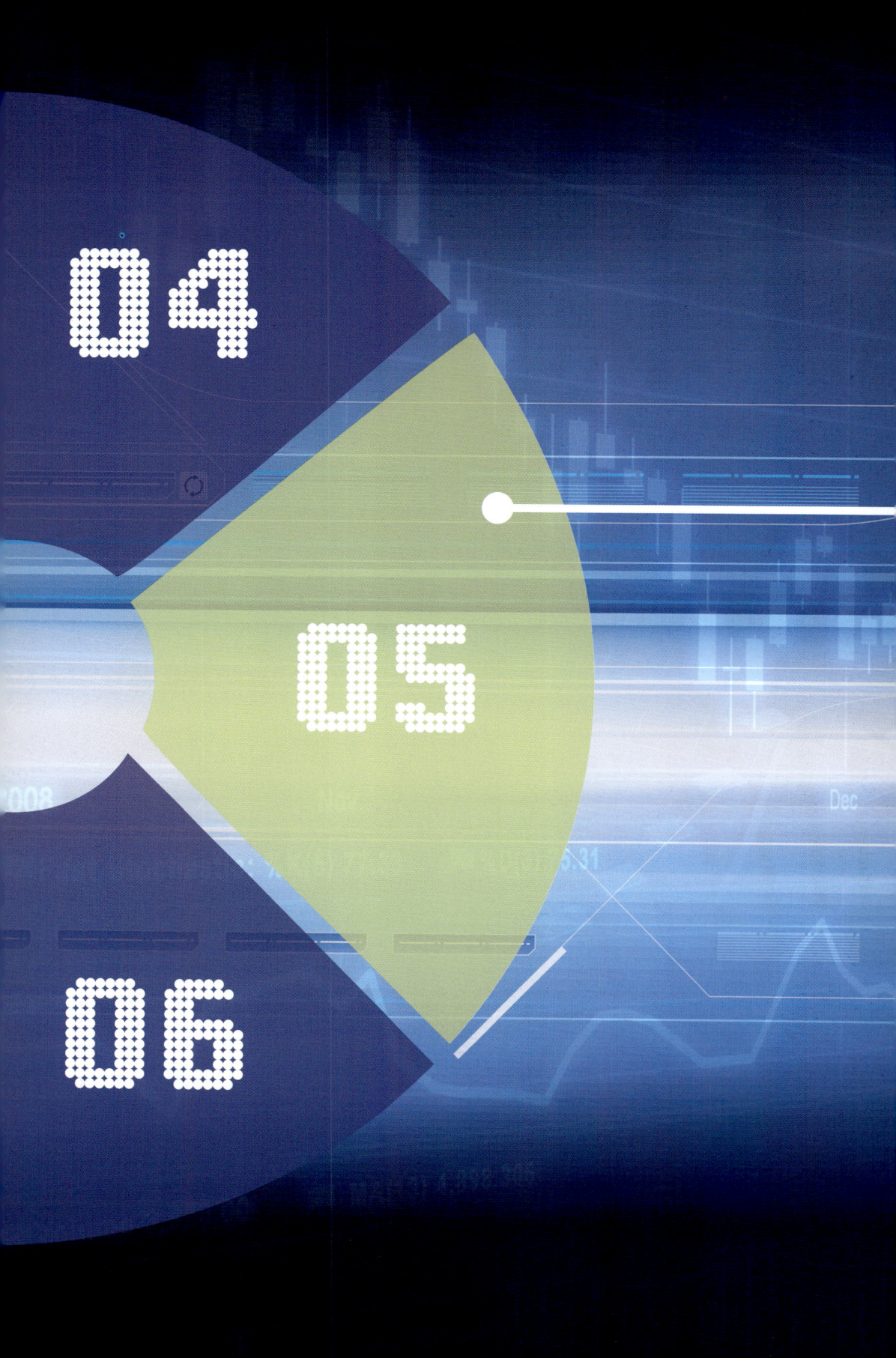

MEHR ENERGIE FÜR EIN VITALES LEBEN

5 MEHR ENERGIE FÜR EIN VITALES LEBEN

5.1 BEWEGUNG: FIT STATT FERTIG - DER WEG ZU MEHR ENERGIE

MEHR ENERGIE DURCH MODERATE BEWEGUNG

Das allgemeine Interesse an Gesundheitsthemen auch für Führungskräfte und beruflich sehr engagierte Menschen ist so groß wie nie zuvor. Vor 10 Jahren sind viele dieser Personen in Fitnessstudios gegangen. Nur allzu oft scheint der Beitritt aber Folge eines heldenhaften Entschlusses gewesen zu sein, der dann wenig Konsequenzen hatte: Sich anzumelden und dann auch regelmäßig zu trainieren, sind eben zwei verschiedene Dinge. So kam es, dass ein Großteil der vermeintlich sportlich Aktiven im Grunde Karteileichen der Studios oder Sportvereine gewesen ist. Sportliche Spitzenleistungen als beruflicher Ausgleich sind auch nicht immer das beste Vorbild.

Vielen fällt es offensichtlich auch deshalb sehr schwer, mehr Bewegung in ihr Leben zu bringen, weil sportliche Betätigung bei uns noch immer stark mit dem Leistungsprinzip verknüpft ist. Das heißt, man hängt sich die Latte einfach zu hoch und ist bald frustriert, weil man nicht mithalten kann mit den Sportenthusiasten, die neben uns im Studio wohlgeformte Muskeln spielen lassen, während sie scheinbar mühelos immer schwerere Gewichte stemmen, oder die uns beim gemütlichen Fahrradausflug auf dem schnittigen Rennrad überholen. So mancher sagt sich da: Warum soll ich mich in meiner Freizeit abkämpfen und dabei eine schlechte Figur machen, um am Ende ausgepumpt und erschöpft zu sein, Muskelkater garantiert?

Unsere Erfahrungen in den letzten Jahren zeigen aber, dass gerade Führungskräfte, die beruflich extrem gefordert werden, einen sportlich grenzwertigen Ausgleich suchen.

„Viel hilft viel" ist ihr Motto – weit gefehlt. Die wenige Zeit intensiv nutzen, lautet eine weitere Maxime.

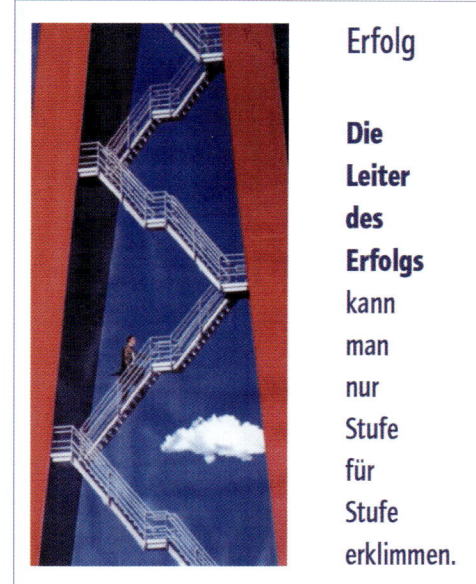

Abb. 52

ZU VIEL IST GAR NICHT GESUND

Die Leiter des Erfolgs muss man Stufe für Stufe nehmen. Wer glaubt, in der wenigen Zeit, die einem zur Verfügung, stets sportliche Höchstleistungen zu bringen, der irrt gewaltig. 3 x im Jahr einen Marathon zu laufen und sich dadurch einen optimalen gesundheitlichen Ausgleich zu schaffen, ist nicht möglich.

Die Dosis entscheidet auch beim Sport darüber, ob körperliche Bewegung gesundheitsfördernd ist oder eher schwächt und anfällig macht. Wie sehr übertriebener Ehrgeiz schadet, ist vielfach belegt.

Unsere Erfahrungen zeigen, dass von den 4.150 Führungskräften, die 3-4 x in der Woche intensives Training und zusätzliche Wettkämpfe durchführten, 75 % nach 25 Jahren Herzinfarkte oder verschiedene Krebserkrankungen erlitten. Offensichtlich war ihr Ausgleichstraining als Gesundheitsvorsorge nicht nur ineffektiv, sondern sogar kontraproduktiv.

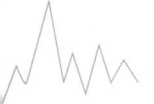

Sport = Gesundheit – Leistungsfähigkeit?

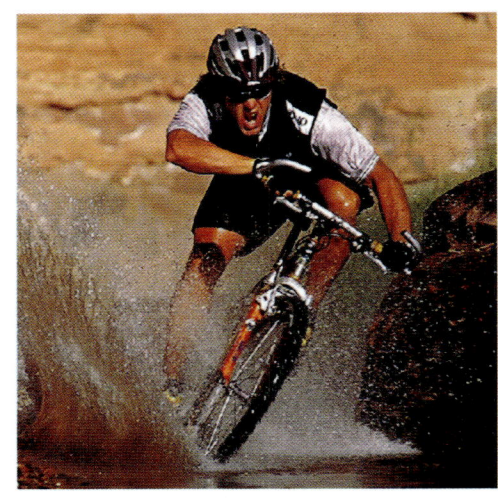

Solche Bilder sollten der Vergangenheit angehören.

Wer Sport als Ausgleich betreibt und seinem Körper nicht noch mehr Stress zumuten will, der darf ihm keine Höchstleistungen abverlangen.

Abb. 53

Wer nach dem Motto „ Höher, schneller, weiter" seinen Sport durchführen möchte, der strapaziert sich unnötig. Der Traum vom Gewinn der Meisterschaft, die Sucht nach Erfolg als Anerkennung persönlicher Stärke, die finanziell lukrativen Angebote und die steigenden mentalen und physischen Beanspruchungen führen auch bei Spitzensportlern immer häufiger zu Ermüdungszuständen, starken Leistungsschwankungen, Stimmungsschwankungen bis hin zu vielfältigen, unerklärbaren Verletzungen. Auch hier gilt es, die Balance zwischen Belastung und Erholung zu wählen. „Energie auf Rezept" ist eine der tragenden Säulen der mentalen und physischen Leistungsfähigkeit.

BESSERER FUNKVERKEHR IM IMMUNSYSTEM
DURCH MODERATES AUSDAUERTRAINING

Kurz gefasst, könnte man die positiven Auswirkungen eines regelmäßigen, der Leistungsfähigkeit individuell angepassten Bewegungstrainings, in fünf Punkten darstellen:

- Das Immunsystem wird gestärkt.
- Die gesundheitlichen Risikofaktoren nehmen ab (z. B. Cholesterinüberschuss, Bluthochdruck, die Werte von Homocystein, Fibrinogen, Lipoprotein alpha).

- Die Stressresistenz nimmt zu.

- Die Lebensqualität nimmt im Sinne eines umfassenden körperlichen, geistigen und seelischen Wohlbefindens zu.

Unsere Ergebnisse bei den 4.150 Führungskräften (Unternehmern, Topmanagern, leitenden Angestellten) zeigen eindeutig, dass diejenigen, die regelmäßig moderates Ausdauertraining durchgeführt haben, ein deutlich geringeres Infektrisiko aufweisen. Die Körperabwehr bildet ein äußerst kompliziertes System, das mit einer Vielzahl von Reaktionen auf Einflüsse von außen aufwartet. Sportlich moderate Bewegung führt zu einer qualitativen Verbesserung hochkompetenter Immunzellen, der sogenannten *Killerzellen*. Bei einem gut Trainierten lässt sich eine hohe Dichte von Bindungsstellen an der Oberfläche dieser Zellen erkennen, die Viren und Krankheitserreger, aber auch Tumorzellen effektiver an sich ziehen und vernichten können. Dieser Effekt einer erhöhten Sensibilisierung der Immunzellen beruht vor allem auf der Stimulierung durch bestimmte Botenstoffe, der *Interleukine*, die nach sportlicher Betätigung vermehrt gebildet werden.

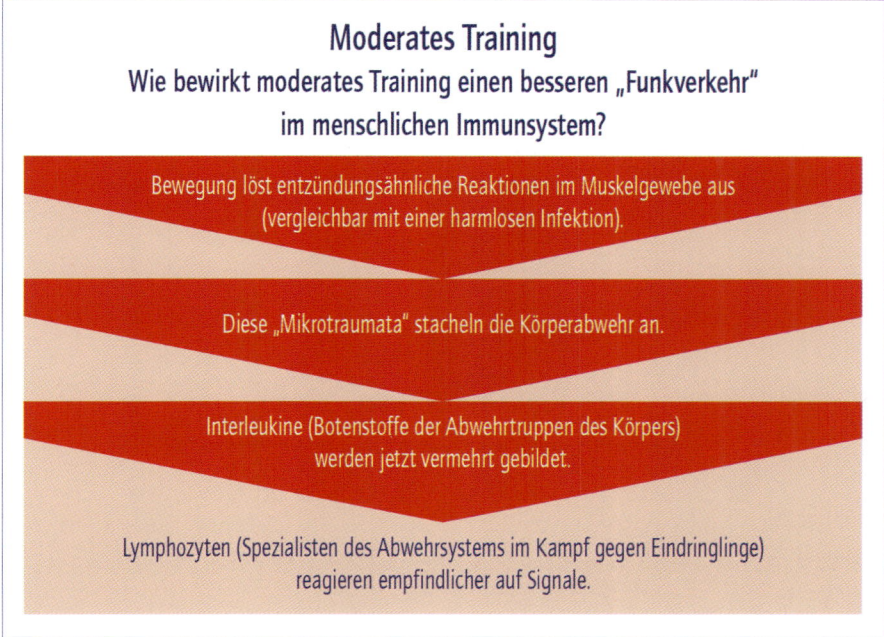

Abb. 54

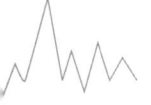

Die „interne Kommunikation" des Immunsystems wird durch muskuläre Reaktionen angetrieben und unsere Körperabwehr in einen aktiveren und „wachsamen" Zustand versetzt. Abb. 55 zeigt die Signal- und Reaktionskette, die durch ein mäßiges Bewegungstraining im Organismus in Gang gesetzt wird und zu einer Steigerung der Körperabwehr führt.

Je umfangsbetonter und intensiver die sportliche Belastung wird, desto höher ist das Infektrisiko. Die Infektionsrate steigt mit zunehmender Belastung. Von den 1.150 Leistungs- und Spitzensportlern zeigen die 559 Sportler, die individuell angepasste Mikronährstoffrezepturen erhalten haben („Energie auf Rezept"), nur eine Infektrate von 4,2 % innerhalb eines Zeitraums von zwei Jahren, während die anderen 591 Sportler eine Infektrate von 54,3 % aufwiesen (s. Abb. 55). Das Ernährungsverhalten in beiden Gruppen unterscheidet sich nur in kleinen Nuancen. Dies ist das Ergebnis von über 1.000 durchgeführten Ernährungsanalysen.

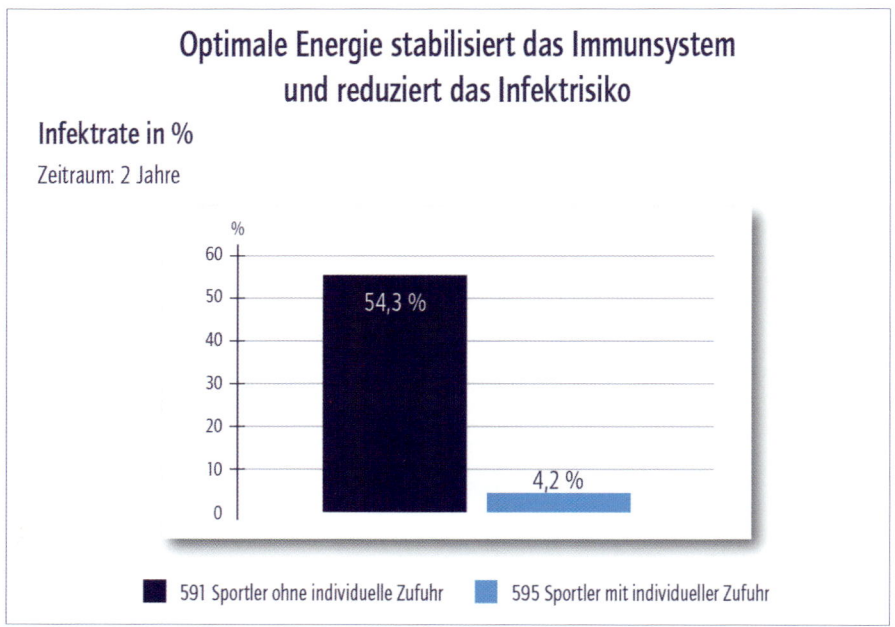

Abb. 55

BEWEGUNG MACHT RUHIG UND SOUVERÄN – DER BESTE STRESSKILLER

Das gilt jedenfalls für maßvolle körperliche Aktivität – denn dass erschöpfender Sport als Stresskiller langfristig nicht taugt, weiß jeder. Belasten Sie sich nämlich exzessiv und häufig, so werden bestimmte Stresshormone ausgeschüttet, insbesondere viel Adrenalin. Sie fühlen sich dann zwar unter Umständen subjektiv wohl, weil ihr vegetatives Nervensystem „hochgepusht" wird, aber Sie werden keine echte innere Ruhe und Entspannung finden. Langfristig hat das sogar schädigende Auswirkungen auf Ihren Gesundheitszustand. Zustände wie innere Unruhe, aufgestaute Aggressionen und Nervosität lassen sich durch moderates Ausdauertraining von 3 x 40 min in der Woche abbauen. Kein Medikament hat einen besseren Einfluss auf Ihre persönliche Verfassung – und das garantiert ohne schädliche Nebenwirkungen (s. Abb. 56).

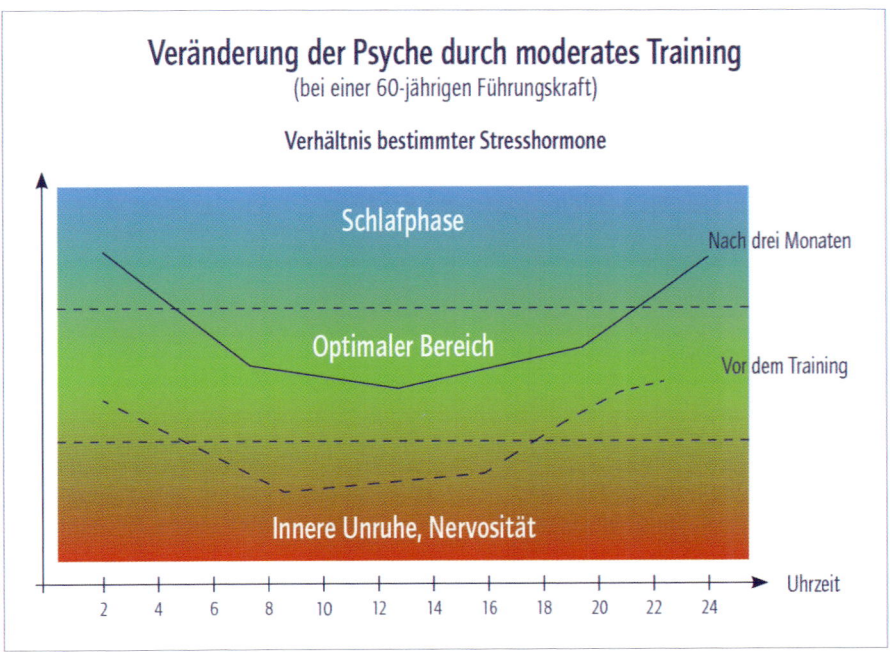

Abb. 56

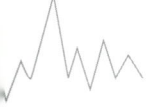

TAGSÜBER IM GRÜNEN BEREICH

Die farbige Darstellung der unterschiedlichen Stresshormonzusammensetzung im Tagesverlauf bedeutet: In der Nacht sind Phasen im blauen Bereich wünschenswert, während tagsüber die Werte im grünen Bereich liegen sollten. Rote Phasen bedeuten keine gute Voraussetzung für Ihre Kreativität und schaden der Gesundheit. Grüne Phasen nachts signalisieren eine starke Aktivität Ihres vegetativen Nervensystems – das ist auch nicht so gut, weil Sie sich dann nicht von der Tagesanspannung regenerieren können. Mit einfachen Speichelproben (4-5 Proben) kann ein jeweiliges Stressprofil erstellt werden (s. Abb. 85, S. 154).

DAS BESTE GEHIRNTRAINING (LIFEKINETIK®) –
IMMER NEUE BEWEGUNGSMUSTER

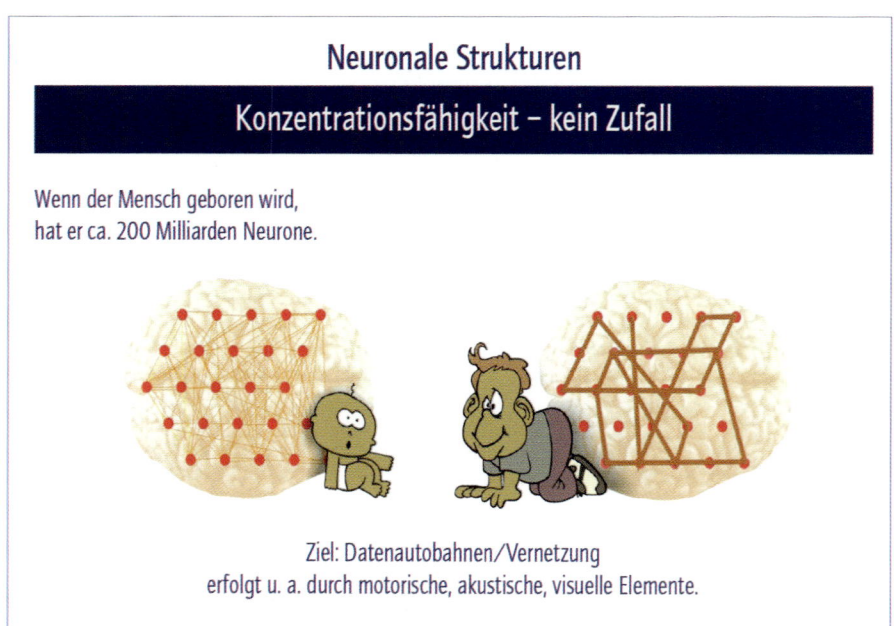

Abb. 57

LifeKinetik® nutzt Ihrem Körper, um die Reserven Ihres Gehirns zu entfalten. D. h., mehr Leistung durch Ausschöpfen von Reserven im strukturellen, biochemischen und geistigen Bereich, um die besten Voraussetzungen für die täglichen Denkprozesse und

Aufgaben im Alltag und Sport zu schaffen. Da dieses Training körperlich kaum belastend ist, unterstützt es jeden, gleichgültig welchen Alters und Fitnessgrads, bei seiner persönlichen Entwicklung. Bereits 1 h pro Woche genügt, um schon nach kurzer Zeit die ersten Veränderungen zu erkennen. Viele ehemalige und aktive Hochleistungssportler aus den Bereichen Ski alpin, Biathlon, Fußball, Handball, Tennis profitieren heute schon von diesem einmaligen Training in der Woche.

Wie unsere Stresshormonanalysen mit ambitionierten Golfspielern zeigten: Die einmalige 45-minütige Anwendung in der Woche hat bei den Golfern einen so deutlichen Leistungsschub bewirken können, dass diese Platzrekord erzielen konnten. Regelmäßige Cortisolmessungen (Stresshormone) dokumentieren, dass sich mit LifeKinetik® erhebliche Stressreduzierungen erzielen lassen, was dann die kognitive Leistungsfähigkeit deutlich verbessern kann. Über die Trainingsinhalte des erfolgreichen Trainings können Sie sich unter http://www.LifeKinetik.de informieren. Dort finden Sie auch Trainer in Ihrer Region.

Wenn der Mensch geboren wird, hat er ca. 200 Milliarden Neurone. Die beste Möglichkeit der Vernetzung dieser neuronalen Strukturen sind spezielle Bewegungsausführungen, die gleichzeitig unterschiedliche Bereiche des Gehirns aktivieren können (s. Abb. 58).

Gehirnforschung

Areale von Hirnschichten bei der Aufgabenlösung vor Aufnahme eines körperlichen Trainings

Areale von Hirnschichten bei der Aufgabenlösung nach Aufnahme eines körperlichen Trainings

Abb. 58

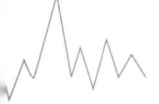
Unsere praktischen Erfahrungen zeigen, dass Menschen, die regelmäßig diese Art des Bewegungstrainings durchführen, im Beruf ihre geistige Weitsichtigkeit durch bewusste Wahrnehmung deutlich verbessern, Zusammenhänge in Besprechungen schneller erkennen und visuelle Dinge besser und aufmerksamer verfolgen.

Leistungs- und Spitzensportler profitieren von diesen vielfältigen Bewegungsaufgaben. Sie reduzieren ihren Energie- und Kraftaufwand, erzielen eine elegantere und harmonischere Ausführung von schwierigen Bewegungsabläufen und verbessern die räumliche Wahrnehmung und Orientierung. Täglich fünfminütiges koordinatives Training mit Elementen von LifeKinetik® kann schon zu deutlich veränderten Vernetzungen zahlreicher neuronaler Strukturen führen (s. Abb. 58).

DAS MASS FÜR DIE BELASTUNG – IHRE PULSFREQUENZ

Laufen ohne zu schnaufen, hieß einmal das Motto für gesunde Bewegung. Ganz so einfach ist aber doch nicht, denn je nach Sportart und Temperaturen können Sie sich überlasten und es gar nicht rechtzeitig bemerken. Die Pulsmessung ist daher unerlässlich, um wohldosiert Sport zu treiben. Optimalen Gesundheitssport erzielt derjenige, der in der Woche ca. 2.000 kcal in Form sportlicher Aktivitäten verbraucht. Ein 30-minütiger extensiver Ausdauerlauf bei einem 90 kg schweren Mann bedeutet ca. 400 kcal.

So testen Sie Ihre Belastbarkeit

Mit diesem einfachen Test können Sie die optimale Herzfrequenz für Ihr Bewegungstraining bestimmen. Dies ist zwar nicht ganz so genau, wie eine professionelle Belastungsanalyse in einem spezialisierten Institut, aber für den Einstieg eine Hilfe. Sie brauchen dazu einen Herzfrequenzmesser (Kosten: ca. 30-50,– €) und gut passende Laufschuhe sowie eine ebene Übungsstrecke. Und so funktioniert's:

Bestimmung der optimalen Herzfrequenz

- Legen Sie ein Testprotokoll nach folgendem Schema an:

Ruheherzfrequenz	Schläge/min
Herzfrequenz bei Vierer-Atemrhythmus	Schläge/min
Herzfrequenz bei Dreier-Atemrhytmmus	Schläge/min

- Messen Sie Ihre Ruheherzfrequenz: Setzen Sie sich 3 min entspannt hin, ermitteln Sie dann Ihren Puls mithilfe des Herzfrequenzmessers und notieren Sie das Ergebnis im Testprotokoll.

- Gehen Sie vier Schritte und atmen in dieser Zeit 1 x ein; gehen Sie weitere vier Schritte und atmen währenddessen 1 x aus. Üben Sie diesen Vierer-Atemrhythmus etwa 5 min lang ein.

- Erhöhen Sie jetzt Ihre Geschwindigkeit so lange, wie Sie in der Lage sind, den Viererrhythmus beizubehalten. Messen Sie nach 10 min Gehen die Herzfrequenz und tragen Sie diese ins Testprotokoll ein. Der so ermittelte Puls ist die Zielfrequenz, deren Wert Sie beim Trainieren künftig anstreben sollten.

- Steigern Sie Ihr Geh-/Lauftempo jetzt so, dass Sie innerhalb von jeweils drei Schritten ein- bzw. ausatmen. Bei diesem Dreier-Atemrhythmus erreichen Sie eine Belastungsintensität, die ein untrainierter Mensch anfangs nicht einmal 5 min durchhalten kann. Notieren Sie nach etwa 5 min Gehen oder Laufen bei dieser Belastungsstufe Ihre Herzfrequenz.

- Belastungen im Zweier-Atemrhythmus sind zu vermeiden: Sie haben eine zusätzliche Aktivierung des vegetativen Nervensystems zur Folge und erhöhen den Stress für angespannte Menschen.

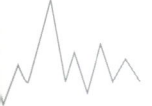

SO TRAINIEREN SIE RICHTIG

Haben Sie die Belastungsanalyse durchgeführt, können Sie jetzt mit Ihrem persönlichen Trainingsprogramm beginnen.

So funktioniert's

Wählen Sie beim Gehen den Vierer-Atemrhythmus und peilen Sie die im Rahmen Ihrer Belastungsanalyse ermittelte Zielherzfrequenz an. Werden Sie kurzatmiger, sind Sie zu schnell. Das Motto lautet: Ohne Schnaufen zum Erfolg! Auf diese Art und Weise vermeiden Sie Erschöpfungszustände und verbessern innerhalb von nur acht Wochen Ihre Leistungsfähigkeit, Stresstoleranz und Lebensqualität enorm.

Während bisher Inaktive anfangs gehen werden, müssen sportlich Aktive wahrscheinlich bereits laufen, um ihre Zielfrequenz zu erreichen. Das Tempo und die zurückgelegte Wegstrecke sind jedoch völlig uninteressant – entscheidend ist die Trainingszeit. Bewegen Sie sich zunächst 3 x pro Woche für jeweils 30-40 min (z. B. montags, mittwochs, freitags), später können Sie je nach Laune auch täglich trainieren.

Die Höhe der für Sie optimalen Herzfrequenz hängt auch von der Sportart ab, deshalb können Sie Ihren nun ermittelten Zielfrequenzwert nicht ohne Weiteres auf andere Bewegungsformen übertragen. Beim Radfahren und Skilanglauf liegen die Herzfrequenzen ca. 8-10 %, beim Schwimmen durch die Wirkung des Tauchreflexes um 6-7 % niedriger als beim Laufen.

Bereits nach einigen Wochen Training werden Sie Ihre Zielherzfrequenz bei der gleichen Geschwindigkeit nicht mehr erreichen. Sie müssen das Tempo jetzt erhöhen, um Ihren „alten" Puls anzupeilen. Am besten verfolgen Sie Ihre Fortschritte mithilfe des Trainingsprotokolls. In dieses Protokoll können Sie auch Ihre Ruheherzfrequenz eintragen, die Sie vor jedem Training messen sollten und die Schwankungen unterliegen kann (z. B. durch einen leichten Infekt, unzureichende Flüssigkeitszufuhr, Zigarettenkonsum, Überhitzung durch sommerliche Temperaturen oder zu warme Bekleidung, Aufenthalt in höheren Lagen im Gebirge).

WER DEN SPORTLICHEN „KICK" LIEBT:
PROFESSIONELLE BELASTUNGSANALYSE IST SINNVOLL

Wenn Sie den Kick der sportlichen Grenzbelastung unbedingt brauchen, dann empfehlen wir Ihnen, auf folgende Aspekte bei einem professionellen Check-up zu achten:

- Belastungs-EKG, wenn möglich, mit Echokardiografie;
- Messung der Schilddrüsenhormone (Achtung: am Vortag kein intensives Training,
  da sonst belastungsbedingter Anstieg der Schilddrüsenhormone möglich);
- komplettes Blutbild, auch mit den sekundären Risikofaktoren Lp(a) und Homocystein, CrP-Wert, HbA1c-Langzeitzuckerwert, Leber- und Nierenwerte, Ferritin, intrazelluläre Mikronährstoffanalyse Mg, Zn, Se, Ferritin, Vitamin B_9 und B_{12};
- Prüfung des funktionellen Energiestoffwechsels als Indikator für Aktivitätseinschränkungen bestimmter Enzyme;
- Belastungsergometrie auf Laufband und/oder Fahrrad mit Stoffwechselanalyse
  (Laktat) oder alternativ Spiroergometrie;
- biomechanische Funktionsanalyse (Kraftmessung Beine, Bauch, Rücken etc.);
- Personal Training mit trainingspraktischen Hinweisen;
- individualisierte Rezeptur aufgrund der speziellen Blut- und Urinanalyse.

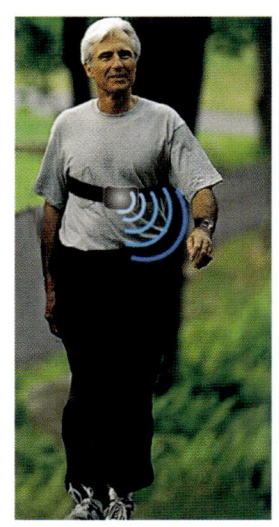

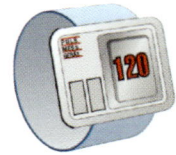

Pulsmessung

Pulsmessgerät mit drahtloser Frequenzübermittlung

Die Pulsmessung erfolgt mittels Ableitung der Herzfrequenz
vom Brustkorbbereich über ein drahtloses Sendeprinzip
auf die Pulsuhr am Handgelenk.

Abb. 59

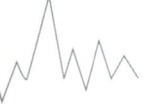

5.2 BRAINFOOD FÜR FÜHRUNGSKRÄFTE

Das Gehirn des Menschen beträgt nur 2 % des Körpergewichts, benötigt aber 20 % des gesamten Stoffwechsels. Die vielfältigen Stressoren des beruflichen Alltags erfordern eine kontinuierliche Energiezufuhr. Das Gehirn wird primär über den zirkulierenden Blutzucker versorgt und besitzt so gut wie keinen Vorratsspeicher für Glukose. Qualitativ gute Nahrungseiweiße heben die Stimmung und fördern Denkprozesse.

Kohlenhydrate – beste Energie für Gehirn und Nerven

Denkzentrale (Gehirn)

- Wird primär über den zirkulierenden Blutzucker versorgt.

- Besitzt so gut wie keine Vorratsspeicher für Glukose.

- Psychischer und/oder physischer Stress verursacht „Heißhungerattacken".

Foto: Getty Images

Abb. 60

Psychischer und physischer Stress verursacht Heißhungerattacken und führt häufig zu unkontrolliertem Süßigkeitenkonsum. Gerade hier wäre z. B. die Zufuhr von ungeschwefelten Aprikosen (Trockenfrüchten) oder auch frischen Ananasstücken als direkter Energielieferant empfehlenswert.

Versuchen Sie, während des Tages zur Aufrechterhaltung der Konzentrationsfähigkeit keine Monoscaccharide (Einfachzucker) zuzuführen. Verzichten Sie abends auf Kohlenhydrate.

Fitnessessen fürs Gehirn

- Gehirn macht nur 2 % des Körpergewichts aus.

- Beansprucht aber 20 % des gesamten Stoffwechselgrundumsatzes.

- Gehirn wird mit 1.200 Litern Blut, 115 g Blutzucker pro Tag versorgt.

- Qualitativ gute Nahrungseiweiße heben Stimmung und fördern Denkprozesse.

Foto: Getty Images

Abb. 61

Diese verursachen eine kurzfristige Insulinausschüttung, die schon nach einer halben Stunde wieder eine Heißhungerattacke hervorrufen kann. Berücksichtigen Sie bitte: Eine frische Ananas am Tag hat so viele Kilokalorien wie 15 Gummibärchen (s. Abb. 62).

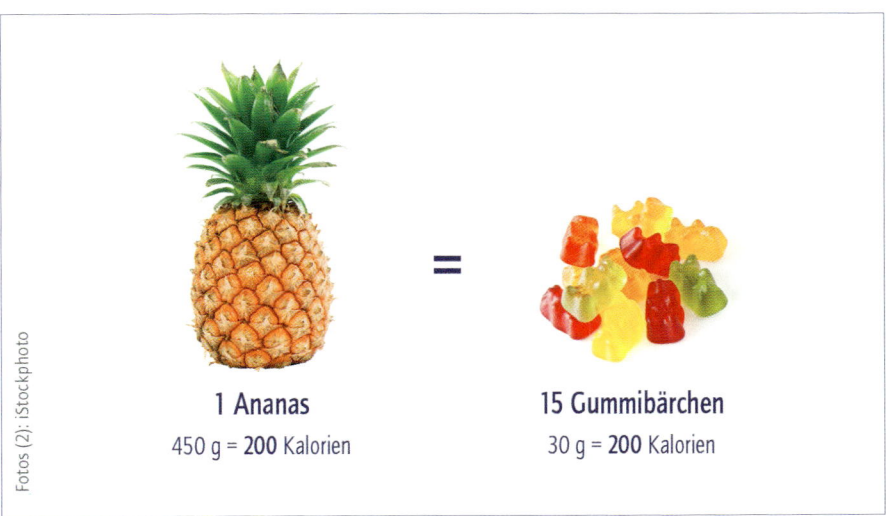

Fotos (2): iStockphoto

1 Ananas
450 g = **200** Kalorien

=

15 Gummibärchen
30 g = **200** Kalorien

Abb. 62

Achten Sie bitte auch darauf, dass Sie nicht zu viele Weißmehlprodukte (weiße Nudeln, weiße Brötchen, weißer Reis) verzehren, da diese zu einer vermehrten Übersäuerung führen (s. Abb. 64) und immer wieder Heißhungerattacken hervorrufen können.

Wie lassen sich Heißhungerattacken vermeiden?

Zufuhr von Vollkornprodukten

Beispiel: Wirkung eines weißen Brötchens

- Vermehrte Ausschüttung von Insulin führt schon nach kurzer Zeit wieder zu erneutem Hungergefühl.

Beispiel: Wirkung eines Vollkornbrötchens

- Geringe Ausschüttung von Insulin.
- Blutzuckerkonzentration bleibt relativ konstant.
- Sättigungsphase über mehrere Stunden.

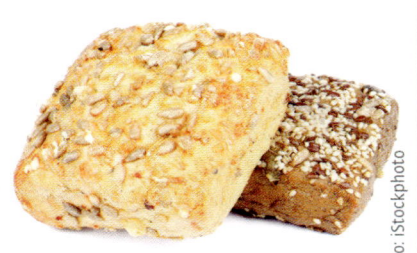

Foto: iStockphoto

Abb. 63

Wer von Ihnen kann sich wirklich im Arbeitsalltag nach den Prinzipien des Fünf-Mahlzeiten-Modells ernähren? Von den 4.150 Führungskräften hat kaum einer diese Prinzipien einhalten können (s. Abb. 64).

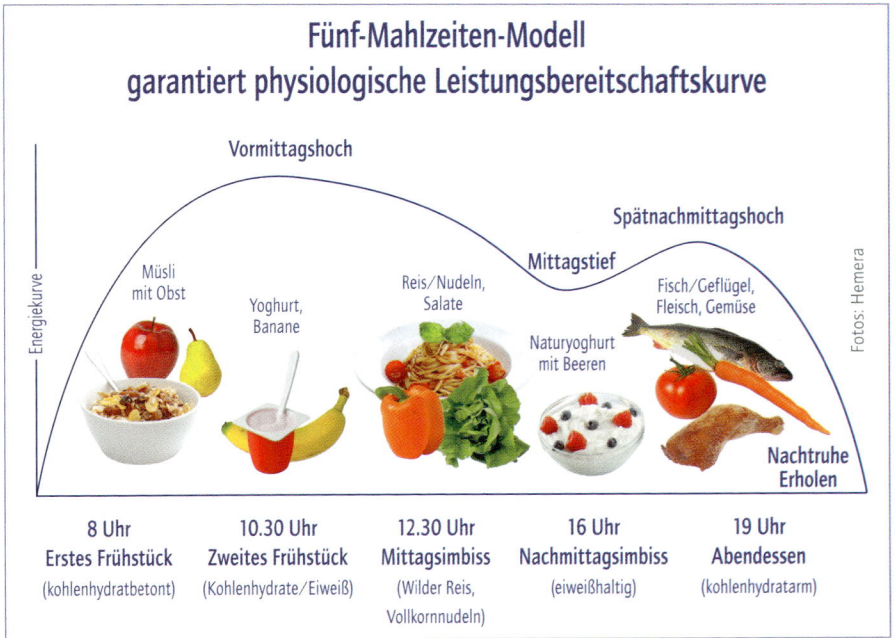

Fünf-Mahlzeiten-Modell
garantiert physiologische Leistungsbereitschaftskurve

Vormittagshoch

Spätnachmittagshoch

Mittagstief

Energiekurve

Müsli mit Obst

Yoghurt, Banane

Reis/Nudeln, Salate

Naturyoghurt mit Beeren

Fisch/Geflügel, Fleisch, Gemüse

Fotos: Hemera

Nachtruhe Erholen

8 Uhr	10.30 Uhr	12.30 Uhr	16 Uhr	19 Uhr
Erstes Frühstück	**Zweites Frühstück**	**Mittagsimbiss**	**Nachmittagsimbiss**	**Abendessen**
(kohlenhydratbetont)	(Kohlenhydrate/Eiweiß)	(Wilder Reis, Vollkornnudeln)	(eiweißhaltig)	(kohlenhydratarm)

Abb. 64

Die tägliche Arbeitshektik lässt häufig keine regelmäßige, bewusste Ernährung zu. Wichtig ist aber vor allem, dass eine eiweißbetonte Ernährung in den Abendstunden nicht gut schlummern lässt, da diese das vegetative Nervensystem in Richtung Sympathikotonie vermehrt aktiviert. Die folgenden Hinweise sind einfach umzusetzen.

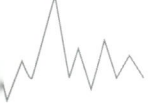

Täglicher Speiseplan

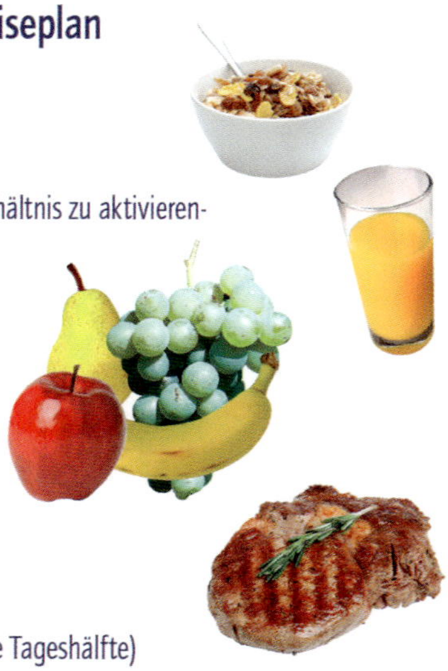

Morgens

Ziel: Startenergie, allgemeine Aktivierung
Hohlenhydratbetontes Frühstück im ausgewogenen Verhältnis zu aktivieren-
dem Eiweiß (Phenylalanin, Tyrosin)

Zweites Frühstück

Ziel: Durchhaltevermögen
Kohlenhydrat-Protein-Snack

Mittags

Ziel: Beugt Mittagstief und Schläfrigkeit vor
(schafft Stabilität des Leistungsvermögens für die zweite Tageshälfte)
leichte, eiweißbetonte und proteinhochwertige Speisen mit hoher Nährstoffdichte, Fett nur mit Augenmaß

Fotos: Hemera

Abb. 65

Optimale Mahlzeiten sind daher . . .

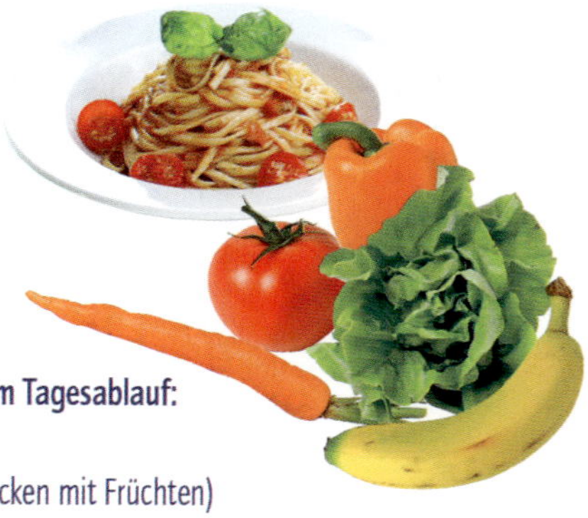

- z. B. Nudeln mit Gemüse

- Reis-Gemüse-Pfanne

- Haferflocken mit Bananen

Mögliche Nahrungsmittelkombinationen in einem Tagesablauf:

- Kohlenhydratreiches Frühstück (z. B. Haferflocken mit Früchten)

- Mittags eine kleine Portion Wilder Reis mit Gemüse (auf Vollkornprodukte achten)

- Nachmittags Naturjoghirt mit Früchten z. B. Heidelbeeren

- Abends z. B. Geflügel mit Gemüse (keine Kohlenhydrate)

Fotos: Hemera

Abb. 66

ÜBERPRÜFEN SIE IHREN SÄURE-BASEN-HAUSHALT

Ein optimaler Säure-Basen-Haushalt ist eine wichtige Voraussetzung für die Aufnahme der Mikronährstoffe. Dieser Säure-Basen-Haushalt lässt sich ganz einfach über einen Test erfassen. Mithilfe von pH-Wert-Streifen können Sie Ihr eigenes Profil erfassen. In jeder Apotheke erhalten Sie diese Teststreifen mit einer farblichen Einteilung.

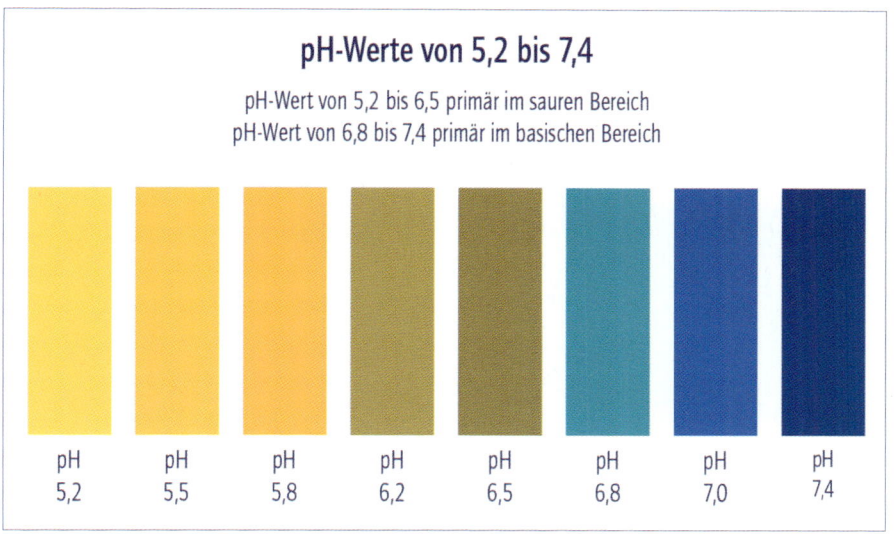

Abb. 67

In unserem Institut erhalten die Führungskräfte und Sportler für die Messwertung einen dreitägigen Protokollbogen. Die Messung der pH-Werte sollte morgens nüchtern, mittags und abends vor dem Essen erfolgen. Die richtige Durchführung: Den Teststreifen 1 s in den Mittelstrahl des Urins halten und anhand der Farbskala das Ergebnis in das Protokoll eintragen. Außerdem protokollieren Sie Ihr persönliches Empfinden analog dem Testbogen. Einen Download-Code für das PDF des Protokollbogens finden Sie auf S. 218. Damit können Sie Ihre jeweiligen Werte eintragen. (s. Abb. 68). Wir empfehlen, nur an Wochentagen dieses Protokoll durchzuführen, da sich erfahrungsgemäß am Wochenende das Ernährungsverhalten immer ein wenig ändert.

Name/Vorname: _____

	1. Tag	2. Tag	3. Tag
Morgens vor dem Frühstück			
Verfassung			
Befindlichkeit			
Mittags vor dem Essen			
Verfassung			
Befindlichkeit			
Abends vor dem Essen			
Verfassung			
Befindlichkeit			

**pH-Wert-Skala von hellgelb bis dunkelblau
(bitte tragen Sie den Wert der Farbe ein):**

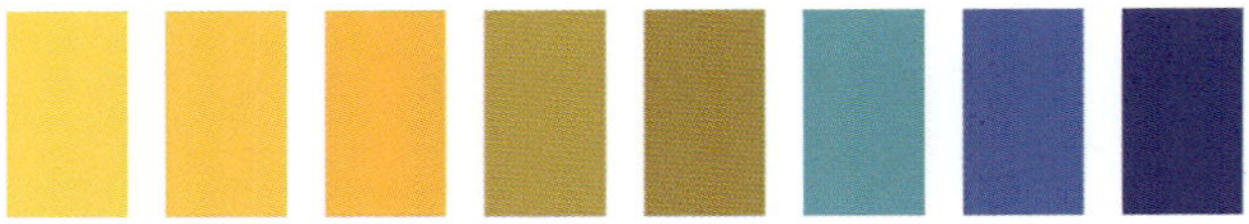

pH 5,2	pH 5,5	pH 5,8	pH 6,2	pH 6,5	pH 6,8	pH 7,0	pH 7,4

Verfassung (bitte tragen Sie die jeweilige Nummer ein):

Müdigkeit	1
Innere Unruhe	2
Gelassenheit	3
Vielseitige Beschwerden (z. B. Kopf-, Rückenschmerzen)	4
Muskulöse Verspannungen	5
Sportlich aktiv	6

Befinden (bitte tragen Sie einen Begriff ein):

z. B. gut, schlecht geschlafen, ausgeglichen, gestresst usw.

Abb. 68

Liegen die pH-Werte bei den dreitägigen Säure-Basen-Profilen < 6,5, dann wäre die gezielte Zufuhr eines Basenpulvers sinnvoll. Reduzieren Sie gegebenenfalls die Zufuhr von Süßigkeiten und Weißmehlprodukten, da diese zu einer ernährungsbedingten Übersäuerung führen können. Führen Sie in regelmäßigen Abständen Protokollmessungen durch. Eine zunehmende Übersäuerung erhöht nachweislich auch das Verletzungsrisiko von den beanspruchten Bindegewebsstrukturen bei Sportlern.

TIPPS UND HINWEISE FÜR SPORTLER

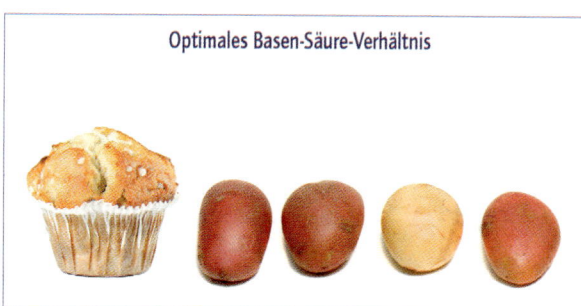

Optimales Basen-Säure-Verhältnis

Abb. 69

Säuren und Basen in unserer Nahrung

Das Verhältnis 1:4 entspricht ungefähr dem Verhältnis von Säuren und Basen, wie es auch natürlicherweise im Körper besteht. Um dieses Verhältnis zu erreichen, müssen wir eigentlich nur wissen, was Basen- und was Säurebildner sind. Viele Säureerzeuger lassen sich problemlos durch gesündere Lebensmittel ersetzen. So können Sie z. B. statt poliertem Reis den wesentlich schmackhafteren, ungeschälten Reis verwenden.

Wichtiger Hinweis

Für Leistungssportler: Weiße Nudeln und weißer Reis sind Lieblingsgerichte. An den Trainingstagen versuchen Sie, primär Vollkornnudeln und/oder wilden Reis zu essen, da dieser nicht noch zusätzlich übersäuert. An Wettkampftagen allerdings bitte keine Vollkornnudeln (Reis) essen, da die Verweildauer im Magen-Darm-Trakt zu lang ist.

Achten Sie bitte auf die regelmäßige Zufuhr von insulinunabhängigem Zucker wie Galaktose und Ribose (jeweils 1 Teelöffel vor und nach sportlicher Belastung, siehe auch Kap. 6.2 „Stress durch Zucker").

Grundsätzlich werden vier Gruppen von Nahrungsmitteln hinsichtlich ihres Einflusses auf unser Säure-Basen-Gleichgewicht unterschieden:

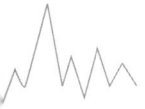

Basenliefernde Nahrungsmittel

Dazu zählen vor allem:

- Kartoffeln,
- Gemüse,
- Gewürzkräuter, wie Petersilie, Schnittlauch, Majoran, Thymian, Paprika, Dill, Oregano,
- Obst,
- rohe Milch,
- stille Mineralwässer.

Neutrale Nahrungsmittel

Sie erhalten das Gleichgewicht zwischen Säuren und Basen. Dazu zählen:

- Butter,
- Walnüsse,
- naturbelassene Pflanzenöle,
- Leitungswasser.

Säureerzeuger

Das sind Nahrungsmittel, die selbst keine Säuren enthalten, sie aber bei der Verarbeitung im Stoffwechsel entstehen lassen:

- Zucker,
- zuckerhaltige Süßigkeiten (Marzipan, Schokolade, Kuchen, Eiskrem),
- alle geschälten oder polierten Getreide und ihre Produkte, also Graubrot,
- zuckerhaltige Limonaden, Weißmehlprodukte (Brötchen, Weißbrot, Toastbrot, Nudeln, Spätzle, polierter Reis),
- Bohnenkaffee,
- alkohohlhaltige Getränke.

Säurelieferanten

Das sind eiweißhaltige Nahrungsmittel, die einen Überschuss an sauren Mineralstoffen (Schwefel, Phosphor, Jod, Chlor etc.) mit sich bringen. Teilweise werden durch ihren Genuss bei der Verstoffwechslung auch noch zusätzlich Säuren erzeugt. Auf diese Weise sorgt übermäßiger Fleischkonsum für einen doppelten Basenverlust. Dazu gehören:

- Fleisch und Innereien (Leber, Herz, Nieren, Hirn),
- Geflügel (Huhn, Ente, Gans, Pute),
- Wild (Hase, Reh, Hirsch, Wildschwein),
- Eier (nur Dotter ist basisch),
- Käse, Quark,
- Fleischbrühe.

DER FLÜSSIGKEITSHAUSHALT – OPTIMAL – INTELLIGENT – EFFEKTIV

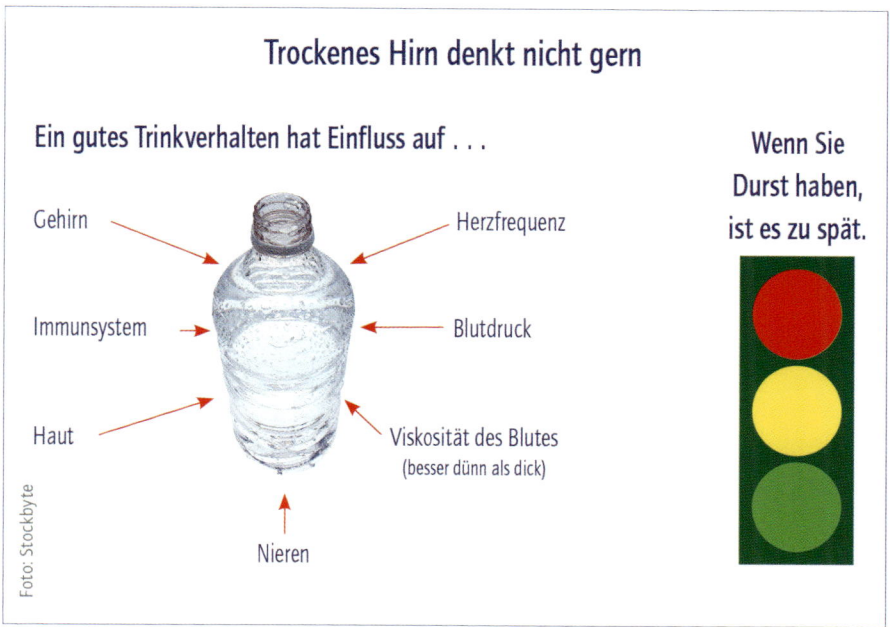

Abb. 70

Effektives Trinken durch basische Getränke

Mineralwasser: Natriumgehalt > 350 mg, aber kleiner als 1.000 mg

Je größer die Bikarbonatkonzentration des Mineralwassers
(Hydrogenkarbonat) – desto besser kann Übersäuerung
ans Blut abgegeben werden.

Bikarbonatkonzentration: Mindestens > 500 mg
Optimal > 1.500 mg als stilles Wasser ohne Kohlensäure

Natriumreiches Trinken im Sport

- Schnelle Kohlenhydrataufnahme

- Schnelle Wasseraufnahme

- Geringe Urinausscheidung

Abb. 71

Schnellere Erholung durch intelligentes Trinken und Essen nach dem Sport

Schnellere Regeneration erfolgt durch gezielte Wiederauffüllung der beanspruchten Glykogenspeicher in der Leber und Muskulatur in den ersten zwei Stunden nach Belastung.

1. Phase direkt nach dem Wettkampf oder dem Training.
Regenerationsgetränk: Recovery Drink

- Kombination Galactose/Ribose (1 Teelöffel vor und nach dem Training)

- Bitte nicht mehr als 500 ml auf einmal trinken – sonst schlechtere Aufnahme

- Kohlenhydratanteil 35-70 g pro l (ca. 3-7 %)
  alle Getränke über 8 % blockieren die Magenentleerungsgeschwindigkeit z. B. Cola mit 11 %

- Natriumgehalt über 350 mg/pro l
  (1 Brausetablette Kalinor aus der Apotheke 750 mg)

- Ergänzen oder mischen mit einem guten stillen Mineralwasser

- Eiweißgehalt von ca. 20-25 g pro l

Abb. 72

Wichtige Tipps zum Trinken

- Wenn durstig, schon viel zu spät.

- Trinkverhalten langsam steigern – damit Magen-Darm-Rezeptoren sich an vermehrte Flüssigkeit gewöhnen können.

- Flüssigkeitsmengen von > 500 ml können nicht mehr vom Magen-Darm-Trakt aufgenommen werden.

- Beachten Sie die Qualität des Mineralwassers, wie beschrieben.

- Magnesiumgabe während der sportlichen Belastung nicht sinnvoll, da Magen-Darm-Trakt zu stark belastet und dies zu Unverträglichkeit führen kann.

Abb. 73

Ernährungsverhalten an einem Trainingstag

Fitmacherfrühstück (kohlenhydratreich)

- 5 EL Kölln Flocken (Haferflocken, Vollkornmüsli)

- 3 EL Weizenkeime, 1 Banane in Scheiben geschnitten, mit Joghurt und/oder auch mit Vanillegeschmack (wenn gewünscht) dazu 1 Glas frisch gepressten Orangensaft
- Vor dem Training 1 Teelöffel Galactose/Ribose

1. Training:

Während des Trainings ca. 500 ml trinken (Sportgetränk mischen mit einem qualitativ guten Mineralwasser, wie beschrieben) (optimaler Natrium-Hydrogenkarbonat-Anteil).

Direkt nach dem Training:

- Nach dem Training 1 Teelöffel Galactose/Ribose 2-3 gehäufte Esslöffel AM-Formel-Mischung, z. B. in 200 ml Saft umrühren und trinken (füllt die Aminosäurenpools und stabilisiert das Bindegewebe).

Abb. 74

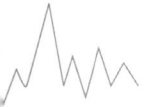

Mittags

Aus der beigefügten Tabelle des Carboloadings (günstige Nahrungsmittelkombinationen)

Optimale und schnelle Erholung mit Kohlenhydraten, Kalium, Chrom
und hochwertiger Eiweißkombination

Beispiel:

- 3-4 Kartoffeln
- 125 g Kräuterquark, Kräuter der Saison, Salz und Pfeffer
- Salat der Saison mit frischen Champignons
- 1-2 Eier
- Nachspeise: eine halbe frische Ananas oder einen kleinen Obstsalat (Kiwis, Bananen usw.)

Nachmittags

Zwischendurch, hochwertige Müsliriegel, Stück Obstkuchen usw.

Abb. 75

Abends

Carboloading aus der Pfanne (Nudeln oder Reis-Gemüse-Gericht)
Einfaches Gericht für zu Hause

Optimale und schnelle Erholung mit Kohlenhydraten, Kalium, Chrom
und hochwertiger Eiweißkombination.
Vollkornnudeln oder wilder Reis enthält viel Kieselsäure –
Stabilisierung der Sehnen und Bänder.

- 150 g Wildreis oder Vollkornnudeln 15 min kochen

- Anschließend ca. 150 g Tiefkühlgemüse in eine Pfanne
mit einem Esslöffel Öl geben
und den Wildreis oder die Vollkornnudeln
ca. 6-8 min in der Pfanne umrühren.

Abb. 76

Kleine Tipps

- 1-2 h vor Belastung: z. B. Weißbrot mit viel Honig, Marmelade, ohne Butter.

- Zusätzlich, mildes, reifes, basenfreundliches Obst:
  gut geeignet sind Melonen, Mangos oder Birnen –
  kein unreifes Obst – da lange Verweildauer im Magen.

- Kein Wettkampf/Training ohne Frühstück – lieber rechtzeitig aufstehen.

- Trainieren Sie effektiveres Trinken – nur dann können Sie dies im Wettkampf
  umsetzen.

- Tägliche Zufuhr von Orangen, Kiwis, Grapefruits hält Ihr Bindegewebe jung.

- Vermeiden Sie viel Süßes, Weißmehlprodukte (weiße Nudeln, weißer Reis),
  viel Fleisch und Wurstwaren, denn diese übersäuern Ihren Stoffwechsel
  und blockieren die Aufnahme wichtiger Mikrovitalstoffe.

- Die ersten 2 h nach der Belastung bestimmen Ihre Regenerationszeit
  (optimales Verhalten insbesondere in Bezug
  auf Ernährung ist der Garant für Erfolg).

Abb. 77

OPTIMALE KOHLENHYDRATSTRATEGIE – SUPERCARBOLOADING

Effektives modernes Supercarboloading beinhaltet Lebensmittelkombinationen, die reich an Kohlenhydraten, Kalium und Chrom sind und gleichzeitig Eiweiß liefern. Diese Lebensmittelkombinationen sind besonders in den letzten Tagen vor dem Wettkampf und direkt nach Training und Wettkampf empfehlenswert. Viele weitere interessante Details können Sie in dem sehr praxisorientierten Buch von Feil und Wessinghage (2008) (s. Literaturverzeichnis, S. 204) nachlesen.

Der Hauptteil der Energie in den Supercarboloading-Menüs sollte immer über die Kohlenhydrate aufgenommen werden. Der Kohlenhydratanteil soll immer eine dominante Rolle bei der Zusammenstellung dieser Menüs darstellen. Außerdem sind komplexe Kohlenhydrate häufig auf Vollkornbasis zu wählen. Lediglich an Wettkampftagen sind weiße Nudeln, Reis etc. ratsam, da die Vollkornprodukte eine zu lange Verweildauer durch die entsprechenden Ballaststoffe aufweisen (s. Abb. 78).

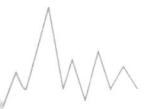

Anmerkung:

Stellen Sie sich aus dem beigefügten Schema
eine persönliche Nahrungsmittelkombination zusammen.

Supercarboloading:

- Dominanz der Kohlenhydratspender wichtig

- Kohlenhydratspender auf Vollkornbasis: Vollkornnudeln, Vollkornreis, Vollkornbrot

- Bitte am Wettkampftag keine Vollkornnudeln/-reis usw. (weiße Nudeln usw.,
  da besser vom Magen-Darm-Trakt verdaubar)

- Bioanbau: Nutzung der Katoffelschale – optimal für Bindegewebsaufbau

Abb. 78

Ohne Kohlenhydrate läuft nichts!

Lebensmittelkombinationen, die Kohlenhydrate, Kalium, Chrom enthalten,
und gleichzeitig Eiweiß liefern.

Supercarboloading

Kohlenhydratreiche Lebensmittel	Kaliumreiche Lebensmittel	Chromreiche Lebensmittel	Eiweißreiche Lebensmittel
Nudeln	Tomatensuppe	Pilze	Käse, fettarm
Reis	Gemüse	Pilzsauce	Erbsen, Putenfleisch
Brot	Tomaten, Paprika	Edamer Käse	
Kartoffeln	Quark		Quark, Ei
Müsli	Früchte	Vollkornflocken, Nüsse	Milch, Joghurt, fettarm

Abb. 79: aus Feil/Wessinghage „Ernährung und Training"

5.3 ENTSPANNT DAS LEBEN GENIESSEN

GELASSEN GEHT ALLES VIEL BESSER

„In der Ruhe liegt die Kraft" – na klar, aber woher die Ruhe nehmen, wenn es mal wieder drunter und drüber geht? Auch die Psyche will gepflegt werden, damit einem die Alltagsbelastungen nicht über den Kopf wachsen.

Aktive Strategien zum Stressabbau

Eigentlich klagt jeder über Stress – und meint damit, dass er ziemlich viel um die Ohren hat. Im Beruf gehört es geradezu zum guten Ton, gestresst zu sein als Markenzeichen der engagierten, dynamischen Führungskraft.

Unsere Ergebnisse bei 4.150 Führungskräften zeigen (s. Abb. 7, S. 18), dass 70 % nach der Arbeit nicht abschalten konnten und sich stark ausgelastet fühlten. Nachweislich kann jeder Einzelne seine Leistungsfähigkeit und die damit verbundene Kreativität durch das Erfolgskonzept „Energie auf Rezept" deutlich verbessern. Der Status quo des gesamten Energiestoffwechsels und die positive Veränderung durch individualisierte Mikronährstoffrezepturen haben wir schon auf den Seiten 22 und 23. dargestellt. Dies gilt natürlich auch für die Leistungs- und Spitzensportler, die permanent mentale und physische Grenzbelastungen durchlaufen müssen.

Die Seele und der Körper leiden

Aber wir können langfristig nicht immer mehr „Energie" zuführen, auch wenn diese wirklich fehlt, aber gleichzeitig unverantwortlich mit unseren vorhandenen Ressourcen umgehen. Aus diesem Grund sind auch Strategien zum Stressabbau eine sehr sinnvolle Ergänzung. Gelassen in sich ruhen – das kann man lernen. Die dramatische Entwicklung in den letzten Jahren in Richtung zunehmender Erschöpfungssyndrome bei Führungskräften, Leistungs- und Spitzensportlern zeigt dringenden Handlungsbedarf. Sie sollten aber unbedingt auch die vielfältigen Entspannungsmethoden nutzen und erkennen, welche zu Ihnen passt, um sich anschließend seelisch gestärkt an die Herausforderungen zu wagen.

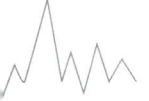

Sehr selten kann man sich aus einer Stresssituation spontan in ländliche Idylle oder schlicht ins heimatliche Bett zurückziehen. Entspannungstechniken sind ein Mittel, sich auch mitten in großer Anspannung auszuklinken und einen ruhigen Ort in sich selbst zu finden.

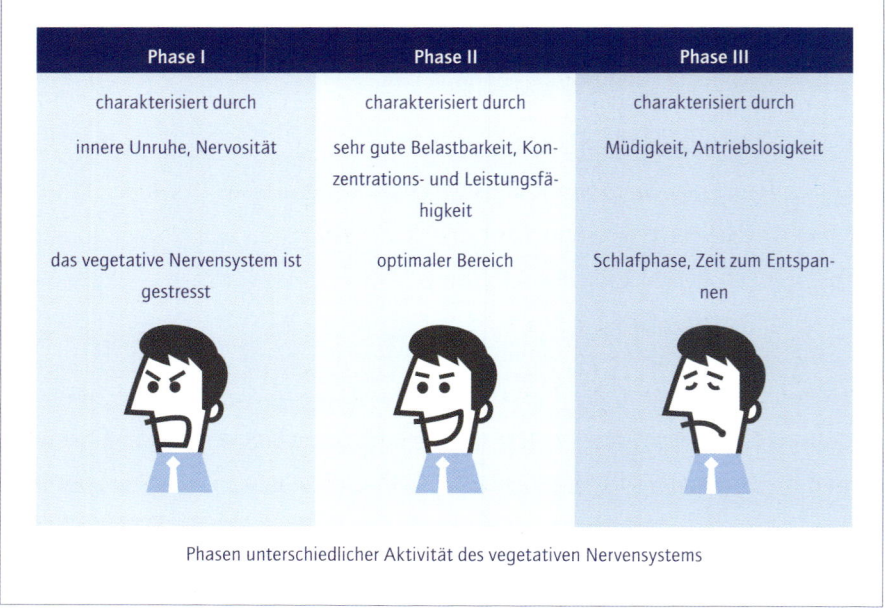

Phase I	Phase II	Phase III
charakterisiert durch	charakterisiert durch	charakterisiert durch
innere Unruhe, Nervosität	sehr gute Belastbarkeit, Konzentrations- und Leistungsfähigkeit	Müdigkeit, Antriebslosigkeit
das vegetative Nervensystem ist gestresst	optimaler Bereich	Schlafphase, Zeit zum Entspannen

Phasen unterschiedlicher Aktivität des vegetativen Nervensystems

Abb. 80: innere Unruhe, aggressiv – gut gelaunt, kreativ – schläfrig, mental ausgepowert

DIE VERSCHIEDENEN METHODEN

Es gibt eine Vielzahl von Entspannungsmethoden, aus denen Sie wählen können. Einige Techniken haben sich in der Praxis besonders bewährt, da sie einfach zu erlernen sind und man sie ohne große Vorbereitung dann einsetzen kann, wenn man sie akut braucht: in einer Stresssituation nämlich oder zur kurzen Kräfteauffrischung zwischendurch.

Außerdem ist für Ihre Wahl entscheidend, was für ein Typ Sie sind. Manche Menschen können am besten über die Kraft ihrer Gedanken entspannen, andere über bewusste Sinneswahrnehmungen und wieder andere durch gezielte körperliche Übungen. Finden Sie selbst heraus, womit Sie am leichtesten zur inneren Harmonie kommen! Alle Techniken haben allerdings eines gemeinsam: Dass Sie einige Zeit üben müssen, damit Sie sie auch wirkungsvoll einsetzen können.

Autogenes Training

Nichts für Ungeduldige, das autogene Training, denn es dauert einige Wochen, bis man die Übungen wirkungsvoll einsetzen kann. Es kann aber sehr tief und umfassend über die eigentliche Übungszeit hinaus wirken und viele psychisch-vegetative Störungen, wie z. B. Schlaflosigkeit, beeinflussen. Dieser Klassiker der Entspannungsmethoden ist für viele Menschen ein wirksames Mittel gegen Abgespanntheit, innere Unruhe, Konzentrations- oder Schlafprobleme. Durch gedankliche Konzentration auf bestimmte Körperregionen lassen sich autosuggestiv Muskelanspannung, Atmung, Durchblutung und Herzaktivität beeinflussen. Großer Vorteil: Es lässt sich überall und in jeder Situation anwenden – wenn man es beherrscht.

An sich braucht man nicht mehr, als eine entspannte Sitz- oder Liegehaltung anzunehmen und gedanklich einige bewährte Suggestionsformeln („Mein rechter Arm ist ganz schwer, warm" etc.) in einem bestimmten Rhythmus zu wiederholen. Die Technik lässt sich also theoretisch nach einem Anleitungsbuch erlernen. In der Praxis bedarf es jedoch meist längerer Übung, bevor die Autosuggestion wirklich gelingt. Auch ein erfahrener Lehrer ist anfangs von großem Vorteil, um durch die an sich einfachen Übungen zu führen, wenn man sich für diese Methode entscheidet.

Die progressive Muskelentspannung

Dieses raffinierte Entspannungskonzept wurde von dem Physiologen Edmund Jacobson an der Harvard University entwickelt. Nacheinander werden im Liegen oder Sitzen einzelne Muskelpartien von den Zehenspitzen bis zur Stirn jeweils 5-10 s lang kräftig angespannt und dann für 20-30 s wieder gelockert. Die Methode erhöht die Sensibilität für muskuläre Verspannungen und trainiert die Fähigkeit, diese bewusst zu lösen.

Nach längerem Üben erreicht man damit einen tiefen physischen und psychischen Entspannungszustand. Der „Trick" dabei: Nach jeder Anspannung kommt es in der anschließenden Entspannungsphase zu einem geringeren Muskeltonus, die Atmung vertieft sich und wird langsamer, die Blutgefäße erweitern sich, Herzfrequenz und Blutdruck sinken.

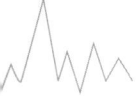

Die progressive Muskelentspannung ist leicht zu erlernen und gut allein durchzuführen. Es ist aber am Anfang sehr hilfreich, wenn eine andere Person Anweisungen gibt, welche Muskeln in welcher Reihenfolge dran sind und wie lange der Spannungs- bzw. Entspannungszustand gehalten werden soll. Es gibt im Handel ausgezeichnete CDs, mit deren Hilfe Sie so lange üben können, bis Sie Ihr Programm intus und ein Zeitgefühl für die Dauer der einzelnen Übungen bekommen haben.

Meditation

Meditation klingt für viele ziemlich hochtrabend und nach fernöstlicher Guruweisheit. Meditation bedeutet aber nichts anderes als innere geistige Sammlung, die in vielen verschiedenen Formen stattfinden kann. Sie ist nicht nur ein bewährtes Entspannungsverfahren, sondern kann auch Kreativität, Konzentrationsfähigkeit, Gedächtnis und geistige Beweglichkeit fördern oder z. B. gegen Schlafprobleme, Angstzustände, Kopfschmerzen oder zunehmende depressive Verstimmungen helfen.

Beim Meditieren geht es darum, die Gedankenflut im Inneren in eine Zeit der Ruhe zu bringen, Probleme und Anforderungen des Tages auszublenden und die alltägliche Bewusstseinsebene langsam zu überschreiten. Das Ziel ist ein völlig entspannter, dabei aber geistig hellwacher Zustand. Werden Sie nicht ungeduldig, wenn es nicht auf Anhieb gleich klappt, die innere Sammlung ist für viele von uns zunächst ein sehr ungewohnter Zustand.

Konzentration auf den Atem

Dies kann der Einstieg in die Meditation sein oder auch die Meditationsform selbst darstellen. Das bewusste „Hinhören" auf den eigenen Atem ist ein ausgezeichnetes Mittel, geistig zur Ruhe zu kommen. Schließen Sie die Augen und konzentrieren Sie sich auf den Rhythmus und das Gefühl Ihres Atmens, ohne dabei die Atmung zu forcieren. Atmen Sie einfach langsam und gleichmäßig und beobachten Sie dabei, wie die Atemluft in Ihnen fließt. Konzentrieren Sie sich ganz auf diesen Vorgang und lassen Sie sich nicht durch abschweifende Gedanken irritieren. Gut möglich, dass Ihnen jetzt gerade einfällt, was Sie noch Wichtiges erledigen müssen –, kämpfen Sie nicht gegen die Ablenkungen, aber verfolgen Sie den Gedanken auch nicht weiter.

Der Atem steht in enger Verbindung zu unserer seelischen Verfassung: Bei Aufregung oder Schreck atmen wir unwillkürlich schneller, oder es stockt uns der Atem. Durch bewusst ruhiges Atmen kommen wir innerlich wieder zur Ruhe und finden seelische Gelassenheit.

Visualisieren und Fantasiereisen

Diese Meditationsformen können Sie ganz unabhängig von Ort und Zeitpunkt ausführen. Versuchen Sie zunächst, sich innerlich von gerade anstehenden Problemen und bedrängenden Gedanken zu lösen und durch ruhiges Atmen die Entspannung einzuleiten. Setzen Sie Ihre Fantasie ein und stellen Sie sich eine angenehme Situation vor. Das kann die Erinnerung an ein schönes Erlebnis sein, aber auch das reinste „Luftschloss"– hier dürfen Sie sich einmal hemmungslosem Wunschdenken hingegeben!

Wichtig ist nur, dass Sie sich ganz intensiv in die Situation hineinversetzen und sich jedes Detail ausmalen und genießen. Setzen Sie dabei alle Ihre Sinne ein. Bei einem Traumspaziergang über eine blühende Wiese im Sommer achten Sie z. B. genau auf die vielen verschiedenen Blütenfarben und -formen, Sie nehmen die summenden Insekten und zwitschernden Vögel wahr, genießen den Duft des Grases und das herrliche Gefühl, wenn eine sanfte Sommerbrise über Ihre Haut streicht.

Sie können Ihre Wunschvorstellung auf eine Momentaufnahme beschränken oder zu einer ganzen Reise ausweiten. Wichtig ist nur, dass die Intensität Ihrer Vorstellungskraft Sie ganz aus dem Hier und Jetzt entführt in einen zufriedenen, entspannten Zustand von völligem körperlichen und seelischen Wohlbefinden. Holen Sie sich gegebenenfalls Hilfe von Experten.

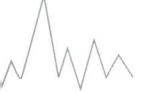

Anspannung abschütteln

Ein paar Atemübungen zwischendurch erfrischen wie ein kurzer Schlummer und können zur Not sogar in einer Besprechungspause auf der Toilette durchgeführt werden. Besser ist es natürlich, wenn Sie sich dazu ins Freie an die frische Luft begeben. Folgende Ausatemübung hilft in akuten Stresssituationen, innere Anspannung zu lösen und körperlich wieder locker zu werden.

- Stellen Sie sich aufrecht mit leicht gespreizten Füßen hin und atmen Sie durch die Nase tief ein, zählen Sie dabei bis 5.

- Blasen Sie mit einem kräftigen Atemstoß durch den Mund die Luft wieder aus den Lungen, dabei lassen Sie Arme, Schultern und Oberkörper nach vorn fallen und gehen leicht in die Knie.

- Während Sie wieder einatmen, zählen Sie bis 10. Strecken Sie dabei die Knie und richten Oberkörper und Nacken langsam Wirbel für Wirbel wieder auf. Ganz zum Schluss heben Sie den Kopf.

- Wenn Sie wieder aufgerichtet sind, atmen Sie kurz aus und beginnen dann von Neuem. Etwa 3-4 x wiederholen.

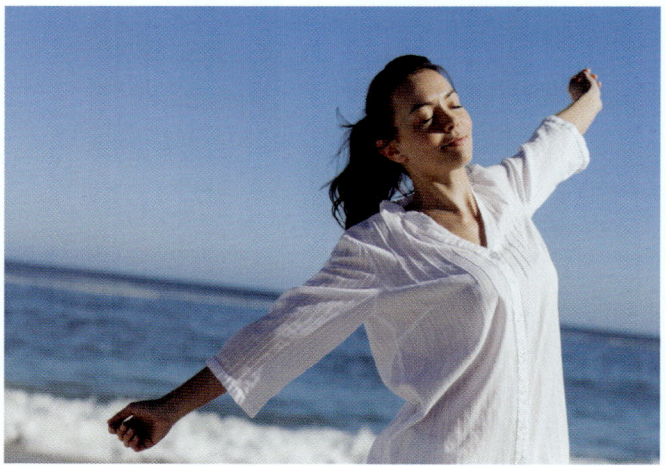

Abb. 82

5.4 GESUNDER UND TIEFER SCHLAF

SCHLAFEN WIE EIN MURMELTIER

Davon können Sie nur träumen? Das teilen Sie mit vielen – mehr als drei Millionen Deutsche leiden dauerhaft unter Schlafstörungen. Das hat Folgen für die Konzentrations- und Leistungsfähigkeit, von mieser Laune nach gestörter Nachtruhe ganz zu schweigen. Die intensive nächtliche Ruhepause ist ein Elixier für körperliche und geistige Gesundheit, für Fitness und Gedächtnisleistung. Unsere Untersuchungen zeigen: 70 % von 10.270 Unternehmern, Führungskräften und leitenden Angestellten und 52 % aller Leistungs- und Spitzensportler haben große Probleme mit dem Schlafen. Die gezielte Gabe von Magnesium und L-Tryptophan (s. S. 82/83) in einer Dosierung nach den Ergebnissen der Blutanalyse hat zu einer deutlich verbesserten Schlafqualität geführt. Wie wichtig der Schlaf für Sie ist und welche Auswirkung dieser z. B. auf das Immunsystem hat, erfahren Sie jetzt.

DER HÜTER DES IMMUNSYSTEMS

Wissenschaftler sind sich einig, dass ausreichender Schlaf das Immunsystem stärkt und besser regenerieren lässt. Besonders viel passiert dabei in den traumlosen Tiefschlafphasen: Zahlreiche Hormone werden produziert, um verbrauchte Vorräte aufzufüllen, das Wachstumshormon Serotonin hilft, defekte Zellen zu reparieren, und das Immunsystem bildet neue Abwehrmoleküle gegen Krankheitserreger. Das Gehirn und die Nerven erholen sich von den vielen Reizen und Impulsen, die den ganzen Tag auf sie eingeströmt sind. Neue Studien zeigen, wie unzureichender Schlaf die immunologische Gedächtnisleistung beeinträchtigt, also die Fähigkeit des Immunsystems, einen Krankheitserreger zu erkennen und auszuschalten. Lübecker Forscher impften Versuchspersonen mit abgeschwächten Hepatitis-A-Erregern, um so eine Reaktion des Immunsystems zu provozieren. Geimpfte, die in der folgenden Nacht wach gehalten wurden, bildeten beträchtlich weniger Antikörper gegen den Erreger im Blut als die schlafende Kontrollgruppe. Zu diesem Ergebnis passt auch die Beobachtung, dass Menschen mit einer Infektion offenbar instinktiv länger und tiefer schlafen und so ihre Abwehr stärken.

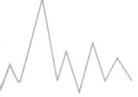

WIE VIEL SCHLAF BRAUCHT DER MENSCH?

Der durchschnittliche Deutsche geht um 23 Uhr zu Bett und schläft etwa 7 h. Das sagt nicht viel, denn die optimale Schlafdauer ist eine individuelle Größe, die von Mensch zu Mensch sehr unterschiedlich sein kann. Babys schlafen 16-18 h täglich, vom Kleinkind bis zum Jugendlichen reduziert sich die Schlafdauer langsam bis auf etwa 8-9 h, während sehr alte Menschen oft nur noch 4 h in der Nacht schlafen – dafür aber immer mal wieder tagsüber ein Nickerchen halten. Körperlich hart arbeitende oder sehr gestresste

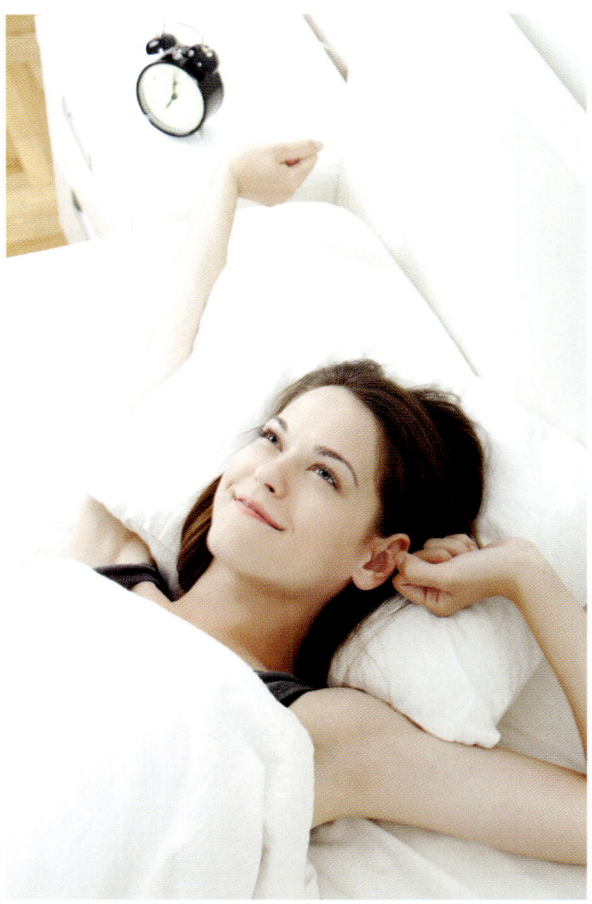

Erwachsene brauchen mehr Schlaf als ausgeruhte Urlauber. Wichtig ist also weniger, wie viele Stunden Sie geschlafen haben, als vielmehr, wie ausgeruht und frisch Sie sich anschließend fühlen. Mit den Jahren werden die Tiefschlafphasen kürzer und flacher durch die geringer werdende Melantoninproduktion. Alterstypische Schlafbeschwerden sind erschwertes Einschlafen, häufigere nächtliche Schlafunterbrechungen, frühzeitiges Erwachen und flacherer, als weniger erholsam empfundener Schlaf.

NEUE SCHLAFSYSTEME VERBESSERN DIE LEISTUNGSFÄHIGKEIT

Kernstück eines gesunden Schlafs ist natürlich das Bett. Sparen Sie hier nicht am falschen Platz. Für Leistungssportler, aber auch für Führungskräfte, die viel unterwegs sind, ist ein erholsamer Nachtschlaf die beste Regeneration. Bessere Schlafqualität reduziert u. a. die Stresshormonausschüttung (Cortisol). Dies haben unsere Analysen ergeben (weitere Details zur Cortisolmessung s. S. 149).

WACHSTUMSHORMON – DAS WICHTIGSTE HORMON DER NACHT

In der Nacht schaltet unser Körper auf einen anderen Arbeitsmodus um, dessen Ziele nun Ruhe und Erholung heißen und nicht mehr Leistung. Ein ganzes Hormonorchester ist in der Nacht damit beschäftigt, uns fit für den nächsten Tag zu machen: Das Wachstumshormon (HGH) ist das wichtigste Hormon der Nacht. Es regt die Bildung von neuen Körperzellen an, die wir auch täglich brauchen, stellt energieliefernde Substanzen bereit, wie etwa Fettsäuren aus dem Fettgewebe, und baut den „Müll" des Körpers, die Schlackenstoffe, ab.

Bei Sportlern ist gerade dieses Hormon für die Erholungsfähigkeit sehr wichtig. Beim Einschlafen beginnt die Hirnanhangdrüse, das Wachstumshormon zu produzieren. Die Produktion endet erst in der zweiten Nachthälfte, in der wir keine ausgesprochene Tiefschlafphase mehr haben. Gerade die anabole Gegenwirkung (Wiederaufbau beanspruchter Strukturproteine) nach intensiven Trainings- oder auch Wettkampfbelastungen ist ein wesentlicher Garant für eine langfristig optimale Leistungsentwicklung. Neben einer optimalen Mikronährstoffversorgung ist die Schlafqualität der entscheidende Faktor für die Regeneration.

Die Bedeutung des Cortisols als regulierendes Stresshormon

In der ersten Nachthälfte ist Cortisol kaum nachzuweisen. Um ca. 3 Uhr morgens steigt der Cortisolspiegel bis zum Morgen deutlich an, und zwar unabhängig davon, ob wir schlafen oder nicht. Dieses Hormon wird nämlich direkt von der inneren Uhr gesteuert. Auch wenn wir erst um 2 Uhr schlafen gehen, fängt der Körper ab etwa 3 Uhr an, Cortisol zu produzieren. Mit dem Einsetzen der vermehrten Cortisolproduktion wird

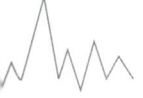

die Ausschüttung des Wachstumshormons aus der ersten Nachthälfte unterdrückt, der Blutzuckerspiegel erhöht, der Eiweißumsatz und dadurch der Stoffwechsel aktiviert. Außerdem wird das Immunsystem gehemmt, das bis dahin seine nächtlichen Höchstleistungen ungestört verrichten konnte. Eine zu starke Cortisolausschüttung ist ein Gegenspieler für einen erholsamen Schlaf.

Wer in der zweiten Nachthälfte zu wenig schläft, ob freiwillig oder unfreiwillig, erhöht seinen Cortisolspiegel noch einmal erheblich – bis dieser so stark angestiegen ist, dass der Betroffene Disstress empfindet. Umgekehrt bewirkt ein hoher Pegel, dass wir schlecht schlafen und immer wieder aufwachen. Schlechte Schlafqualität in der ersten Nachthälfte lässt den Cortisolspiegel deutlich ansteigen und an einen erholsamen Schlaf ist dann nicht mehr zu denken. Dies hat gerade für Leistungssportler, aber auch für die Führungskräfte eine grundlegende Bedeutung für das Regenerationsvermögen bzw. die Entwicklung der physischen Leistungsfähigkeit.

Wichtiger Hinweis

Optimale Qualität der Matratze oder Schlafauflage reduziert nachweislich die Ausschüttung von Cortisol. Nach unseren Erfahrungen und Stresshormonmessungen im Speichel zeigen Leistungssportler und Führungskräfte, die auf viskoelastischem Material geschlafen haben, eine deutlich verbesserte Schlafqualität. Die Leistungssportler nutzen bei auswärtigen Trainingseinheiten oder Wettkämpfen die Möglichkeit, diese flexible Bettauflage in einer Tasche mitzunehmen.

FÜR EINE ENTSPANNENDE SCHLAFUMGEBUNG SORGEN

Aus Abb. 83 können wir erkennen, dass die Leistungssportler, die auf der für die NASA in der Raumfahrt entwickelten High-Tech-Innovation von Tempur®, einer druckentlastenden Matratzenauflage, geschlafen haben, am anderen Morgen eine wesentlich geringere Cortisolausschüttung zeigen, als die Leistungssportler, die auf einer handelsüblichen Federkernmatratze geschlafen haben. Alle Leistungssportler (Ausdauersportler: Altersstruktur: 23,5 ±4,3) haben tagsüber bis zum Schlafen die gleichen Trainingsinhalte absolviert.

Auch die 25 Führungskräfte, die auf der viskoelastischen Matratze geschlafen haben, berichten subjektiv von einer deutlich verbesserten Schlafqualität im Vergleich zu den 25 Führungskräften, die auf handelsüblichen Federkernmatratzen geschlafen haben. Die Cortisolwerte zeigen dies eindeutig (s. Abb. 84, S. 152).

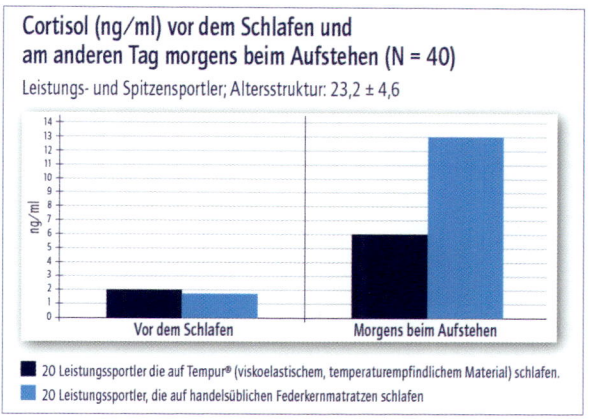

Abb. 82

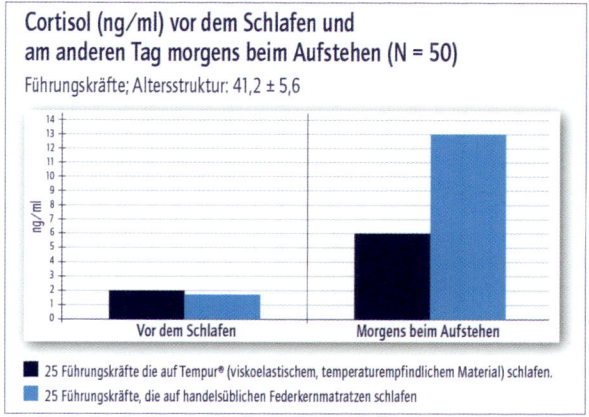

Abb. 83

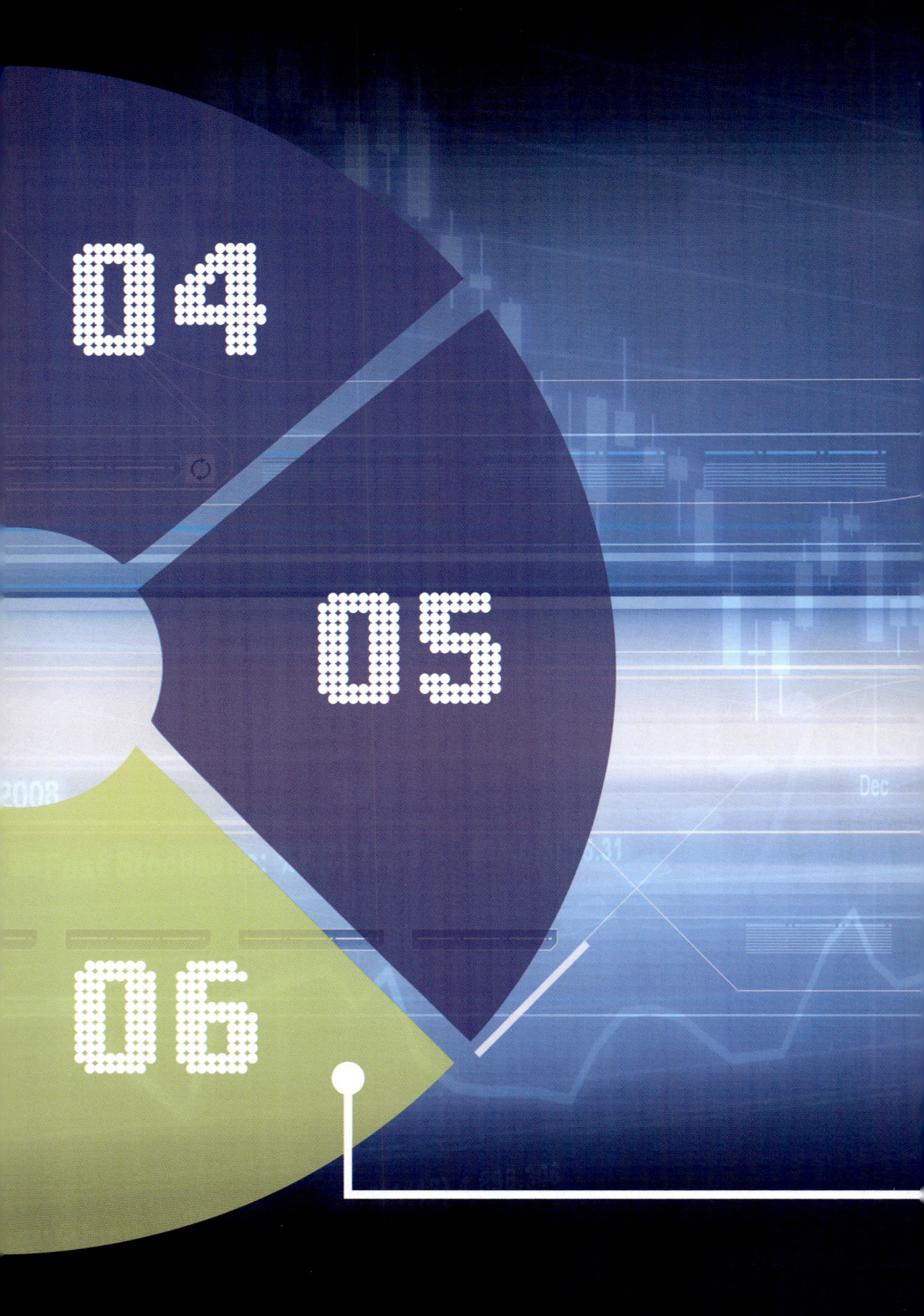

STRESSABBAU AUF BIOCHEMI-SCHER EBENE

6 STRESSABBAU AUF BIOCHEMISCHER EBENE

6.1 ALLGEMEINE ASPEKTE ZUM CORTISOL

Cortisol steuert Aktivitäts- und Stressreaktionen: Cortisol ist eines der wichtigsten Hormone überhaupt. Es hat eine ausgeprägte Tagesrhythmik. Es wird in der zweiten Nachthälfte produziert, sodass es für die Tagesaktivität und die Belastungen voll verfügbar ist. Es ist damit das wichtigste Stresshormon, das bei psychischem oder physischem Stress ausgeschüttet wird. Es wird in der Nebennierenrinde unter dem Einfluss des Gehirns (Hypothalamus) und der Hirnanhangdrüse (Hypophyse) gebildet. Es aktiviert den Stoffwechsel, fördert die Glukosebereitstellung, verändert die psychische Reaktionslage und greift massiv in das Immunsystem ein.

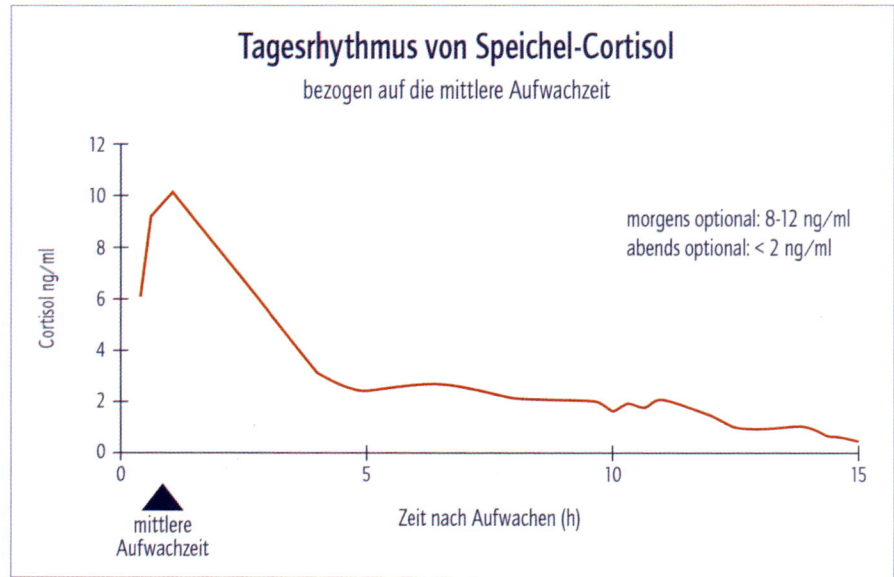

Abb. 84

Anders als Adrenalin wird Cortisol auf Vorrat gebildet, und zwar vorwiegend in der zweiten Nachthälfte, und steht morgens zwischen 7.00 und 8.00 Uhr für die Tagesaktivität und die Stressbewältigung maximal bereit. Im Laufe des Tages fällt Cortisol stark ab, besonders am Vormittag, abends sind nur noch 10 % des Morgenwerts vorhanden. Cortisol ist keinen relevanten altersspezifischen Veränderungen unterworfen.

Chronischer Cortisolüberschuss

Chronischer Cortisolüberschuss (Referenzbereich: morgens > 13 ng/ml – Indikator für Hypercortilismus) führt zu Übergewicht, Diabetes mellitus, Depressionen, Immundefekten und Hautveränderungen. Cortisolüberschuss ist Folge einer Fehlsteuerung durch den Hypothalamus und die Hirnanhangdrüse.

Cortisolmangel

Cortisolmangel (Referenzbereiche: morgens: < 5 ng/ml und tagüber < 3 ng/ml – Indikator für Hypocortilismus) führt zu Mattigkeit, Antriebsschwäche, Entzündungen sowie Störungen der Immunfunktion. Ein Mangel an Cortisol kann durch Fehlfunktionen der Nebenniere, falsche Steuerung durch den Hypothalamus und die Hirnanhangdrüse bedingt sein. Cortisolmangel ist auch eine Folge zu langer Stressbelastung und fast regelmäßig bei zunehmenden Erschöpfungssyndromen zu beobachten.

STRESSPROFIL EINES TAGES:
SELBSTSTÄNDIGE MESSUNG DURCH SPEICHELPROBEN

Die Speichelmessung von Cortisol ist heute eine einfache und genaue Messmethode geworden. Mittlerweile zeigen die Cortisolmessungen aus dem Speichel eine hohe Korrelation (0,98) zwischen der Blutuntersuchung und der Speicheldiagnostik.

Die normale Cortisolkonzentration im Speichel unterliegt dynamischen Schwankungen. Normale Cortisolwerte liegen morgens zwischen 5-15 ng/ml, während am späten Nachmittag und abends die Werte bei 0,3-3 ng/ml liegen. Eine Cortisolkonzentration von < 6 ng/ml morgens oder > 12 ng/ml deutet nach unseren Erfahrungen in den letzten Jahren schon auf ein sehr angespanntes vegetatives Nervensystem hin. Die intraindividuelle Varianz bei den untersuchten Personen ist das entscheidende Kriterium.

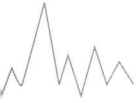

Am Beispiel von 151 Führungskräften (Altersstruktur: 41,3 ± 6,3) sehen Sie, wie der Cortisolverlauf (s. Abb. 85) aussieht. Morgens um 8.00 Uhr liegt er schon deutlich bei 17 ng/ml in einer sehr gestressten Phase. Die Untersuchten beschreiben, subjektiv morgens schon so unter „Druck" bzw. „Dampf" zu stehen und während des Tages auch nicht „vegetativ herunterfahren" zu können. Abends um 22.00 Uhr liegen diese Führungskräfte bei 8 ng/ml und können die ganze Nacht nicht mehr schlafen. Der unzureichende Energiehaushalt dieser Führungskräfte zeigt zu Beginn wie auch bei der Gesamtbetrachtung von 4.140 Führungskräften vielfältige Befindlichkeitsstörungen (s. Kap. 1.3). Nach drei Monaten individualisierter Mikronährstoffrezeptur und deutlicher Veränderung und Optimierung des Energiehaushalts (s. Kap. 1.3) zeigen die Cortisolwerte von den 151 Führungskräften eine deutliche Normalisierung (Abb. 85). Sie fühlen sich deutlich besser.

Analyse des aktuellen Stressprofils

Die Messung erfolgt zu vier Tageszeitpunkten und kann optimal aufzeigen, wie Ihr aktueller Stressverlauf aussieht:

- 1. Probe 8.00 Uhr

- 2. Probe 12.00 Uhr

- 3. Probe 16.00 Uhr

- 4. Probe 22.00 Uhr

Die vier Speichelproben senden Sie an SALUTO (Adresse im Anhang, S. 206). Eine einfache Methode, um Ihr aktuelles Stressprofil zu erfassen.

Mit den Cortisolmessungen in Form eines Tagesprofils lässt sich langfristig die deutlich bessere Stresstoleranz erkennen. Das Erfolgskonzept „Energie auf Rezept" zeigt nicht nur in der speziellen Blut- und Urinanalyse seine Wirkung, sondern auch bei der Messung des Stresshormons Cortisol.

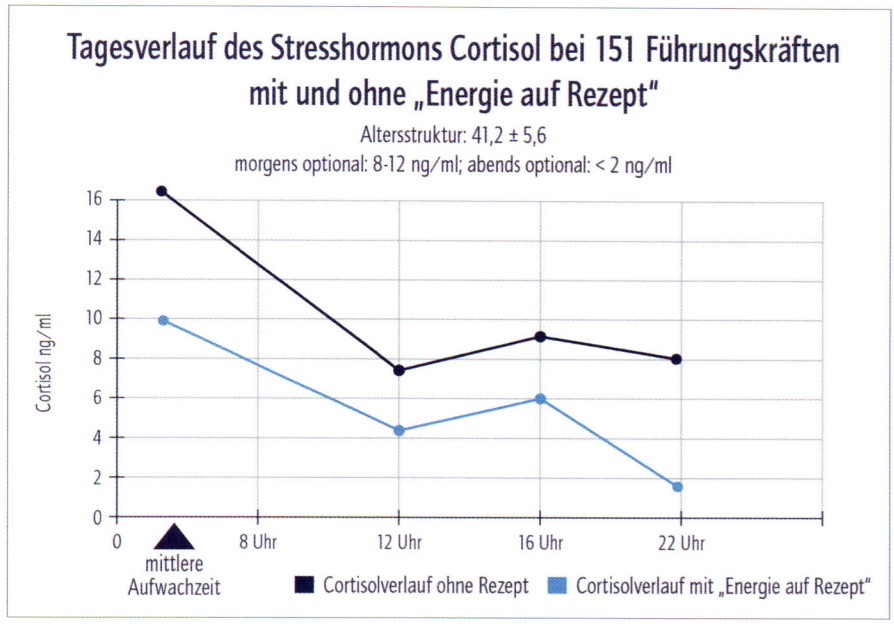

Abb. 85

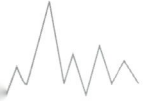

6.2 STRESS DURCH ZUCKER!

Dr. med. Kurt Mosetter vom Zentrum für interdisziplinäre Therapien erforscht seit Jahren wissenschaftlich und vor allem praxisorientiert die vielfältigen Auswirkungen von Zucker auf die Leistungsfähigkeit des Menschen. Er betreut viele international erfolgreiche Spitzensportler, auch in Verbindung mit der von ihm entwickelten *Myoreflextherapie*. Wussten Sie, dass die meisten Menschen, die abends gerne „naschen", extremen Stressbelastungen ausgesetzt sind (u. a. schlechter schlafen, nach sportlichen Belastungen schlechter regenerieren)?

Im folgenden Beitrag von Kurt Mosetter werden Ihnen diese interessanten Details sehr einfach dargestellt.

CHRONISCHE BELASTUNGEN UND STRESS
AUF DER EBENE DER NEUROBIOCHEMIE

Dr. med. Kurt Mosetter

Zusammenfassung

Stress ist in wissenschaftlichen Abhandlungen ein aus vielen Perspektiven und Systemebenen gut beschriebenes Phänomen (vgl. Fischer, G., Eichenberg, C., Mosetter, K. & Mosetter, R., 2006). Hier soll der Blickwinkel auf die molekulare Synapsennetzwerkebene gerichtet werden (vgl. Mosetter, K., 2008 sowie: Reutter, W. & Mosetter, K., 2006).

Stress (Disstress) und seine physiologischen Funktionen sollen den Organismus des Erlebenden im Notfall, in Ausnahmesituationen der Gefahr, der vitalen Anforderung, Bedrohung im Kampf oder in Fluchtmomenten unter kurzzeitiger Mobilisation aller körperlichen Ressourcen maximal leistungsfähig machen. Krankhaft werden Stressreaktionen erst unter chronischer Dauerbelastung mit langfristiger Dysregulation der Homöostase. Im Gegensatz zu Tieren, welche in der Regel nur kurzzeitige Stressaktivierungen erfahren bzw. benötigen, schlägt sich der Mensch mit Dauerbelastung herum (vgl. Sapolsky, R. M., 1995). Dabei entgleisen nicht nur körperliche Regulationen im Sinne von Hypertonie, Erhöhung der Herzfrequenz, diabetogener Stoffwechsellage und den entsprechenden Stresshormonen mit Cortisol, Adrenalin und Noradrenalin, sondern auch neurobiochemische Schaltkreise.

Stressbewältigung auf der Ebene der Zellen

Stress und Dauerbelastung haben viele Gesichter und kennen nahezu endlos viele Aus-lösesituationen. Die Stressbewältigung wird in ihrem tiefsten Fundament innerhalb unserer Zellen geleistet. Auf dieser Ebene hängt die gesunde Stressantwort, die Bewäl-tigung und die Modulation aller Schritte, von der Kommunikation der Zellen ab. Diese Schritte steuern auch vorbeugende Prozesse und entsprechende Reparaturleistungen im Anschluss an extreme Belastungen. Normalerweise ist unser Organismus auf Be-lastungen in seinem Wachstum, seiner Entwicklung und seinem Älterwerden perfekt eingestellt und angepasst. Lang andauernde Belastungen jedoch führen zu Problemen und erfordern außergewöhnlich viel Energie bei gleichzeitiger Verstellung der normalen Leistungen und Grundfunktionen.

Für die Gewährleistung dieser Schritte sind organische Grundstoffe und Zuckerstruktu-ren in mehrfacher Hinsicht lebensnotwendig. Chronische Überlastungen und Disstress zeichnen sich auf der Ebene der Zellen insbesondere durch einen erhöhten Zuckerver-brauch des Gehirns aus. Um die lebenswichtigen „Funktionen der ersten Front" (Ener-giestoffwechsel) aufrechtzuerhalten, werden auf Dauer „Funktionen der zweiten Front" (Baustoffwechsel zur Aufrechterhaltung der strukturellen Unversehrtheit der Zellen und Organe) vernachlässigt.

Bildlich gesprochen, kann man sich das so vorstellen: In einem kalten Winter wird das Holz zum Heizen benötigt, um nicht zu erfrieren. Dann fehlt jedoch das Holz für die Instandhaltung defekter Fenster, Türen oder Decken. Wenn dieser Zustand zu lange andauert oder sich jährlich wiederholt, wird die Wohnung oder das Haus defekt oder gar irreparabel. Man friert vielleicht nicht oder nur wenig, aber die Wohnung bricht zu-sammen. Ähnlich verhält es sich mit den Zuckerstrukturen, die nur noch für die Energie-gewinnung, aber kaum noch für die Unversehrtheit der Gehirnzellen verwendet werden.

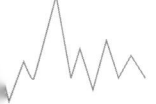

Während einer Stresserfahrung rücken alle alltäglichen Vorgänge, wie Verdauung, Immunsystem und Nervenzellwachstum, deutlich in den Hintergrund; Flucht-Kampf-Überlebensstrategien treten immer mehr in den Vordergrund. Für kurzfristige Belastungen entwickelt und perfektioniert, führt eine langfristige Unterdrückung der üblichen Funktionen jedoch zu stark gesundheitsbelastenden Zuständen. Auch vermehrte Infektanfälligkeit, Entzündungen und Herz-Kreislauf-Erkrankungen können die Folge sein.

Die Bedeutsamkeit der Stresserkrankung und Stressvermeidung wird hier ebenso klar, wie die Notwendigkeit, den Körper mit allen notwendigen Substanzen für Stressbewältigung, Reparatur, Pufferung bis hin zur Prävention zu versorgen. Die Basisstrukturen für all diese Schritte sind einfache Zucker.

Blutzucker und Stress

Zwischen Blutzucker und Stress herrscht ein enger Zusammenhang. In akutem Stress stellt sich der Organismus darauf ein, mit Flucht- und Kampfverhalten eine Gefahr zu bewältigen. Dafür ist vor allem Energie und ein entsprechender Blutzuckerspiegel nötig. Im Stress arbeitet der Zuckerstoffwechsel quasi nach einem Notplan; dafür werden aus der Leber Zuckerreserven ins Blut ausgeschüttet. Ferner steigt die Pulsfrequenz und der Blutdruck. Normal- und Ruhefunktionen wie die Verdauung werden dagegen gedrosselt.

Stresszustände sind typischerweise mit Anstiegen von Cortisol und CRH (Kortikotropes Releasing Hormon) gekoppelt. Kortikosteroide und Insulin verhalten sich antagonistisch. Erhöhte Cortisolwirkungen führen so zu veränderten Insulinwirkungen. In den physiologischen Bereitstellaktionen (phylogenetisch für Flucht, Drohung, Kampf im Sinne des vitalen Überlebens) bleiben die Blutzuckerwerte erhöht. Chronisch – im Dauerstress – führen diese Zustände zu Insulinresistenz. Unter Insulinresistenz und beeinträchtigter Insulinsignaltransduktion stellt sich so eine Glukoseverwertungsstörung und eine zelluläre Energiemangelsituation ein. Die Zellen verfügen so über zu wenig Glukose. Damit reduziert sich die Verfügbarkeit von wichtigen Neurotransmittern (GABA, Acetylcholin, Glycin, Glutamat).

Der Zuckerstoffwechsel und seine Entgleisung spielt damit eine grundlegende Rolle bei Stresszuständen und stressassoziierten Erkrankungen (vgl. http://neuromyologie.de/

content/Studien/Studien.html). Im Stressstoffwechsel und unter Dauerbelastung entsteht ein Energiemangel über Ammoniak (NH_3). Ammoniak ist toxisch und wirkt zudem leistungshemmend (vgl. Schulz, H. & Heck, H., 2006).

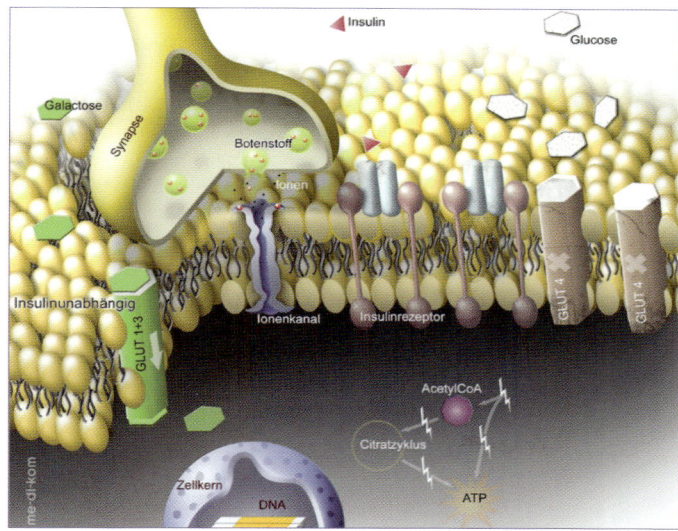

Abb. 86

Die Energiestoffwechselgleichung

Oxidativer Stress: Je größer die körperlichen oder psychomentalen Belastungen sind, desto stärker bildet sich chronischer Stress in oxidativem Stress (mit schädigenden freien Radikalen) im Organismus ab. Eine ganze Reihe von körpereigenen antioxidativen Schutzsystemen hilft, die Menge an freien Radikalen (OH, O_2, OONO-) abzufangen und zu reduzieren. So können Vitamin C, Vitamin E, Melatonin, Coenzym Q_{10} und sekundäre Pflanzenstoffe wie OPC die antioxidative Abwehr stützen. Gleichzeitig sollte die Quelle von freien Radikalen (O_2, Harnsäure und Ammoniak) von der Wurzel – d. h. vonseiten einer belasteten (schwächelnden) Energiestoffwechselgleichung – so gestärkt werden, dass erst gar nicht zu viele freie Radikale gebildet werden und die Arbeit der Energiekraftwerke der Zellen (der Mitochondrien) aktiviert wird.

Zwei natürliche und intelligente Einfachzucker – die Galaktose und die Ribose – können antioxidative und energiestoffwechselstabilisierende Wirkspektren gleich auf mehreren Ebenen leisten.

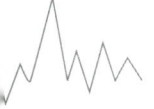

Galaktose:

- wird insulinunabhängig aufgenommen.
- verbessert die Verfügbarkeit von Glukose im Zellinneren.
- bietet den Ausgleich eines durch metabolischen Stress bedingten Glukosemangels.
- sorgt für eine endogene Entgiftung (Bindung und Entfernung von Ammoniak) und sorgt für ein Recycling (Metabolisierung) zu Aminosäuren.
- hat eine aufbauende anabole Wirkung (Steigerung der Proteinsynthese).
- hat ein verlängertes Leistungsprofil; hilft dem Organismus, über längere Zeit in einem ökonomischen, anaeroben Stoffwechsel zu bleiben.
- sorgt für den Einbau in Glykogen, vor allem der Muskulatur.
- bietet die Garantie eines ausgeglichenen Baustoffwechsels.

Ribose:

- stärkt den Energiestoffwechsel.
- ist „der" Zucker für die Energiekraftwerke der Zellen, die Mitochondrien.
- ist Grundgerüst unserer Gene, der DNA und der RNA.
- verbessert Herzleistungen.
- verbessert den Gehirnstoffwechsel.
- verbessert den Leistungsstoffwechsel der Muskeln.
- verbessert Trainingsleistungen.
- verbessert mitochondriale Funktionen.
- verbessert den Regenerationsstoffwechsel.
- ist eine Grundsubstanz des ultimativen Energieträgers ATP.
- führt als Fünf-Ring-Zucker nicht zum Anstieg des Blutzuckerspiegels.
- ist ein Monosaccharid und muss so im Darm nicht aufgespalten werden.
- wirkt stark antioxidativ.
- ist der „Espressoersatz".

Da das Monosaccharid Galaktose vom Organismus insulinunabhängig aufgenommen wird, kann diese einfache und natürliche Zuckersubstanz den zellulären Versorgungsengpass über einen molekularen Bypass umgehen. Galaktose gelangt in die Zelle, greift NH_3-Äquivalente auf, synthetisiert Aminosäuren und garantiert sowohl die Energiebilanz wie auch den Baustoffwechsel für Neurotransmitter und Zellmembrane.

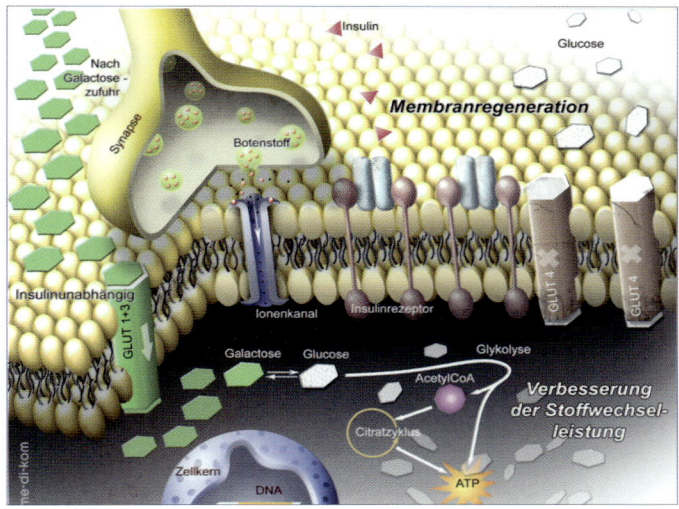

Abb. 87

Die Zuckerstruktur Galaktose ist wichtig für die Bildung, Struktur und Funktion von lebenswichtigen Glykoproteinen und Glykolipiden. Diese Substanz sorgt so für die Stabilität der Zelloberfläche, Zell-Zell-Kommunikation und -Erkennung. Sie erhöht damit Konzentration, Gedächtnis, Aufmerksamkeit und Handlungs- und Entscheidungsfähigkeit.

Eine weitere wichtige und hilfreiche Zuckerstruktur stellt die Ribose dar. Energiemangel und mitochondriale Dysfunktionen sind die Triebfeder hinter einer Vielzahl neurovegetativer Probleme: Müdigkeit, Antriebsschwäche, Kraftlosigkeit, schwaches oder fehlgeleitetes Immunantwortverhalten, Ängste, Merkfähigkeits- oder Gedächtnisprobleme, Bewegungsstörungen und gestresste Muskeln.

Ribose kann hier als der Zucker für die Energiekraftwerke der Zellen, die Mitochondrien dienen (vgl. Addis, P., Shecterle, L. M. & Alexander, J., (2012) sowie: Teitelbaum, J. E., (2007), Teitelbaum, J. E., Johnson, C. & St Cyr, J. (2006)). Sie verbessert die mitochondrialen Funktionen und damit die Herzleistungen, den Gehirnstoffwechsel, den Leistungsstoffwechsel der Muskeln sowie den Regenerationsstoffwechsel. Ribose ist die Grundsubstanz des ultimativen Energieträgers ATP und führt als Fünf-Ring-Zucker nicht zum Anstieg des Blutzuckerspiegels. Als Monosaccharid (Einfachzucker) muss sie im Darm nicht aufgespalten werden. Ribose wirkt zudem stark antioxidativ (vgl. Mosetter, K., Pape, D. & Cavelius, A. (2002) sowie: Mosetter, K. & Reutter, W. (2007) sowie: Roser, M., Josic, D., Kontou, M., Mosetter, K., Maurer, P. & Reutter, W. (2009)).

Nachts ohne Ruhe – am Tag ohne Kraft

Sehr häufig ist unter beruflichem Stress und Dauerbelastung der Schlaf gestört. Sehr schnell kann dies in einen Teufelskreis führen: Schlafmangel und Schlafstörungen begünstigen die Verhältnisse einer Insulinresistenz (vgl. Schmid, S. M., Hallschmid, M., Jauch-Chara, K., Wilms, B., Lehnert, H., Born, J. & Schultes, B., (2011)) – was wiederum häufig zu einem erhöhten Kohlenhydratkonsum und damit zu einer Fortführung der zellulären Belastung führt.

Innere Rhythmen gestalten unseren Tagesablauf und prägen unsere Aktivitäts- und Leistungsspektren. Je nach Stoffwechsellage wird aus Serotonin Melatonin synthetisiert. Diese Synthesen sind von Lichteinstrahlung, Stressniveau, Cortisol- und Insulinstoffwechsel und geregelten Enzymaktivitäten abhängig.

Bei stressassoziiertem Rhythmusverlust fehlen häufig morgendliche Cortisolausschüttungen – die Trigger zu physiologischer Aktivität. Relativ zu hohe Spiegel von Cortisol abends und nachts führen dagegen über diese Zeiten zu Unruhe, Schlaflosigkeit und mangelnder Entspannung. Parallel führen zu hohe Ruhe-Cortisolaktivitäten zu kompensatorischen Beruhigungsversuchen; sehr häufig mit einem übermäßigen Konsum an Süßigkeiten. Wird abends viel Insulin ausgeschüttet, sind Serotonin und Melatonin nachts weniger aktiv. Dieser innere Beruhigungsverlust führt dazu, dass sich der Schlafrhythmus verschiebt: Ruheaktivitäten entfalten sich morgens und über den Tag; Anlaufschwäche, Antriebsschwäche, Müdigkeit und Abgeschlagenheit prägen die Morgenstunden und den Tagesverlauf.

Ein entscheidender Außenreiz für die Produktion des Ruhehormons Melatonin ist das Tageslicht. Neue Forschungen haben jedoch gezeigt, dass außer Licht alle Informationen des Körpers und insbesondere der oberen Halswirbelsäule auf dem Weg zur Zirbeldrüse (Epiphyse), dem Produktionsort des Melatonins, den Rhythmus mitbestimmen. Neuroanatomisch verhält es sich so, dass die Zirbeldrüse nicht direkt angesteuert wird; vielmehr erhält sie entsprechende Stimuli zur Melatoninproduktion indirekt über einen Umweg und Verschaltungen der oberen Halswirbelsäule (vgl. Mosetter, K. & Mosetter, R. (2010) sowie: Mosetter, K. & Mosetter, R. (2008)).

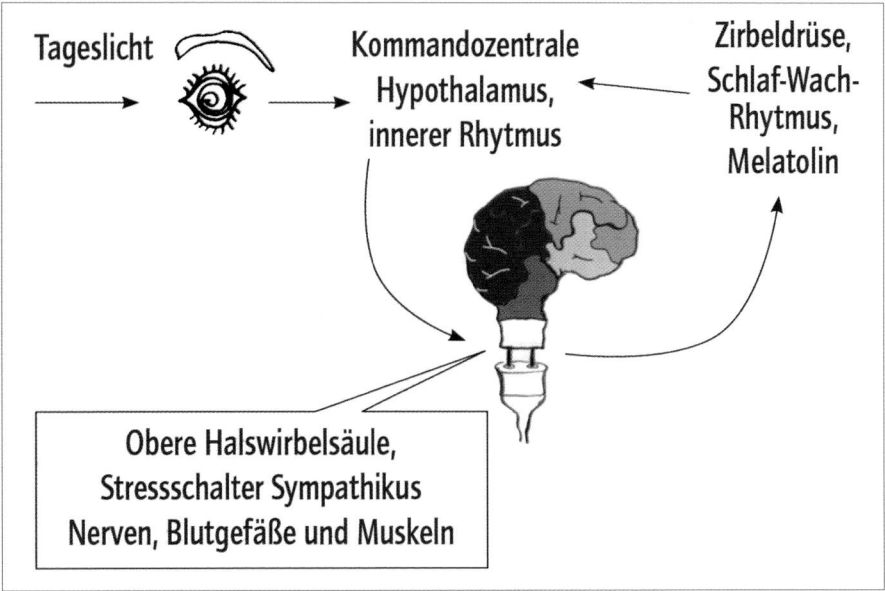

Abb. 88

Hohe Spannungen und Fehlstellungen der oberen Halswirbelsäule führen so zu einer Irritation des Melatoninweges und damit zu Störungen des Schlaf-Wach-Rhythmus und des inneren Zeittaktes. Umgekehrt kann mittels Myoreflextherapie eine neuromuskulä-re Regulation dieser Regionen erreicht werden. Ferner können spezifische Körperübun-gen zu einer deutlichen Entlastung führen (vgl. Mosetter, K. & Mosetter, R. (?) sowie: Mosetter, K. & Mosetter, R. (2008).

6.3 PRÄVENTION DURCH „ENERGIE AUF REZEPT"

Die Ergebnisse der umfassenden Analysen, das frühzeitige Erkennen und Korrigieren von biochemischen Störungen ist eine der zentralen Aufgaben in der Prävention von Erschöpfungszuständen. Die Erfahrungen bei den untersuchten Führungskräften zeigen eine 100 % Compliance bei der Anwendung des „Energie auf Rezept"-Konzepts. Durch die Anwendung dieses Konzepts lassen sich nachweisliche Erschöpfungszustände („Der Akku ist leer auf allen Ebenen." Ein Gefühl von: „Ich kann nicht mehr", „Ich fühle mich kraftlos, antriebs- und freudlos") vermeiden.

70 % der von uns untersuchten 4.150 Führungskräfte sowie 6.120 weitere Arbeitnehmer sind mit ihrem Ernährungsverhalten unzufrieden gewesen, können dieses aber nach eigenen Angaben nicht gravierend verändern. Ursächlich sind neben ernährungsphysiologischen Defiziten (vgl. Kap. 5.2) aber auch andere Faktoren.

Nach den bisher dargestellten Ergebnissen kann der Eindruck entstehen, Führungskräfte (Unternehmer, Topmanager, leitende Angestellte) seien auf eine gezielte weitere Zufuhr von Mikronährstoffen angewiesen und ein gute Ernährung habe wesentlichen weniger Einfluss auf den Mikrovitalstoffhaushalt, als bisher angenommen. Weit gefehlt. Richtig ist zwar die dringende Notwendigkeit einer gezielten, individuell ausgerichteten Mikronährstoffrezeptur (nicht nach dem „Gießkannenprinzip" und dem Glauben folgend „Viel hilft viel"). Wer glaubt, sein schlechtes Gewissen durch die regelmäßige Zufuhr von Vitaminen, Mineralien und Spurenelementen beruhigen zu können – frei nach dem Motto „Fast Food essen und Pillen schlucken" –, hat die Problematik auch nicht verstanden. Die Kombination von beidem ist von elementarer Bedeutung (s. S. 76-77).

Eine optimale Balance von biochemischen Prozessen führt nachweislich zu Lebensfreude, Lebensqualität und vermehrter Leistungsfähigkeit (s. auch „Biochemie des Glücks". Seite 80ff.). Durch die Anwendung des Konzepts „Energie auf Rezept" und die Korrektur der anfangs festgestellten biochemischen Störungen lassen sich schon nach einigen Monaten deutliche Verbesserungen der dargestellten Befindlichkeitsstörungen erkennen (siehe S. 22 Abb. 4 u. S. 23 Abb. 5).

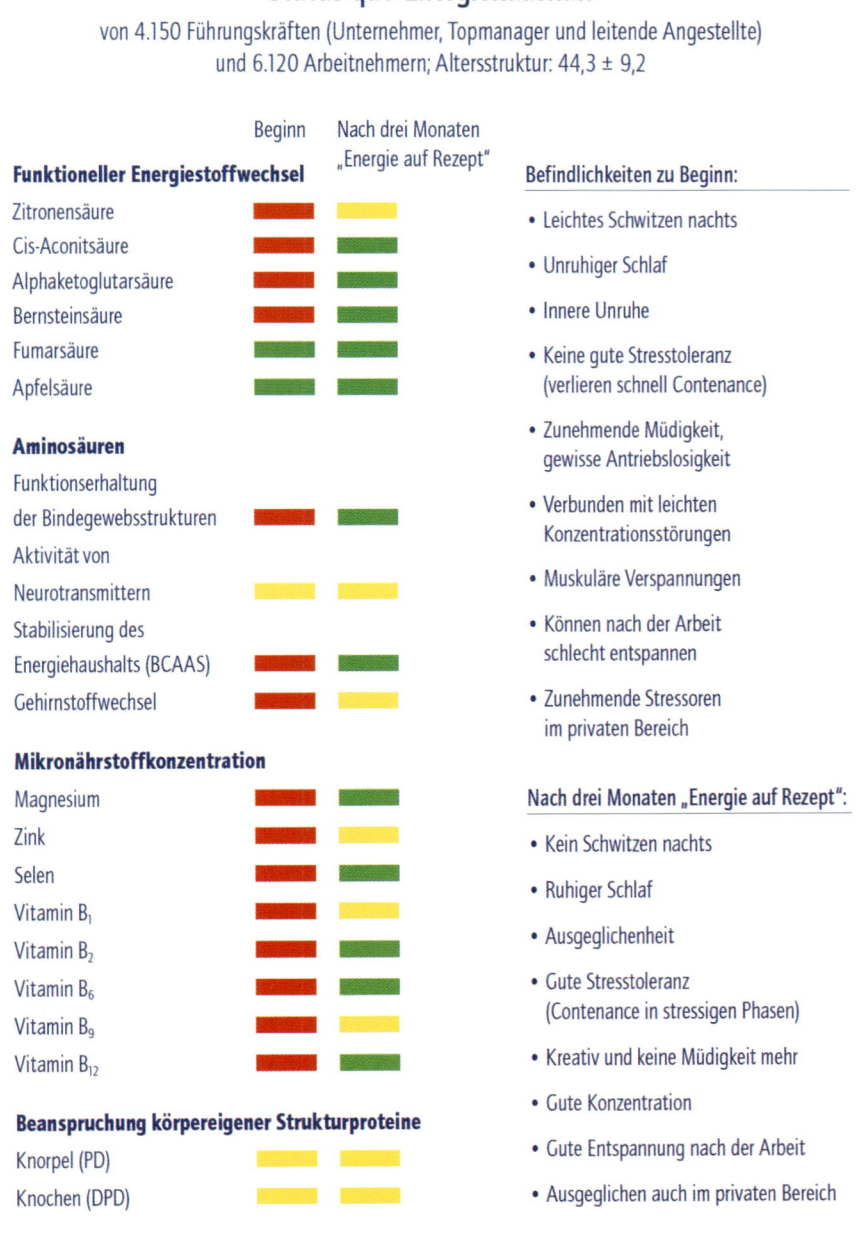

Status quo Energiehaushalt

von 4.150 Führungskräften (Unternehmer, Topmanager und leitende Angestellte)
und 6.120 Arbeitnehmern; Altersstruktur: 44,3 ± 9,2

	Beginn	Nach drei Monaten „Energie auf Rezept"
Funktioneller Energiestoffwechsel		
Zitronensäure	unzureichend	grenzwertig
Cis-Aconitsäure	unzureichend	gut
Alphaketoglutarsäure	unzureichend	gut
Bernsteinsäure	unzureichend	gut
Fumarsäure	gut	gut
Apfelsäure	gut	gut
Aminosäuren		
Funktionserhaltung der Bindegewebsstrukturen	unzureichend	gut
Aktivität von Neurotransmittern	grenzwertig	grenzwertig
Stabilisierung des Energiehaushalts (BCAAS)	unzureichend	gut
Gehirnstoffwechsel	unzureichend	grenzwertig
Mikronährstoffkonzentration		
Magnesium	unzureichend	gut
Zink	unzureichend	grenzwertig
Selen	unzureichend	gut
Vitamin B_1	unzureichend	grenzwertig
Vitamin B_2	unzureichend	gut
Vitamin B_6	unzureichend	gut
Vitamin B_9	unzureichend	grenzwertig
Vitamin B_{12}	unzureichend	gut
Beanspruchung körpereigener Strukturproteine		
Knorpel (PD)	grenzwertig	grenzwertig
Knochen (DPD)	grenzwertig	grenzwertig

Befindlichkeiten zu Beginn:

• Leichtes Schwitzen nachts

• Unruhiger Schlaf

• Innere Unruhe

• Keine gute Stresstoleranz (verlieren schnell Contenance)

• Zunehmende Müdigkeit, gewisse Antriebslosigkeit

• Verbunden mit leichten Konzentrationsstörungen

• Muskuläre Verspannungen

• Können nach der Arbeit schlecht entspannen

• Zunehmende Stressoren im privaten Bereich

Nach drei Monaten „Energie auf Rezept":

• Kein Schwitzen nachts

• Ruhiger Schlaf

• Ausgeglichenheit

• Gute Stresstoleranz (Contenance in stressigen Phasen)

• Kreativ und keine Müdigkeit mehr

• Gute Konzentration

• Gute Entspannung nach der Arbeit

• Ausgeglichen auch im privaten Bereich

Legende: ▇ sehr gut   ▇ gut   ▇ grenzwertig   ▇ unzureichend

Abb. 89

Optimierung und Entwicklung des Energiehaushalts auf Rezept

über einen Zeitraum von fünf Jahren von 1.150 Unternehmern, Führungskräften, leitenden Angestellten; Beginn: 2006; Altersstruktur: 42,3 ± 5,3

Untersuchung:	1.	2.	3.	4.	5.	6.	7.	8.
Jahr	2006							2011

Funktioneller Energiestoffwechsel

	1.	2.	3.	4.	5.	6.	7.	8.
Zitronensäure	unzureichend	grenzwertig	grenzwertig	gut	gut	grenzwertig	gut	gut
Cis-Aconitsäure	unzureichend	gut	gut	gut	gut	grenzwertig	gut	gut
Alphaketoglutarsäure	gut	gut	gut	gut	gut	gut	gut	gut
Bernsteinsäure	gut	unzureichend	gut	gut	gut	grenzwertig	gut	gut
Fumarsäure	gut	unzureichend	gut	gut	gut	gut	gut	gut
Apfelsäure	gut	unzureichend	gut	gut	gut	gut	gut	gut
Laktat	gut	gut	gut	gut	gut	gut	gut	gut
Pyruvat	unzureichend	gut	gut	gut	gut	gut	gut	gut

Aminosäuren

	1.	2.	3.	4.	5.	6.	7.	8.
Funktionserhaltung der Bindegewebsstrukturen	unzureichend	grenzwertig	grenzwertig	gut	gut	gut	gut	gut
Aktivität von Neurotransmittern	unzureichend	grenzwertig	gut	gut	gut	gut	gut	gut
Stabilisierung des Energiehaushalts (BCAAS)	unzureichend	unzureichend	grenzwertig	gut	gut	gut	gut	gut
Gehirnstoffwechsel	unzureichend	grenzwertig	gut	gut	gut	gut	gut	gut

Mikronährstoffkonzentration

	1.	2.	3.	4.	5.	6.	7.	8.
Magnesium	unzureichend	grenzwertig	grenzwertig	gut	gut	grenzwertig	gut	gut
Zink	unzureichend	unzureichend	grenzwertig	gut	gut	grenzwertig	gut	gut
Selen	unzureichend	grenzwertig	grenzwertig	gut	gut	grenzwertig	gut	gut
Vitamin B_1	unzureichend	grenzwertig	grenzwertig	gut	gut	gut	gut	gut
Vitamin B_2	unzureichend	grenzwertig	grenzwertig	gut	gut	gut	gut	gut
Vitamin B_6	unzureichend	grenzwertig	grenzwertig	gut	gut	gut	gut	gut
Vitamin B_9	unzureichend	grenzwertig	grenzwertig	gut	gut	gut	gut	gut
Vitamin B_{12}	unzureichend	unzureichend	grenzwertig	gut	gut	gut	gut	gut

Beanspruchung körpereigener Strukturproteine

	1.	2.	3.	4.	5.	6.	7.	8.
Knorpel (PD)	unzureichend	grenzwertig	grenzwertig	gut	gut	grenzwertig	gut	gut
Knochen (DPD)	unzureichend	grenzwertig	grenzwertig	gut	gut	grenzwertig	gut	gut

Legende: ▮ sehr gut ▮ gut ▮ grenzwertig ▮ unzureichend

Abb. 90

Eine Optimierung und Entwicklung des Energiehaushalts über einen Zeitraum von sechs Jahren (Zeitraum von 2006-2011, s. Abb. 90) bei 1.150 Unternehmern, Führungskräften, leitenden Angestellten durch eine optimale Energiezufuhr auf Rezept zeigt, wie sich die anfänglichen Mängel im Laufe der folgenden Jahre normalisierten.

Die verschiedenen Messungen des Energiestoffwechsels erfolgen 2 x jährlich mit entsprechender Anpassung der persönlichen Rezeptur. Aus welchen vielfältigen Komponenten diese Rezeptur besteht, können Sie den Fallbeispielen (s. Kap. 7.2 und 7.3) entnehmen.

Der „Self Report" bei 1.150 Führungskräften (s. Abb. 92) zeigt, wie sich das „Energie auf Rezept"-Konzept subjektiv auf die Leistungsfähigkeit ausgewirkt hat. Bei den beschriebenen Befindlichkeitsstörungen hat die individualisierte Energiezufuhr auf Rezept innerhalb kurzer Zeit fantastische Erfolge verbuchen können. Das Erkennen (spezielle Analyse) und Korrigieren von biochemischen Störungen hat immer zum gewünschten Erfolg geführt. Deshalb sprechen wir von der „Biochemie des Glücks". Der Energiebedarf des Menschen hängt vom Lebensstil, eventuellen Vorerkrankungen und der sportlichen/beruflichen Aktivität ab. Der „Self-Report" bei 1.150 Führungskräften (s. Abb. 92) zeigt, wie sich das „Energie auf Rezept"-Konzept subjektiv auf die Leistungsfähigkeit ausgewirkt hat.

Small things make a big difference: simple can be great!

■ Jeder Mensch hat einen eigenen Energiebedarf.

■ Spezielle, umfassende Analysen, angepasst an persönliche Voraussetzungen (z. B. Lebensstil, Vorerkrankungen, sportliche Aktivität).

■ Weltweit einmalige Datenbank

Ermöglichen individuelle Rezeptur

Foto: iStockphoto

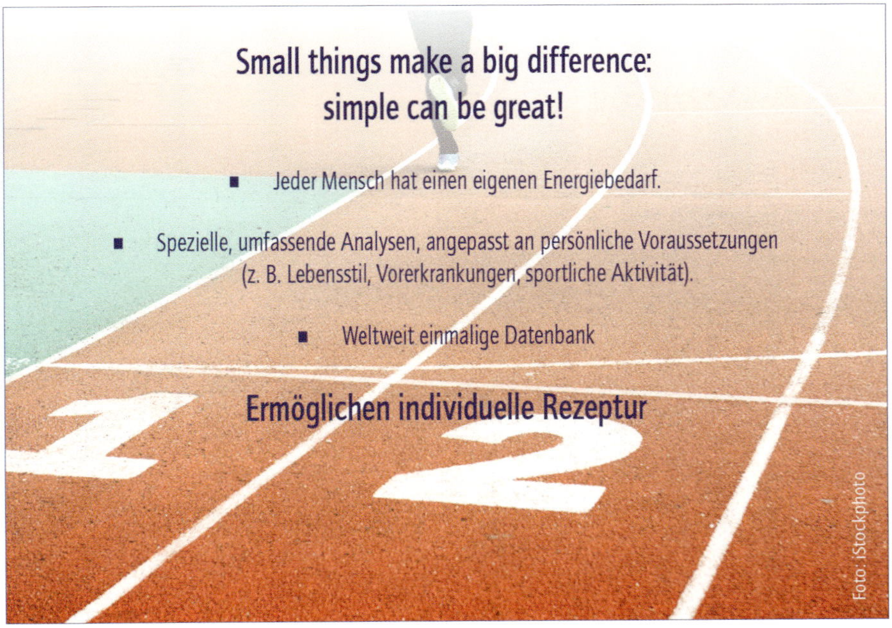

Abb. 91

„Self-Report" von 1.150 Unternehmern, Führungskräften und leitenden Angestellten über einen Zeitraum von sechs Jahren nach erfolgter Energie-/Mikronährstoffzufuhr auf Rezept

Am Anfang waren wir zunächst sehr skeptisch, aber nach sechs Wochen verspürten wir schon:

- kein nächtliches Schwitzen mehr;
- deutlich besseres Schlafverhalten;
- bessere Stresstoleranz (verbesserte Contenance in Stressphasen);
- eindeutig verbesserte Stimmungslage;
- verbesserte mentale und physische Belastbarkeit;
- verbessert nachweislich unser Immunsystem und reduziert die Infektrate;
- subjektives Gefühl der verbesserten mentalen und physischen Leistungsfähigkeit;
- „Energie auf Rezept" ist für uns das „nonplusultra" geworden;
- Es gibt nachweislich kein besseres System, das über sechs Jahre langfristiges „Wohlbefinden" und Kreativität garantiert bei tatsächlich zunehmenden alltäglichen Stressoren.

Abb. 92

6.4 LEISTUNGS- UND SPITZENSPORT MIT „ENERGIE AUF REZEPT" - DER GARANT FÜR TRAININGSKONTINUITÄT UND TOPLEISTUNG

Spitzenleistungen sind nur möglich, wenn der Sportler gesund und ohne Trainingsun-terbrechungen sein Leistungspozential ausschöpfen kann. Das frühzeitige Erkennen und Korrigieren von biochemischen Störungen ist einer der zentralen Aspekte im Leis-tungs- und Spitzensport. Von 11.150 Leistungs- und Spitzensportlern, die von SALUTO untersucht worden sind, beschrieben 70 % zunehmende Erschöpfungszustände und starke Leistungsschwankungen. 71 % der Sportler wiesen sogenannte *No-Contact-Verletzungen* auf, die Folge von Überlastungsreaktionen gewesen sind (weitere Details s. Kap. 1.4). Die umfassenden Analysen zeigen zu Beginn erhebliche Aktivitätseinschrän-kungen bestimmter Enzyme im Energiestoffwechsel, die zu biochemischen Störungen mit vielfältigen Befindlichkeitsstörungen geführt haben. Unsere Untersuchungen wer-den durch die Ergebnisse einer anonymen Befragung durch die Sporthochschule Köln im Auftrag der Deutschen Sporthilfe bestätigt (s. Abb. 13, S. 32).

Die steigenden mentalen und physischen Beanspruchungen können nur dann toleriert werden, wenn die Sportler über einen optimalen Energiestatus verfügen. Dies setzt aber auch eine entsprechend umfassende Analyse voraus (s. Kap. 1.4), die aber in der Praxis nicht durchgeführt wird. Insbesondere das frühzeitige Erkennen einer zu starken Beanspruchung von körpereigenen Eiweißstrukturen kann hier helfen, das Leistungspo-tenzial der Sportler langfristig zu stabilisieren.

Die zahlreichen biochemischen Störungen, die wir bei den 11.150 Leistungs- und Spit-zensportlern zu Beginn festgestellt haben, lassen sich schon nach sechs Monaten durch die individualisierte „Energie auf Rezept" deutlich minimieren, wenngleich noch wei-terhin Optimierungspozential besteht (s. Abb. 15, S. 34). Die positive Veränderung des Energiehaushalts zeigt eindeutige Zusammenhänge zwischen optimalem Energie-haushalt und der Leistungsfähigkeit der Sportler. 100 % beschreiben einen direkten Zusammenhang von „Energie auf Rezept" und den sportlichen Erfolgen.

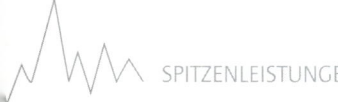
Optimierung und Entwicklung des Energiehaushalts auf Rezept

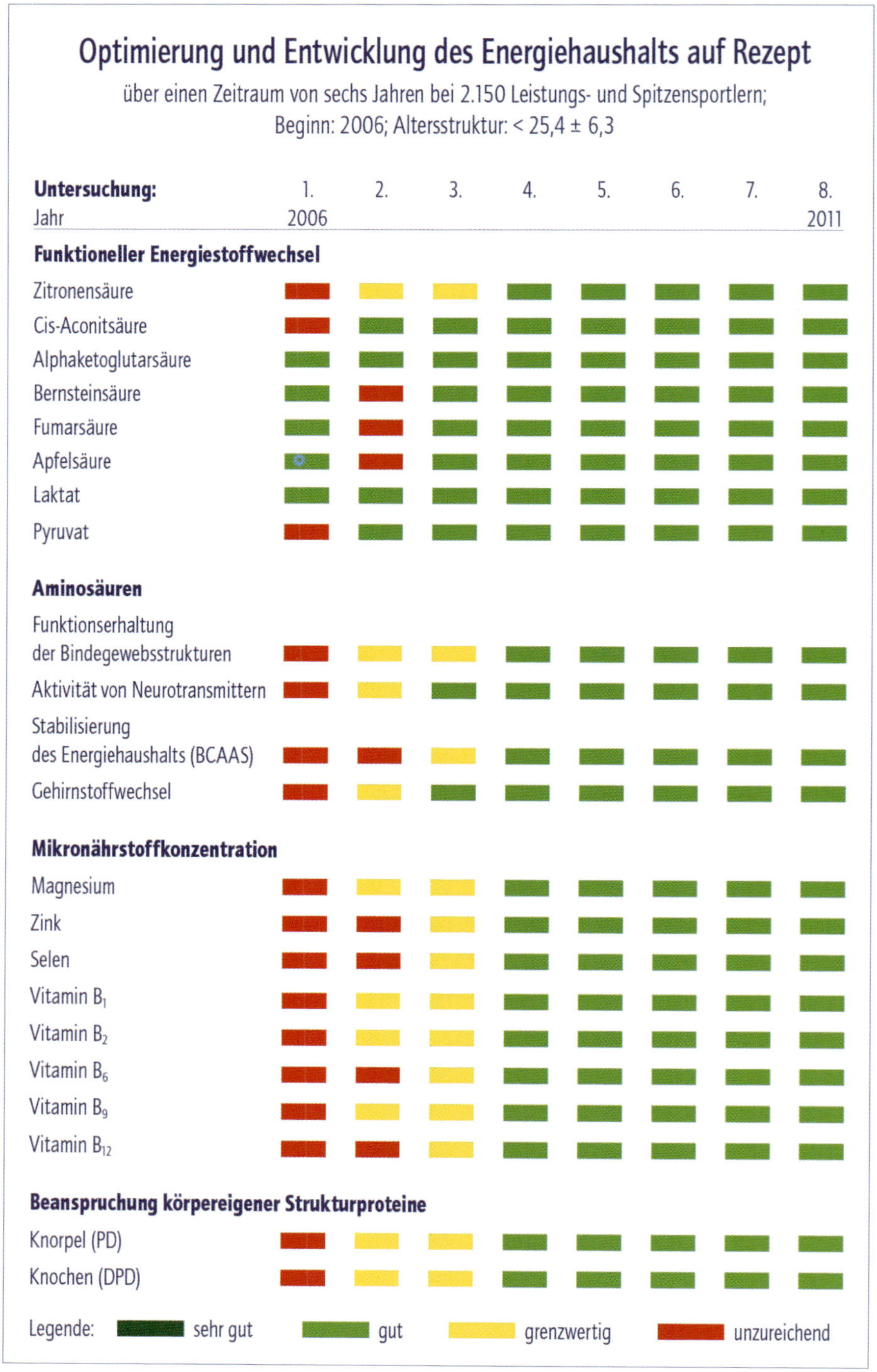

über einen Zeitraum von sechs Jahren bei 2.150 Leistungs- und Spitzensportlern;
Beginn: 2006; Altersstruktur: < 25,4 ± 6,3

Untersuchung:	1.	2.	3.	4.	5.	6.	7.	8.
Jahr	2006							2011

Funktioneller Energiestoffwechsel

	1.	2.	3.	4.	5.	6.	7.	8.
Zitronensäure	rot	grenzwertig	grenzwertig	gut	gut	gut	gut	gut
Cis-Aconitsäure	rot	gut	gut	gut	gut	gut	gut	gut
Alphaketoglutarsäure	gut	gut	gut	gut	gut	gut	gut	gut
Bernsteinsäure	gut	gut	rot	gut	gut	gut	gut	gut
Fumarsäure	gut	rot	gut	gut	gut	gut	gut	gut
Apfelsäure	gut	gut	rot	gut	gut	gut	gut	gut
Laktat	gut	gut	gut	gut	gut	gut	gut	gut
Pyruvat	rot	gut	gut	gut	gut	gut	gut	gut

Aminosäuren

	1.	2.	3.	4.	5.	6.	7.	8.
Funktionserhaltung der Bindegewebsstrukturen	rot	grenzwertig	grenzwertig	gut	gut	gut	gut	gut
Aktivität von Neurotransmittern	rot	grenzwertig	gut	gut	gut	gut	gut	gut
Stabilisierung des Energiehaushalts (BCAAS)	rot	rot	grenzwertig	gut	gut	gut	gut	gut
Gehirnstoffwechsel	rot	grenzwertig	gut	gut	gut	gut	gut	gut

Mikronährstoffkonzentration

	1.	2.	3.	4.	5.	6.	7.	8.
Magnesium	rot	grenzwertig	grenzwertig	gut	gut	gut	gut	gut
Zink	rot	rot	grenzwertig	gut	gut	gut	gut	gut
Selen	rot	rot	grenzwertig	gut	gut	gut	gut	gut
Vitamin B_1	rot	grenzwertig	grenzwertig	gut	gut	gut	gut	gut
Vitamin B_2	rot	grenzwertig	grenzwertig	gut	gut	gut	gut	gut
Vitamin B_6	rot	grenzwertig	grenzwertig	gut	gut	gut	gut	gut
Vitamin B_9	rot	grenzwertig	grenzwertig	gut	gut	gut	gut	gut
Vitamin B_{12}	rot	grenzwertig	grenzwertig	gut	gut	gut	gut	gut

Beanspruchung körpereigener Strukturproteine

	1.	2.	3.	4.	5.	6.	7.	8.
Knorpel (PD)	rot	grenzwertig	grenzwertig	gut	gut	gut	gut	gut
Knochen (DPD)	rot	grenzwertig	grenzwertig	gut	gut	gut	gut	gut

Legende: sehr gut | gut | grenzwertig | unzureichend

Abb. 93

Eine Optimierung und Entwicklung des Energiehaushalts über einen Zeitraum von sechs Jahren (Zeitraum von 2006-2012, s. Abb. 93) bei 2.150 Leistungs- und Spitzensportlern durch „Energie auf Rezept" zeigt, wie sich die anfänglichen Mängel im Laufe der folgenden Jahre normalisierten.

Die Messungen des Energiestoffwechsels erfolgten 4 x jährlich mit entsprechender Anpassung der persönlichen Rezeptur. Weitere Details (z. B. über die vielfältigen Komponenten der Rezeptur) können Sie den Fallbeispielen entnehmen (s. Kap. 7.3). Viele internationale Spitzensportler (Olympiasieger, Welt-, Europameister, deutsche Meister) profitieren seit Jahren von der „Energie auf Rezept" und können so auf einem höheren Leistungsniveau intensiv trainieren und im Wettkampf ihr ganzes Leistungspotenzial abrufen.

„ENERGIE AUF REZEPT" ERHÖHT DIE ELASTIZITÄT DES BINDEGEWEBES

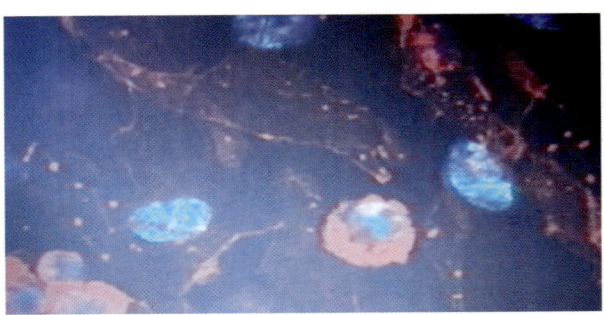

Gute Elastizität der Bindegewebsstrukturen: zunehemende Anzahl einer speziellen Eiweißstruktur im Zellkern (grüne Farbe)

Ziel: Mit „Energie auf Rezept"zur optimalen Stabilisierung?

Bild aus Untersuchungen
Prof. Dr. Helene Langewine, Neurologin, Universität Vermont, USA

Abb. 94

Erste Voruntersuchungen zeigen, dass „Energie auf Rezept" die Elastizität der beanspruchten Bindegewebsstrukturen (Bänder, Sehnen, Muskeln) deutlich verbessern kann. Dies gilt insbesondere präventiv, aber gerade auch bei schon verletzten Sportlern, die eine spezielle Rehaphase durchlaufen. Neueste Untersuchungen zeigen einen ersten Zusammenhang spezieller Eiweißstrukturen, die mit zunehmender Quantität die Elastizität z. B. der Bandstrukturen, deutlich verbessern können (s. S. 100-102). Prof. Dr. Helene Langewine, Neurologin an der Universität Vermont, USA, und ihr Forscherteam haben aufzeigen können, dass für eine gute Elastizität des Bindegewebes eine hohe Anzahl dieser speziellen Eiweißstrukturen charakteristisch ist (s. Abb. 94). Zukünftige Forschungsprojekte werden aufzeigen, welchen nachweislichen Einfluss „Energie auf Rezept" auf diese Strukturen haben werden.

Der „Self-Report" der 2.150 Leistungs- und Spitzensportler über einen längeren Zeitraum von sechs Jahren dokumentiert nachweislich die positive Veränderung des Energiestatus (Abb. 95) auf das subjektive Empfinden der einzelnen Sportler.

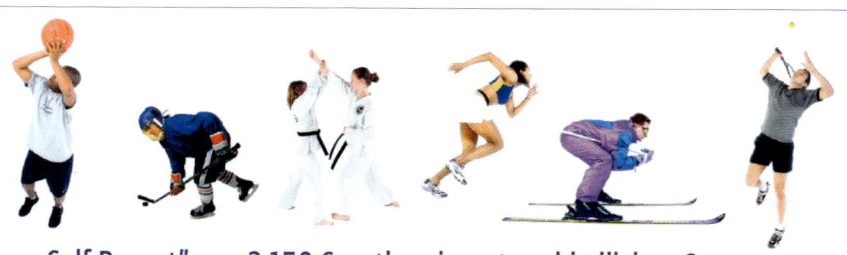

„Self-Report" von 2.150 Sportlern in unterschiedlichen Sportarten

Am Anfang waren wir zunächst skeptisch, aber nach sechs Wochen konnten wir schon:

- trainieren und spielen auf einem höheren Leistungsniveau;
- schneller regenerieren nach Training/Wettkampf.
- Fühlen uns subjektiv stärker im Training/Wettkampf.
- Verbessert nachweislich unser Immunsystem und reduziert die Infektrate.
- Subjektives Gefühl der Stärke und Ausdauer
  (optimale mentale und physische Leistungsbereitschaft).
- Mit den individualisierten Rezepturen konnten wir eine extreme Verbesserung der vielfältigen physischen Leistungsfähigkeit erreichen.

Fotos: Hemera

Abb. 95

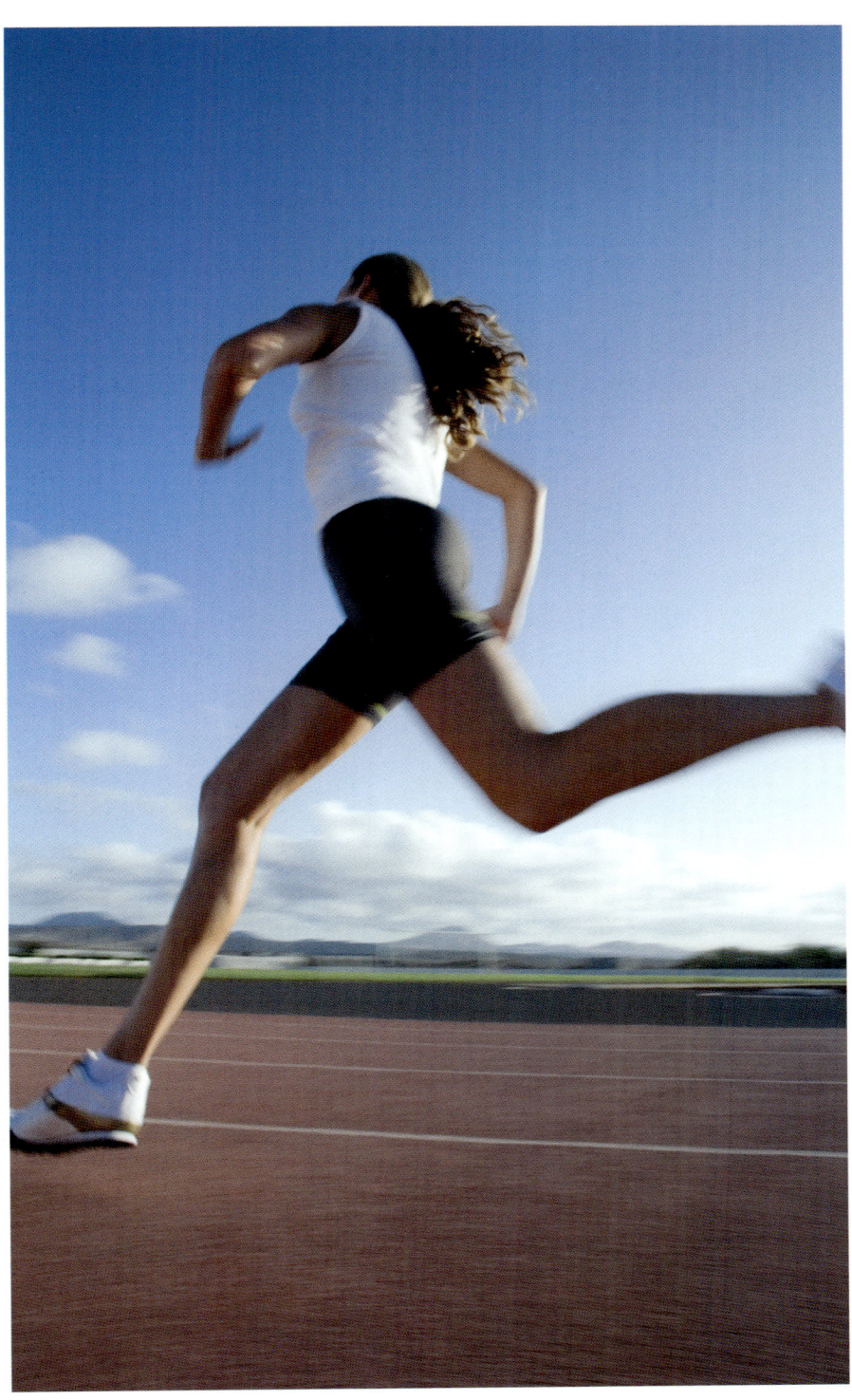

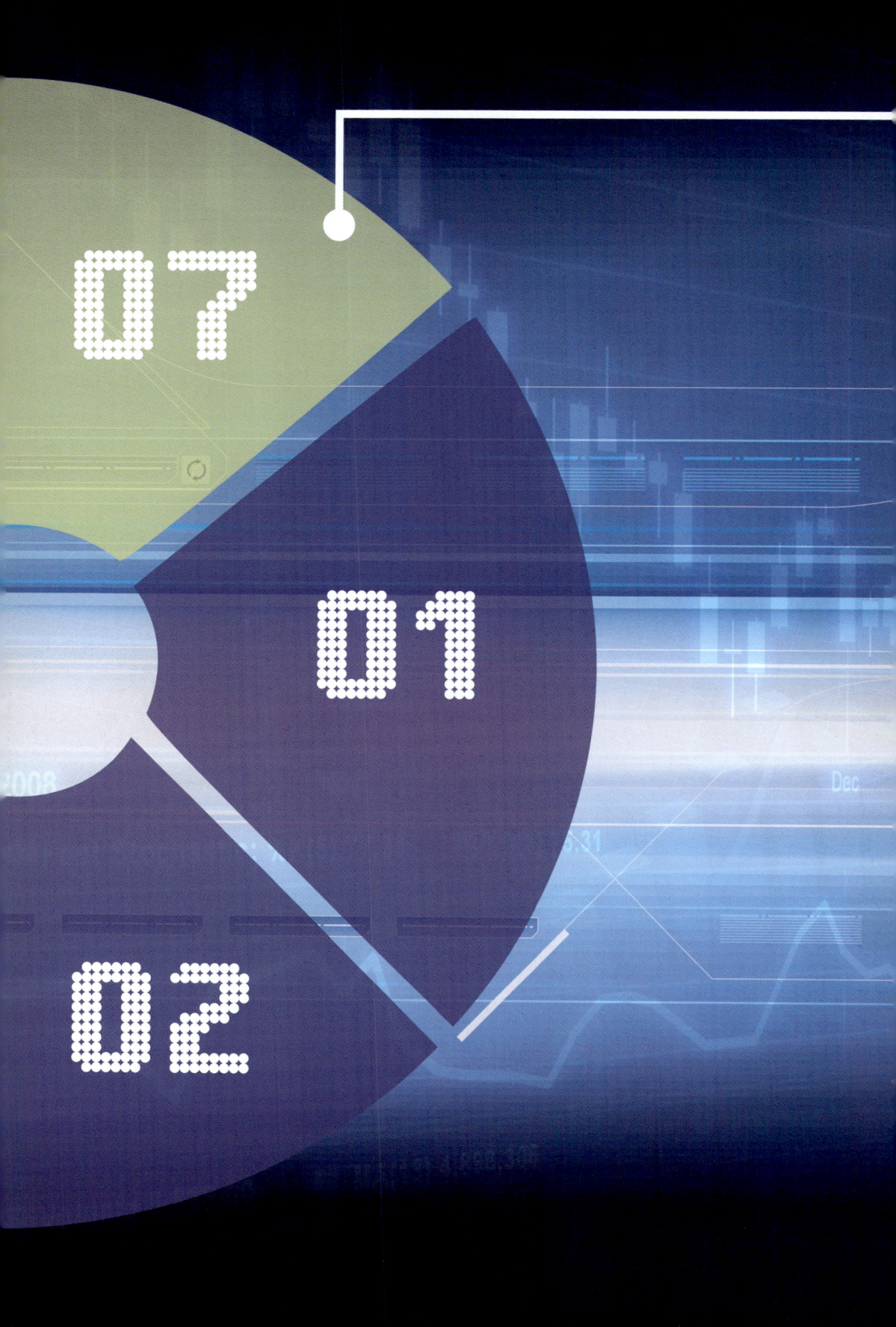

ANALYSE UND REGULATION

7 ANALYSE UND REGULATION DES ENERGIE- UND MIKRO-NÄHRSTOFFHAUS-HALTS IN DER PRAXIS

7.1 „ENERGIE AUF REZEPT" - WIE IST DIE PRAKTISCHE UMSETZUNG?

Bisherige präventive Konzepte zur Aufrechterhaltung des persönlichen Wohlbefindens basieren auf einer Balance von biochemischen Prozessen. Optimale „Energie auf Rezept", individualisiert und erfolgreich, basiert auf dem frühzeitigen Erkennen und Korrigieren von biochemischen Störungen. Verschiedene Personengruppen (Führungskräfte, Leistungs- und Spitzensportler), deren Untersuchungsergebnisse > 25 % von den jeweils ermittelten Medianwerten der einzelnen Mikronährstoffe liegen, zeigen eine psychophysische Stabilität, keinerlei Erschöpfungszustände, fühlen sich ausgeglichen und belastbar. Eine Bewertung der umfassenden Analysen erfolgt in Relation zur Personengruppe, dem Alter, dem Geschlecht, den jeweiligen Befindlichkeitsstörungen und der körperlichen Aktivität, basierend auf einer weltweit umfassenden Datenbank. Bei den Leistungs-/Spitzensportlern ist die Sportart, der jeweilige Zeitpunkt der Trainings- und Wettkampfphase für die Erstellung der Rezeptur erforderlich. Sehr wichtig für Vitalität und Kraft ist auch eine Balance der Schilddrüsenhormone (s. Kap. 2.5). Aus diesem Grunde werden diese bei der Zusammenstellung der Gesamtrezepturen miteinbezogen.

VITALSTOFFE IM „BAUKASTENSYSTEM"

Als Basisversorgung für eine ausreichende Mikronährstoffkonzentration gilt das einmalige „Baukastensystem" der HCK®-Vitalstoffmischungen, die der Apotheker individuell nach Rezepturvorlage zusammenstellen kann. Der Einzelne erhält exakt eine Dosierungsvorgabe. Möglich ist z. B. auch bei Bedarf Arginin, eine wichtige Aminosäure, mit einmischen zu lassen. Die Besonderheit dieses Systems ist die individualisierte Rezeptur, die nach regelmäßigen Kontrollen den neuen Gegebenheiten angepasst werden kann.

Die Gesamtrezeptur kann neben dieser Basisversorgung von HCK® je nach Bedarf noch einige Monopräparate beinhalten. Dies können Magnesium, L-Tryptophan, Omega-3-Fettsäuren, Jodid 100 oder auch Schilddrüsenmedikamente sein, wie z. B. L-Thyroxin und Eisenpräparate, die dann aber isoliert eingenommen werden müssen. Als Ergänzung dient eine qualitativ hochwertige Aminosäurenmischung. Hier ist nicht die Gesamtmenge an Eiweiß entscheidend, sondern die Qualität z. B. der Kollagenpeptide (Arginin, Methionin, Prolin etc), die für die Funktionserhaltung beanspruchter Bindegewebsstrukturen (Sehnen, Bänder, Muskeln, Knorpel) von elementarer Bedeutung ist.

Entscheidend für die Wirksamkeit des Vitalstoffpräparats ist dessen ausgewogene Zusammensetzung und Bioverfügbarkeit im Körper. Am besten werden Vitalstoffe vom Körper aufgenommen, wenn sie, wie in Obst und Gemüse, in pflanzliche Zellen eingebaut sind. Man spricht dann von einem *kolloiden* Zustand. Alles, was wächst und als Nahrung dient, befindet sich in einem kolloiden Zustand.

HCK®-Vitalstoffgranulate sind Vitamine, Mineralien, Spurenelemente, Bioflavonide und Ballaststoffe, die in ein pflanzliches Hydrokolloid (*Guarin,* aus Guar gewonnen) eingearbeitet werden. Die resultierenden Resorptionseigenschaften der Vitalstoffe sind wie in der Natur optimal aufeinander abgestimmt. Die mit dem HCK®-Verfahren eingebetteten Vitalstoffe:

■ garantieren eine optimale Verteilungsform im Körper;
■ garantieren eine verzögerte Abgabe über Stunden aus dem Magen-Darm-Trakt;
■ verhindern gegenseitige Störverhältnisse der Vitalstoffe untereinander;

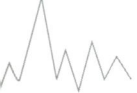

- sind individuell auf den jeweiligen Mikrovitalstoffbedarf abstimmbar, basierend auf den Ergebnissen des funktionellen Energiestoffwechsels und der intrazellulären Mikronährstoffanalyse;
- vereinbaren Vitamine, Mineralien, Spurenelemente, Bioflavonoide und Ballaststoffe.

„Energie auf Rezept" kann nachweislich die Elastizität beanspruchter Bindegewebsstrukturen (Bänder, Sehnen, Muskeln) erhöhen, wirkt präventiv und wird zukünftig in der Rehabilitation eine herausragende Bedeutung erhalten (s. S. 16-17).

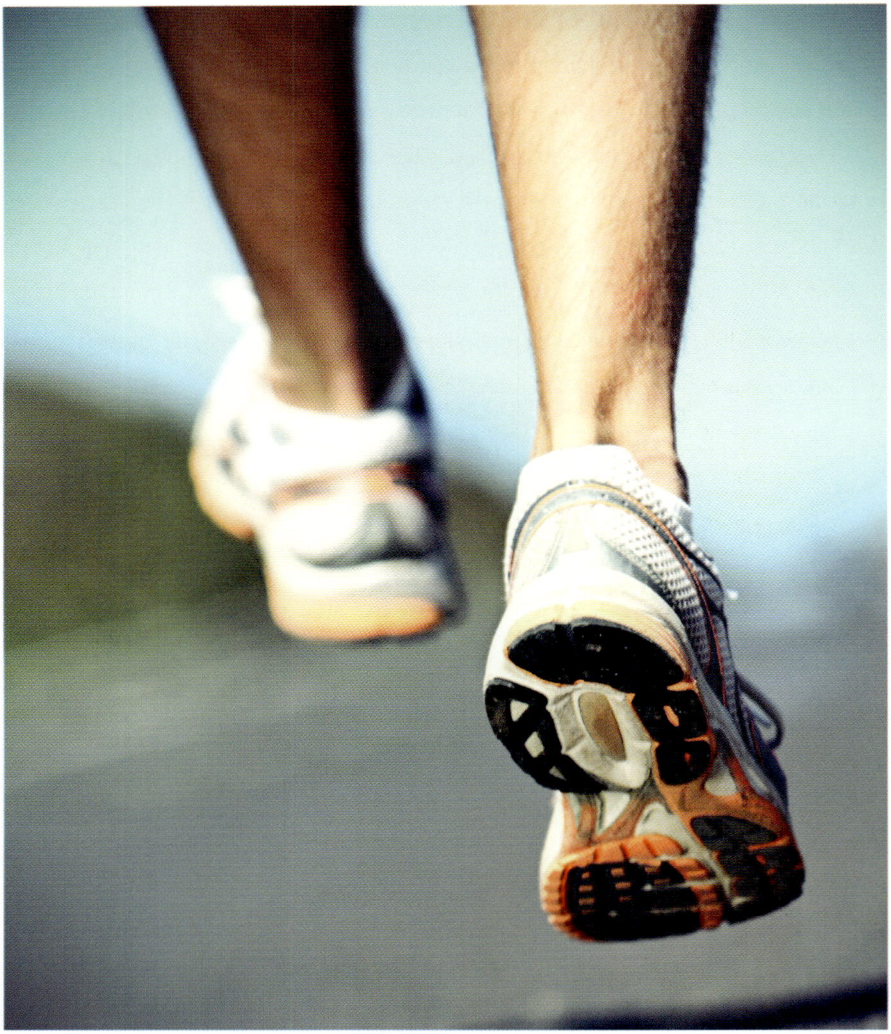

7.2 „CASE REPORTS" (FALLBEISPIELE) VON FÜHRUNGSKRÄFTEN

FALLBEISPIEL EINER 48-JÄHRIGEN FÜHRUNGSKRAFT

Nach erfolgter Anamnese ergibt sich folgendes Erscheinungsbild:

- Vorstandsmitglied und Geschäftführerin Personal eines Computerunternehmens mit 2.500 Mitarbeitern, geschieden, zwei Kinder;

- Körpergröße: 165 cm;

- Gewicht: 57 kg;

- sportlich aktiv 4 x in der Woche jeweils 1 h Jogging (mit Herzfrequenzkontrolle);

- letzte kardiologisch-internistische Untersuchung vor zwei Monaten: ohne Befund;

- bisherige Blutuntersuchungen zeigen keine Auffälligkeiten (unauffälliger Hormonstatus);

- bewusstes Ernährungsverhalten im Sinne der DGE (Deutsche Gesellschaft für Ernährung);

- Trinkverhalten: ca. 0,5 l Kaffee täglich sowie 2,5 l Mineralwasser, bei sportlicher Betätigung bis zu 3,5 l, selten Alkohol;

- klimakterische Beschwerden („Hitzewellen", zunehmende Stimmungsschwankungen);

- zunehmende Erschöpfungszustände;

- fehlende mentale Frische;

- vermehrte Müdigkeit, Antriebslosigkeit;

- gute Schlafqualität.

Persönliche Stellungnahme

Ich fühle mich zunehmend überfordert mit alltäglichen Herausforderungen in den letzten Monaten. Mein sportliches Trainingsprogramm hat sich nicht verändert. Ich laufe regelmäßig 4-5 x in der Woche 45-60 min in lockerem Tempo. Privat hat sich nichts verändert. Meine Töchter studieren und ich kann mich ganz meiner Arbeit widmen, die mir auch bisher immer viel Spaß und Erfüllung gegeben hat. Ich bin sehr dankbar und genieße das Privileg, als Frau im Vorstand arbeiten zu können und im Personalbereich verantwortlich für viele Mitarbeiter zu sein. Aber in letzter Zeit erreiche ich mental, aber

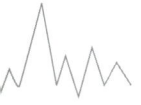

auch physisch meine Grenze. Ich bin gut trainiert und doch nicht stark belastbar. Ich habe schon sehr positives Feedback von einigen meiner Geschäftspartner über „Energie auf Rezept" gehört. Irgendetwas scheint bei mir nicht optimal zu funktionieren. Mein letzter Hormonstatus beim Facharzt war unauffällig. Eine umfassende Analyse möglicher fehlender Substanzen bei einem weiteren Spezialisten brachte kein Ergebnis. Der „Anti-Aging-Spezialist" meinte, er könne durch die gezielte Gabe von Hormonen meinen derzeitigen Zustand schnell verbessern. Ich lehne diese Art der Behandlung rigoros ab. Es existieren überhaupt keine Langzeitstudien. Seitdem ich die Ergebnisse meines Geschäftspartners gesehen habe, bin ich „Feuer und Flamme". „Dieses Konzept wird dir helfen", sage ich mir. Mein Ernährungsverhalten ist schon im Vergleich zu meinen Kollegen sehr gut. Mit einfachen Speichelproben werde ich zunächst 4 x täglich ein Tagesprofil meiner Stressbelastungen (Cortisol) messen lassen.

Ergebnis meiner ersten Untersuchung

Die Bewertung meiner Ergebnisse erfolgt in Bezug auf mein Alter, Größe, sportliche Aktivität und die beschriebenen Befindlichkeitsstörungen.

- Das Stresshormonprofil Cortisol zeigt ein sehr angespanntes vegetatives Nervensystem.
- Mein dreitägiges Säure-Basen-Profil zeigt einen primär basischen Stoffwechselzustand und bietet so eine gute Aufnahmefähigkeit für Mikronährstoffe.
- Meine Schilddrüsenhormone sind grenzwertig und tendieren in Richtung Unterfunktion. Ich bin erstaunt, da bei meiner letzten medizinischen Untersuchung vor einem halben Jahr angeblich kein Handlungsbedarf bestanden hat.
- Mein funktioneller Energiestoffwechsel zeigt einige Auffälligkeiten u. a. die hohe Konzentration einer Säure, deren Name ich nicht richtig aussprechen kann (Alphaketoglutarsäure), die, wie man mir erklärte, zu einer frühzeitigen mentalen Ermüdung führen kann.
- Auffällig sind auch die niedrigen Konzentrationen einiger Aminosäuren, die für das Hormonsystem von wichtiger Bedeutung sind.
- Meine Ferritinkonzentration ist für sportliche Frauen deutlich erniedrigt, obwohl ich vor dem Untersuchungszeitpunkt keine Menstruation gehabt habe.
- Es besteht deutlicher Optimierungsbedarf im Bereich einiger Mikronährstoffe, die nicht im Vollblut oder Serum, sondern intrazellulär gemessen werden, ich erwähne

dies besonders, da die Ergebnisse meiner Voruntersuchungen keine Defizite aufgezeigt haben.

Die umfassenden Analysen ermöglichen die Erstellung einer individuellen Rezeptur, die wie folgt aussieht:

„Energie auf Rezept" für 48-jährige Frau (Vorstand Personal)

Wirkstoff	Tagesdosis	Wirkstoff	Tagesdosis
Vitamine		**Spurenelemente**	
Vitamin A (Retinol)	1 mg	Chrom	100 µg
Vitamin B$_1$ (Thiamin)	20 mg	Mangan	10 mg
Vitamin B$_2$ (Riboflavin)	20 mg	Kupfer	4 mg
Vitamin B$_6$ (Pyridoxin)	40 mg	Selen	150 µg
Vitamin B$_{12}$ (Cyanocobalamin)	380 µg	Zink	48 mg
Vitamin C (Ascorbinsäure)	1.500 mg	**Mineralstoffe**	
Vitamin D3	30 µg	Kalzium	200 mg
Natürliches Vitamin E	200 g	Kalium	100 mg
Davon Alpha-Tocopherol	174,1 mg	Silicium	20 mg
		Quasivitamine	
Gama-Tocopherol	20 mg	Cholin	160 mg
Natürliches Carotinoide	8 mg	Koenzym Q$_{10}$	90 mg
Davon Alpha-Carotin	80 µg	Inositol	120 mg
		L-Carnitin	200 mg
Beta-Carotin	1,9 mg	PABA	40 mg
Cryptoxanthin	15 µg	**Pflanzenextrakte**	
Lutein	8,0 mg	Grünteeextrakt	350,8 mg
Zeaxanthin	15,0 g	Zitrusbioflavonoide	200,5 mg
Biotin (Vitamin H)	100 mg	Rotweinextrakt	350,8 mg
Folsäure (Vitamin B$_9$)	1,6 mg	**Balaststoffe**	
Niacin (Vitamin B$_3$)	20 mg	Guarkernmehl	3.117,8 mg
Pantothensäure	40 mg	HPMCellulose	139,6 mg
Wenn mit Jod*			

Zusätzliche Aminosäuren in Sonderfällen
Arginin   2.000 mg

HCK® Rezept-Nr.: 12689210
Tagesvolumen 29 ml (2,9 Messlöffel)

Einnahme:
Morgens ½ der Tagesmenge 1,45
Mittags ½ der Tagesmenge 1,45

Zusätzlich:
- Morgens: Jodid 100 morgens 10 min vor dem Frühstück.
- Mittags: Aminosäuren in vorgegebener Dosierung (Aktivierung des Hormon- und Gehirnstoffwechsels).
- Abends zum Essen Eisenpräparate 4 x in der Woche (Mo, Mi, Fr, So).
- 300 mg Magnesium als Mikropellet auf der Zunge zergehen lassen.

Abb. 96

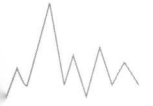

Persönliche Stellungnahme nach vier Monaten „Energie auf Rezept"

Nachdem ich vier Monate „Energie auf Rezept" durchgeführt habe, fühle ich mich wie verwandelt. Ich bin nicht mehr müde und habe das Gefühl, Bäume ausreißen zu können. Aufkommende Stressoren kann ich viel besser tolerieren. Dies zeigen auch die deutlich positiven Entwicklungen der gemessenen Stresshormone (s. Abb. 97). Meine mentale Fitness ist so gut geworden, dass die vor einigen Monaten noch starken Überforderungssymptome wie weggeblasen sind. Meine klimakterischen Beschwerden sind kaum noch spürbar. Dies wundert mich doch sehr. Ich hätte nicht gedacht, dass in so kurzer Zeit diese positive Veränderungen eintreten könnten. Dieses Erfolgskonzept ist für mich persönlich genial, und ich kann anderen Führungskräften nur empfehlen, dieses frühzeitig anzuwenden, sodass Sie gar nicht erst in eine Situation hineinkommen werden, wie ich sie erlebt habe

Erfahrung nach insgesamt vierjähriger Anwendung „Energie auf Rezept"

Nach vierjähriger Anwendung profitieren nicht nur meine Vorstandskollegen von diesem Energiekonzept, sondern auch die zweite und dritte Führungsebene in unserem Unternehmen – und diese sind absolut begeistert. 1 x jährlich lassen wir unseren Energiestatus regelmäßig messen und die Rezepturen den neuen Gegebenheiten anpassen. In den letzten vier Jahren hat sich in unserem Unternehmen eine wirklich tolle Entwicklung vollzogen. Ich hätte nicht für möglich gehalten, dass auch bei meinen Kollegen eine derartige Euphorie ausgebrochen ist. Die mentale Leistungsfähigkeit hat enorm zugenommen, und wir nutzen unsere neue Energie für innovative Projekte. Von diesen außergewöhnlich positiven Erfahrungen werden zukünftig immer mehr Führungskräfte auch in anderen Unternehmen profitieren. Ich persönlich bin davon überzeugt, dass mit dieser Methode Überlastungsreaktionen bei Führungskräften schon im Vorfeld zu vermeiden sein werden.

Hier nun die Ergebnisse meiner Untersuchungen

Bei mir wurde eine latente Unterfunktion der Schilddrüse diagnostiziert. Nun nehme ich morgens 10 min vor dem Frühstück 1 x Jodid 100 bis zur nächsten Kontrolluntersuchung. Von der HCK®-Mischung, die ein Apotheker für mich zusammengestellt hat, nehme ich morgens 1,4 Messlöffel zum Frühstück ein. Der Ferritinwert ist deutlich erniedrigt und kann trotz sportlicher Aktivität zu vermehrter Müdigkeit führen. Dies war

ja bei mir der Fall. Aus diesem Grund muss ich abends zum Essen ein Eisenpräparat ein-
nehmen. Eine Stunde vor dem Schlafengehen muss ich dann Magnesium als Mikropellet
mit 300 mg auf der Zunge zergehen lassen. Eine optimale Aufnahme erfolgt so zum Teil
schon über die Mundschleimhäute.

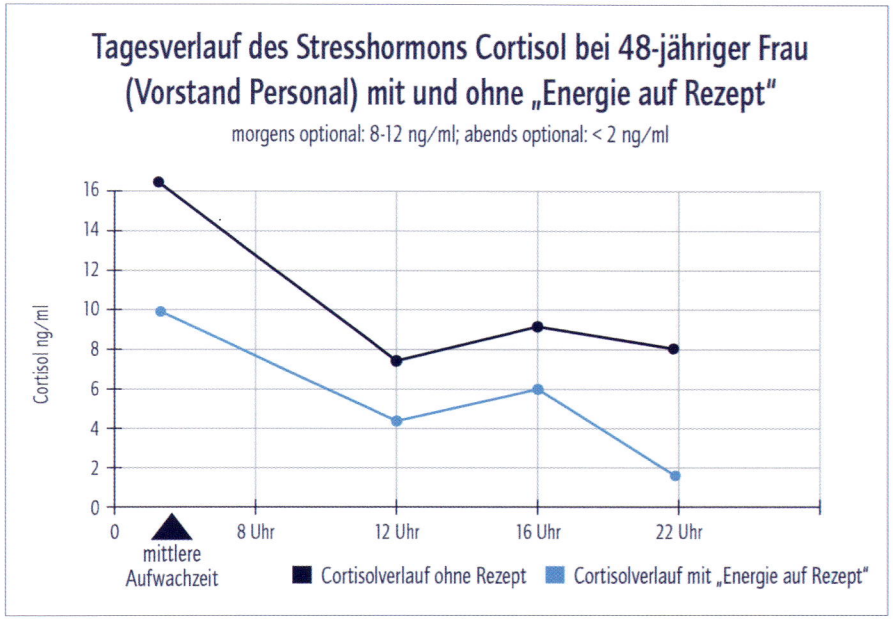

Abb. 97

Ich war sehr erstaunt, dass man mit diesem Konzept dazu in der Lage ist, den funktionellen Energiestoffwechsel zu messen. Meine Werte zeigen eine deutlich erhöhte Säure
(Alphaketoglutarsäure) und eine erhöhte Pyruvatkonzentration. Ich habe mir erklären
lassen, dass bei mir zunächst sechs verschiedene Säuren und Stoffwechselprodukte gemessen werden, die aufzeigen können, welche Einschränkungen bzw. biochemischen
Störungen bei mir vorliegen. Abb. 99 zeigt, dass die dunkelblauen Balken die roten
erreichen, und dies sind die beiden genannten Werte. Nach vier Monaten „Energie
auf Rezept" zeigen die hellblauen Balken, dass sich alle Bereiche normalisiert haben
(s. Abb. 98). Ich kann jetzt erkennen, wie sich nun das gesamte Spektrum der Mikronährstoffe oberhalb von 20 % der Medianwerte befindet (s. Abb. 99), und zwar mit Daten, bezogen auf Personen in meinem Alter, Lebensstil und den beschriebenen Befindlichkeitsstörungen. Dies ist von entscheidender Bedeutung für die Bewertung meiner

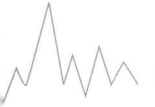

Ergebnisse. Die Laborzentren messen zwar, aber die richtige Bewertung kann nur dann erfolgen, wenn auch meine Lebensumstände mit berücksichtigt werden. Durch die individualisierte Rezeptur „Energie auf Rezept" lassen sich nun deutliche Veränderungen aufzeigen (s. Abb. 99, 100, 101). Für mich persönlich als rational denkender Mensch ist die gravierende Reduzierung der Stresshormone (mit einfachen Speichelproben über den Tag gemessen) durch die individualisierte Rezeptur der beste Nachweis für die Einmaligkeit und Wirksamkeit des Konzepts (s. Abb. 98).

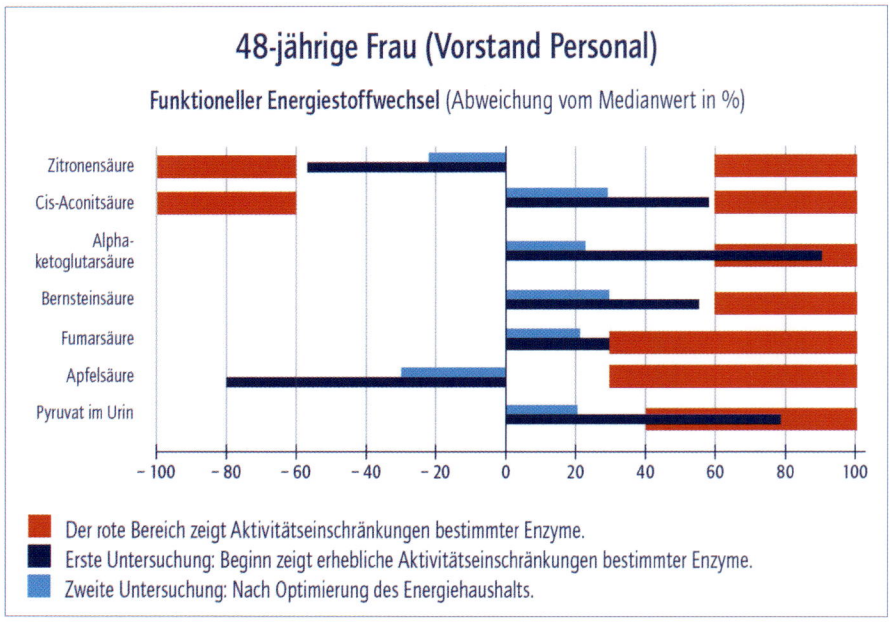

Abb. 98

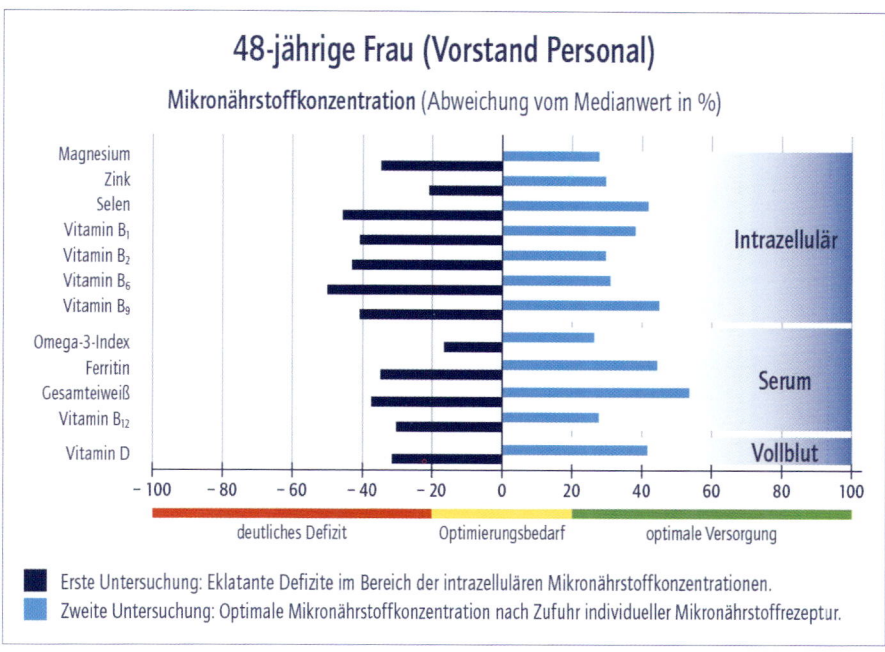

Abb. 99

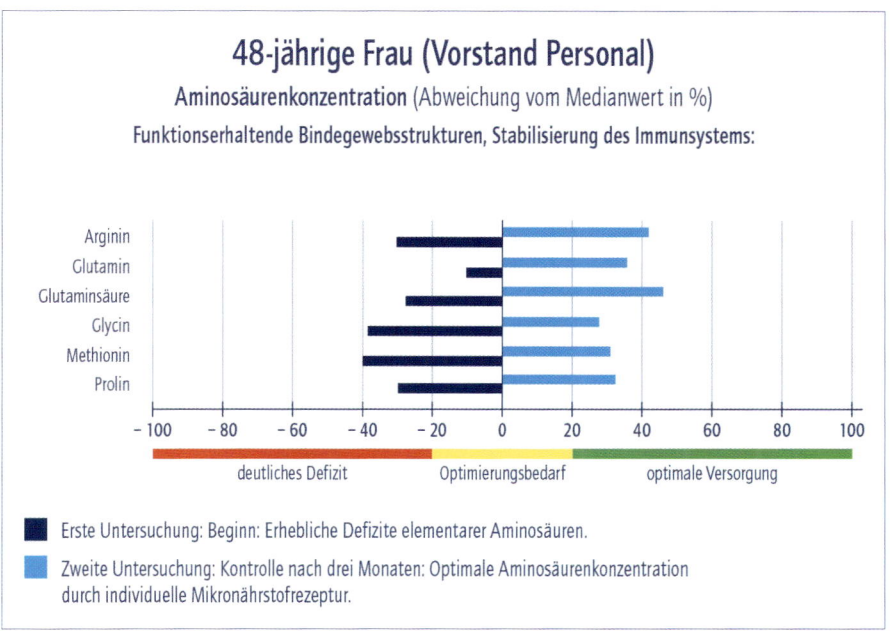

Abb. 100

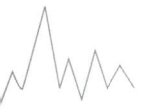

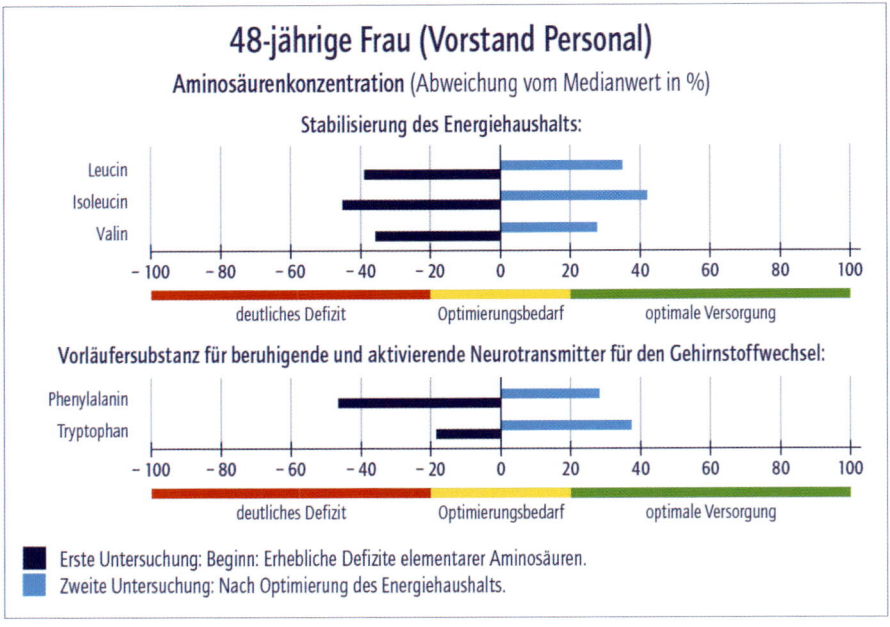

Abb. 101

Fallbeispiel einer 45-jährigen Führungskraft

Nach erfolgter Anamnese ergibt sich folgendes Erscheinungsbild:

- Wirtschaftsingenieur, Geschäftsführer Finanzen eines metallverarbeitenden Unternehmens mit 8.500 Mitarbeitern, verheiratet, zwei Kinder;
- Körpergröße: 192 cm;
- Gewicht: 95 kg;
- früher Leistungssport: Handball (bis zum 29. Lebensjahr), sportlich erst wieder seit drei Jahren aktiv;
- 3 x in der Woche Jogging ca. 45 min (Kontrolle mit Herzfrequenzmesser);
- letzte kardiologisch-internistische Untersuchung vor einem halben Jahr: ohne Befund;
- bisherige Blutuntersuchungen zeigen keine Auffälligkeiten;
- normalerweise bewusstes Ernährungsverhalten: auf Geschäftsreisen nicht immer die Zeit, auf eine gesunde Ernährung zu achten;
- Trinkverhalten: ca. 0,5 l Kaffee täglich sowie 1,5 l Mineralwasser, bei Sport bis zu 2,5 l, selten Alkohol;
- vermehrt auftretender Erschöpfungszustand;
- innere Unruhe hat zugenommen, deutlich erhöhte Reizbarkeit;
- Stresstoleranz hat deutlich abgenommen;
- schlechte Schlafqualität.

Persönliche Stellungnahme

Mein Beruf macht mir wirklich Spaß, die große Verantwortung, die Kommunikation mit Mitarbeitern, das Arbeiten im Team und die permanenten beruflichen Herausforderungen im Ausland. Seit drei Jahren gehe ich regelmäßig 2-3 x in der Woche ca. 45 min joggen, ohne Leistungsanspruch an mich selbst. Ich bin glücklich verheiratet, habe zwei Kinder (Alter: drei und fünf Jahre). Seit einiger Zeit bemerke ich eine fehlende mentale Fitness (tagsüber schlechte Konzentration), schwitze nachts leicht, bin häufig abends müde, verspüre eine gewisse innere Unruhe über den Tag und verliere meine „innere Contenance" – zeige dies natürlich äußerlich nicht. Schlafe nachts sehr gut ein, aber nicht durch. Wache immer mal wieder auf. Außerdem verspürte ich vermehrt Stimmungsschwankungen. Progressive Muskelrelaxation oder autogenes Training, das

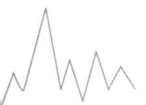

mir ein Therapeut empfohlen und vermittelt hat, führte zu keiner Veränderung. Nach dem Jogging habe ich vereinzelt einen leichten Krampf in der Wade. Aus diesem Grunde nehme ich regelmäßig Magnesium ein. Meine Frau sagte mir vor Kurzem, dass ich sehr angespannt wirke und nicht mehr so ausgeglichen sei wie früher. Dann hat sie mir aus der Apotheke Vitamine geholt, diese habe ich dann morgens eingenommen. War gar nicht billig, die Befindlichkeitsstörungen wurden dennoch nicht wirklich besser, im Gegenteil: Ich konnte nachts noch schlechter schlafen. Aus welchem Grunde, weiß ich nicht. Mein befreundeter Arzt sagte mir: „Diese kannst du sofort in die Tonne werfen, die bringen nichts, kosten nur Geld."

Ergebnis meiner ersten Untersuchung

Die Bewertung der Ergebnisse erfolgte immer in Bezug auf Alter, Größe, Geschlecht, Vorerkrankungen, sportliche Aktivität und die beschriebenen Befindlichkeitsstörungen.

- Meine Schilddrüsenhormone tendieren in Richtung Überfunktion. Im medizinischen Sinne besteht aber kein Handlungsbedarf.
- Die teuren Vitaminpräparate, die ich von meiner Frau erhalten habe, sind kontraproduktiv, denn sie enthalten zusätzlich Jod und verstärken meine innere Unruhe.
- Mein funktioneller Energiestoffwechsel zeigt Aktivitätseinschränkungen bestimmter Enzyme, die zu biochemischen Störungen geführt haben.
- Eine Aminosäure, deren Name ich mir schlecht merken kann (Tryptophan), ist deutlich erniedrigt. Diese ist für meinen schlechten Schlaf und meine zunehmenden Stimmungsschwankungen von Bedeutung.
- Mein Omega-3-Index ist sehr niedrig und kann so vermehrte Stimmungsschwankungen forcieren.
- Eine gute mentale Fitness ist nur oberhalb von 20 % der Medianwerte der einzelnen Mikronährstoffe möglich. Ich liege deutlich niedriger in Bezug auf vergleichbare Personen in meinem Alter (obwohl meine vorherige Analyse beim Hausarzt keine Auffälligkeiten gezeigt hat).

Persönliche Stellungnahme nach drei Monaten „Energie auf Rezept"

Nachdem ich drei Monate „Energie auf Rezept" durchgeführt habe, fühle ich mich wie ausgewechselt. Ich hatte am Anfang leichte Blähungen. Diese hörten aber nach zwei Wochen schon auf. Meine Frau sagte zu mir: „Du bist viel ausgeglichener, obwohl deine beruflichen Anforderungen noch weiter zugenommen haben." Sie hat recht, da ich selbst viel gelassener mit auftretenden Stressoren umgehe und mittlerweile auch in den absoluten Stressphasen Contenance bewahre. Mich wundert, dass die abendliche Einnahme der einzelnen Aminosäure Tryptophan, deren Name für mich immer exotisch klingen wird, so eine positive Wirkung auf mein Schlafverhalten hat. Nach ca. fünf Tagen konnte ich schon erheblich besser schlafen – und dies ohne Medikament. Die individualisierte Mikronährstoffrezeptur hat zu einer deutlichen Senkung der Alpha-Ketoglutarsäure geführt. Dies hört sich so an, als wenn ich ein Experte geworden wäre, aber Sie sehen mittlerweile, dass ich einige Zusammenhänge schon verstanden habe: Ein Anstieg dieser Säure bedeutet eine vermehrte zentrale Ermüdung.

Erfahrung nach insgesamt fünfjähriger Anwendung „Energie auf Rezept"

Ich bin absolut begeistert von dem Konzept „Energie auf Rezept". 1 x jährlich lasse ich nun seit fünf Jahren meinen Energiestatus messen und erhalte, je nach meiner derzeitigen Situation, eine veränderte Rezeptur. Gerade dies empfinde ich als hervorragend, dass die Rezeptur an meine persönlichen Lebensumstände angepasst wird. Viele meiner Geschäftspartner profitieren mittlerweile auch schon seit Jahren von diesem einmaligen Konzept. Zunehmende Erschöpfungszustände oder fehlende mentale Fitness sind seitdem tabu. Mein Wunsch: die Gesundheit und Leistungsfähigkeit zu erhalten durch frühzeitiges Erkennen von biochemischen Störungen und deren Korrektur. Dies ist die Zukunft in unserem extrem anspruchsvollen Beruf! Eine wahre Pionierarbeit und für mich mit fantastischen Ergebnissen.

7.3 „CASE REPORTS" (FALLBEISPIELE) VON LEISTUNGS- UND SPITZENSPORTLERN

FALLBEISPIEL EINES 34-JÄHRIGEN SELBSTSTSTÄNDIGEN

Nach erfolgter Anamnese ergibt sich folgendes Erscheinungsbild:

- selbstständig, Dienstleistungsunternehmen im Bereich Altersvorsorge, drei Mitarbeiter, verheiratet, zwei Kinder;

- Körpergröße: 178 cm;

- Gewicht: 67 kg;

- Leistungssportler: sportlich sehr aktiv, nach Marathonlauf „Burn-out" mit Klinikaufenthalt und Einnahme von Antidepressiva;

- letzte kardiologisch-internistische Untersuchung vor drei Wochen;

- bisherige Blutuntersuchungen zeigen keine Auffälligkeiten;

- bewusstes Ernährungsverhalten im Sinne der DGE (Deutsche Gesellschaft für Ernährung);

- Trinkverhalten: ca. 0,5 l Kaffe täglich sowie 3,5 l Mineralwasser, bei sportlicher Betätigung bis zu 4 l, kein Alkohol;

- beruflich sehr angespannt – viele gute Neukunden mit steigendem Umsatz;

- innere Unruhe;

- vereinzelt auftretende Angstzustände trotz Medikation;

- fehlende mentale Frische;

- schlechte Schlafqualität.

Persönliche Stellungnahme

Seit Beginn meiner Selbstständigkeit vor zwei Jahren habe ich viele neue Kunden gewinnen können, die mir eine gute wirtschaftliche Basis ermöglichen. 10-13 h Arbeit sind normal und machen mir Spaß, obwohl die beruflichen Belastungen schon grenzwertig gewesen sind. Da ich immer schon sehr ehrgeizig gewesen bin, entschloss ich mich, den Marathon in Berlin unter 2:30 h zu laufen. Da ich früher schon sehr gute Laufzeiten auf kürzeren Strecken erzielen konnte, war dieses Ziel auch realistisch. Jede Minute meines Tages war durchorganisiert. Meine Frau und mein beiden Kinder unterstützen mein Vorhaben. 15-20 h in der Woche habe ich für das Training aufbringen müssen, um dieses Ziel zu erreichen. Dann war es soweit, es gelang mir tatsächlich, diese Zeit zu erreichen – allerdings mit der Konsequenz eines anschließenden Klinikaufenthalts nach vermehrt auftretenden Panikattacken nachts. Ich war nicht mehr dazu in der Lage, ohne Psychopharmaka abzuschalten und hatte bis zu diesem Zeitpunkt keine Lebensqualität mehr. Meine „Akkus" sind immer noch total leer. Dann habe ich in einer Fernsehzeitschrift eine Kolumne von Prof. Wienecke über das Thema: Beruf – Sport – Burn-out gelesen und habe sofort gedacht: Dieses Energiekonzept wird mir helfen, in mein normales Leben zurückzufinden.

Ergebnis meiner ersten Untersuchung

- Die „Akkus" in meinem Körper sind total erschöpft, bestimmte Messungen zeigen die sehr starke Beanspruchung von körpereigenen Strukturproteinen.

- Ich tendiere in Richtung Überfunktion der Schilddrüse. Ein TSH-Basalwert von < 1,3 µIU/ml kann nachweislich zu einer sehr starken Anspannung des vegetativen Nervensystems führen (Sympathikotonie). Dies reduziert ganz erheblich die Wiederauffüllung bestimmter Glykogenspeicher in der Leber und Muskulatur und führt sehr schnell zu Überlastungsreaktionen.

- Mein funktioneller Energiestoffwechsel zeigt erhebliche Aktivitätseinschränkungen bestimmter Enzyme, die zu einer Blockierung des gesamten Systems geführt haben.

- Eine deutlich erhöhte, bestimmte Säure hat zu einem starken Ammoniakanfall geführt, der eine zunehmende zentrale Ermüdung auslöst.

- Auffällig sind vor allem die niedrigen Konzentrationen einiger Aminosäuren, die für den Gehirnstoffwechsel von Bedeutung sind.

- Auffällig sind auch die deutlich erniedrigten intrazellulären Magnesium- und B-Vitamin-Konzentrationen.

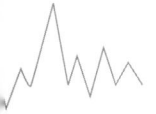

Persönliche Stellungnahme nach sechs Wochen „Energie auf Rezept"

Nach sechs Wochen „Energie auf Rezept" habe ich Phänomenales zu berichten. Auch wenn meine Frau sagt, ich sei zur Zeit eine lebende Biogasanlage, ist die Entwicklung beinahe unglaublich. Ich habe meine Ernährung gemäß den Empfehlungen umgestellt und überraschenderweise gar kein Verlangen nach Süßigkeiten mehr, welche ich sonst immer in großen Mengen zu mir nahm.

Auch gesundheitlich geht es immer besser. So konnte ich mein Antidepressivum (gegen die Panikattacken) bereits nach drei Wochen um die Hälfte reduzieren und nach sechs Wochen komplett absetzen. Die heftigen Panikattacken bleiben jetzt sogar komplett aus. Eine derart schnelle Reaktion hätte ich nie für möglich gehalten! Zusammenfassend lässt sich sagen, so gut wie zur Zeit ging es mir schon seit einem Jahr nicht mehr.

An den Leiter und die Mitarbeiter von SALUTO: Sie sollten Ihre Erkenntnisse und Erfahrungen auf den psychischen Bereich der Gesundheit ausweiten. Ein Professor der Uniklinik Münster, welchem ich im Rahmen einer Behandlung von Ihren Theorien berichtete, tat diese mit den Worten ab: „Ernährung hat nichts mit der Psyche zu tun, das ist nicht erwiesen!" Mal schauen, was der nächsten Monat sagt, wenn ich ihm mitteile, dass ich ganz ohne „seine" Psychopharmaka auskomme.

Nach meinem persönlichen Leidensweg bin ich sehr dankbar und froh, zufällig das geniale Konzept „Energie auf Rezept" kennengelernt zu haben. Ich bin fest davon überzeugt, dass dieser Methode die Zukunft gehören wird. Lassen Sie es gar nicht so weit kommen und in eine Situation geraten, wie ich sie erlebt habe.

FALLBEISPIEL EINES 22-JÄHRIGEN PROFI-FUSSBALLSPIELERS
EINES SPITZENTEAMS IN ITALIEN

Nach erfolgter Anamnese ergibt sich folgendes Erscheinungsbild:

- letzte kardiologisch-internistische Untersuchung vor zwei Monaten: ohne Befund;
- bisherige Blutuntersuchungen zeigen keine Auffälligkeiten;
- bewusstes Ernährungsverhalten im Sinne der DGE (Deutsche Gesellschaft für Ernährung);
- Trinkverhalten: ca. 0,5 l Kaffee täglich sowie 3,5 l Mineralwasser mit einer hohen Hydrogenkarbonatkonzentration (> 1.500 mg/l);
- vermehrte Infekte, die zu Trainingsunterbrechungen geführt haben;
- zunehmende Erschöpfungszustände mit Leistungsschwankungen;
- fehlende mentale Frische;
- häufige Müdigkeit.

Persönliche Stellungnahme (übersetzt aus dem Englischen)
Mein Trainer sagte mir, dass mein Leistungspozential noch nicht ausgeschöpft sei und ich eine gute Perspektive habe, eine zentrale Rolle in der Nationalmannschaft zu spielen. Alle Stationen der Jugend- und Juniorennationalmannschaften habe ich schon mit Bravour bestanden. Aber in den letzten anderthalb Jahren haben immer wieder Infekte zu einem Trainingsstopp geführt. Seit einem halben Jahr fühle ich mich mental nicht mehr so frisch und empfinde zunehmende Erschöpfungszustände, die bei mir zu Leistungsschwankungen geführt haben. Ich habe schon von vielen meiner Mitspieler gehört, die schon über längere Zeiträume „Energie auf Rezept" praktizieren und außergewöhnlichen Erfolg in ihrer Leistungsentwicklung erzielen konnten. In Italien werden zwar auch detaillierte Analysen durchgeführt, aber bei mir konnte nichts festgestellt werden. Ich bin mir aber sicher, dass mit dieser zur Zeit einmaligen Untersuchung meine Leistungsentwicklung und „mentale Frische" zu optimieren ist und mein Anspruch, Stammspieler in der Nationalmannschaft zu werden, dann auch erreichbar sein wird.

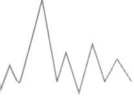

„Energie auf Rezept" für einen
22-jährigen Profi-Fußballspieler (Nationalspieler)

Wirkstoff	Tagesdosis	Wirkstoff	Tagesdosis
Vitamine		**Spurenelemente**	
Vitamin A (Retinol)	1 mg	Chrom	250 µg
Vitamin B₁ (Thiamin)	50 mg	Mangan	10 mg
Vitamin B₂ (Riboflavin)	30 mg	Kupfer	4 mg
Vitamin B₆ (Pyridoxin)	40 mg	Selen	200 µg
Vitamin B₁₂ (Cyanocobalamin)	780 µg	Zink	48 mg
Vitamin C (Ascorbinsäure)	1.500 mg	**Mineralstoffe**	
Vitamin D3	55 µg	Kalzium	200 mg
Natürliches Vitamin E	200 g	Kalium	400 mg
Davon Alpha-Tocopherol	174,1 mg	Magnesium	300 mg
		Silicium	40 mg
Gama-Tocopherol	20 mg	**Quasivitamine**	
Natürliches Carotinoide	8 mg	Cholin	200 mg
Davon Alpha-Carotin	80 µg	Koenzym Q₁₀	120 mg
		Inositol	120 mg
Beta-Carotin	1,9 mg	L-Carnitin	500 mg
Cryptoxanthin	15 µg	PABA	40 mg
Lutein	6,0 mg	**Pflanzenextrakte**	
Zeaxanthin	15,0 g	Grünteeextrakt	380,9 mg
Biotin (Vitamin H)	100 mg	Zitrusbioflavonoide	260,5 mg
Folsäure (Vitamin B₉)	2 mg	Rotweinextrakt	380,8 mg
Niacin (Vitamin B₃)	40 mg	**Balaststoffe**	
Pantothensäure	60 mg	Guarkernmehl	3.517,8 mg
Wenn mit Jod*		HPMCellulose	145,6 mg

Zusätzliche Aminosäuren in Sonderfällen
Arginin   3.000 mg

HCK® Rezept-Nr.: 12688920
Tagesvolumen 35 ml (3,4 Messlöffel)

Einnahme:
Morgens ½ der Tagesmenge 1,7
Mittags ½ der Tagesmenge 1,7

Zusätzlich:
- Morgens: Jodid 100 morgens 10 min vor dem Frühstück.
- Morgens und mittags: Omega-3-Fettsäuren 2 Kapseln morgens und eine mittags (1 Kapsel enthält 300 mg EPA und 200 DHA).
- 60 g einer komplexen Aminosäurenmischung mit einem hohen Anteil an Kollagenpeptiden (Arginin, Methionin, Prolin etc.).
- Einnahme 20 g vor dem 1. Training, 20 g direkt nach dem 1. Training und 20 g nach dem 2. Training.
- 300 mg Magnesium als Mikropellet auf der Zunge zergehen lassen.

Abb. 102

Ergebnis meiner ersten Untersuchung

- Die „Akkus" in meinem Körper sind total erschöpft, bestimmte Messungen zeigen die sehr starke Beanspruchung von körpereigenen Strukturproteinen (Pyridinium-Crosslinks) und einen immensen Substanzverlust.

- Ich tendiere in Richtung Unterfunktion der Schilddrüse. Ein TSH-Basalwert von 3,3 µIU/ml kann nachweislich zu einer zunehmenden mentalen Ermüdung führen. Ein TSH-Basalwert > 2,8 führt bei Leistungssportlern schon zu einer schlechteren Regeneration nach intensiven Belastungen (Gefühl der zunehmenden Müdigkeit).

- Mein funktioneller Energiestoffwechsel zeigt erhebliche Aktivitätseinschränkungen bestimmter Enzyme, die zu einer Blockierung des gesamten Systems geführt haben.

- Bei mir ist eine Säure deutlich erhöht (Alphaketoglutarsäure), dies hat zu einem starken Ammoniakanfall geführt, so erklärte man mir, der eine zunehmende zentrale Ermüdung auslöst.

- Auffällig sind vor allem die niedrigen Konzentrationen einiger Aminosäuren, die für den Gehirnstoffwechsel von Bedeutung sind. Auffällig ist die deutlich erniedrigte Arginin- und Tryptophankonzentration. Letzteres kann auch die sehr schwankende Stimmungslage bei mir erklären.

Persönliche Stellungnahme nach vier Monaten „Energie auf Rezept"

Nachdem ich vier Monate „Energie auf Rezept" praktiziert habe, fühle mich wie ausgewechselt. Ich erlebe eine „mentale Frische", die ich in den letzten Jahren schon lange nicht mehr so empfunden habe. Dieses Erfolgskonzept ist für mich persönlich genial, und ich kann anderen Spielern nur empfehlen, frühzeitig dieses anzuwenden, sodass sie gar nicht erst in eine Situation kommen, wie ich sie erlebt habe. Meine Leistungen im Verein sind so gut wie nie zuvor. Ich merke, dass ich nach intensiven Trainings-/ Wettkampfbelastungen viel besser regeneriere. Die anfängliche Kritik meines Betreuerstabes, insbesondere unseres Mannschaftsarztes, ist nach den ersten vier Monaten wie weggeblasen, da ich nun kontinuierlich überragende Leistungen im Verein zeige.

Erfahrung nach insgesamt zweijähriger Anwendung von „Energie auf Rezept"

Nach zweijähriger Anwendung bin ich dazu in der Lage, mein ganzes Leistungspotenzial auszuschöpfen. 2 x im Jahr lasse ich meinen Energiestatus überprüfen und erhalte individuell eine neu angepasste Rezeptur. Der Sprung in die A-Nationalmannschaft hat

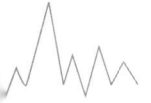

geklappt. Kein Trainingsausfall durch Infekte und andere kleinere Überlastungsreaktionen, wie ich sie früher immer wieder mal erleben musste. Meine Mitspieler im Verein profitieren alle mittlerweile von diesem für mich einmaligen Erfolgskonzept; und dieses ist, so kann ich ohne Übertreibung sagen, für jeden Spitzensportler unerlässlich. Jeder Sportler hat einen individuellen Energiebedarf. Mit den speziellen Analysen lassen sich so frühzeitig komplexe biochemische Störungen erkennen und korrigieren. Auch mein Betreuerteam ist mittlerweile absolut begeistert. Gerade in Italien ist immer schon sehr viel Wert auf medizinische Betreuung gelegt worden.

Hier nun eine kurze Zusammenfassung einiger meiner Ergebnisse

Bei mir wurde eine latente Unterfunktion der Schilddrüse diagnostiziert. Nun nehme ich morgens 10 min vor dem Frühstück 2 x Jodid 100 bis zur nächsten Kontrolluntersuchung.

Von der HCK®-Mischung, die ein Apotheker für mich zusammengestellt hat, nehme ich morgens 1,6 Messlöffel zum Frühstück und 1,6 Messlöffel mittags zum Essen ein. Anfangs hat sich mein Magen-Darm-Trakt an diese Zufuhr gewöhnen müssen, da ich vermehrte Blähungen hatte. Nach ca. zwei Wochen hatte ich keinerlei Beschwerden mehr. Ich war sehr erstaunt, dass meine Aminosäuren so große Abweichungen von den Medianwerten vergleichbarer Spieler mit meinen Befindlichkeiten aufweisen. Aus diesem Grunde nehme ich täglich 20 g vor dem ersten Training, direkt nach dem ersten Training und nach dem zweiten Training ein. Hier ist für mich aber nicht die Gesamteiweißmenge entscheidend, sondern die Quantität der Kollagenpeptide (spezielle Eiweiße, die das Bindegewebe stabilisieren). Meine Werte zeigen eine deutlich erhöhte Säure (Alphaketoglutarsäure), die meine anfangs bestehende Müdigkeit in intensiven Trainings- und Wettkampfphasen erklären konnte. Abb. 103 zeigt, dass der dunkelblaue Balken den roten Bereich erreicht und nach vier Monaten sich nachweislich diese Säure normalisierte (hellblaue Balken). Anfangs bin ich immer an meine persönliche Substanz gegangen, um die Trainings- und Wettkampfbelastungen zu tolerieren. Nach vier Monaten „Energie auf Rezept" hat sich diese grenzwertige Belastung nachweislich reduziert (s. Abb. 104). Die Optimierung meines Energiehaushalts (insbesondere die Wiederauffüllung intrazellulärer Mikronährstoffkonzentrationen) führt langfristig zu einer deutlich verminderten Beanspruchung körpereigener Strukturproteine. Dies hört sich sehr abstrakt an, zeigt aber meine Entwicklung. So fühle ich mich auch.

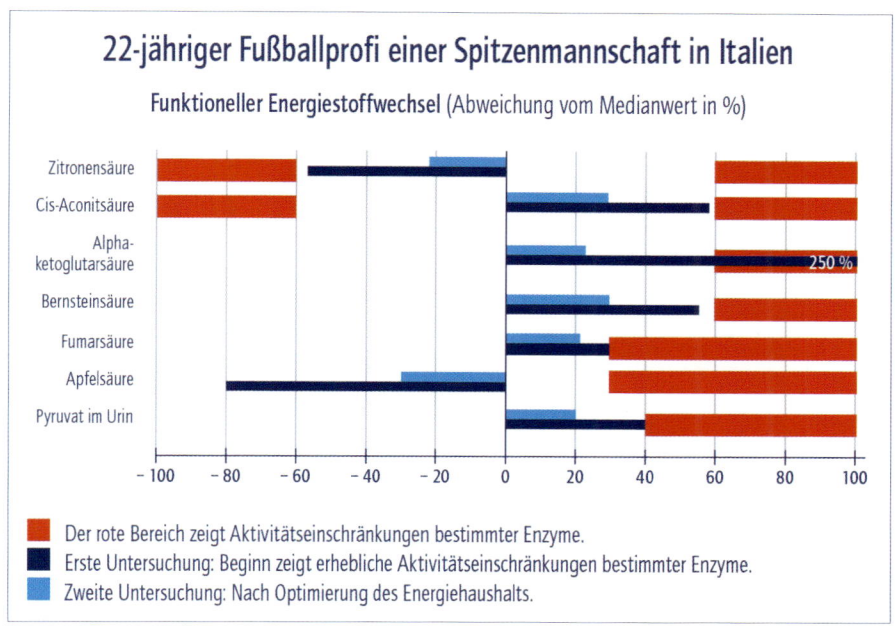

Abb. 103

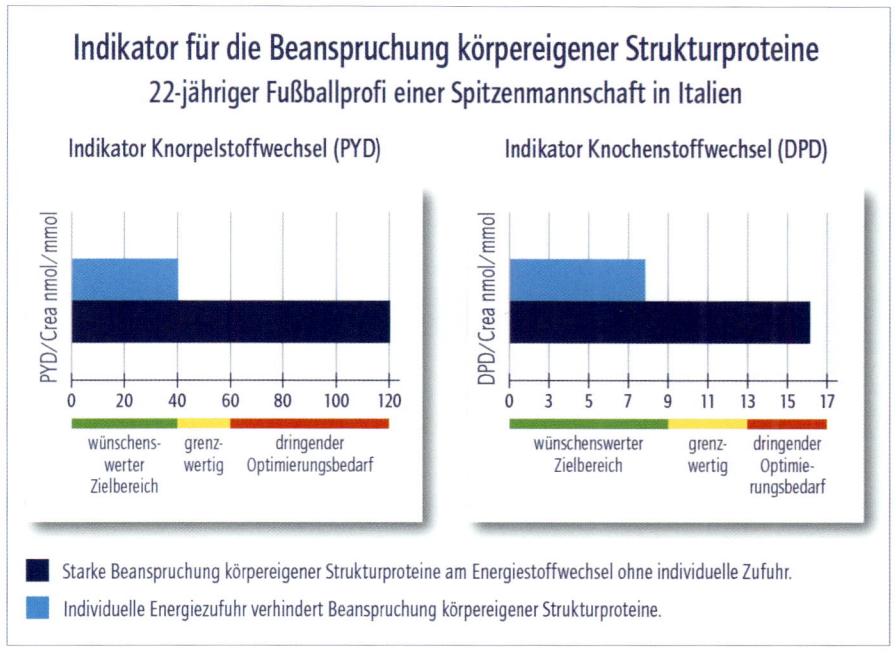

Abb. 104

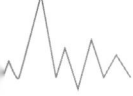

FALLBEISPIEL DER DHB-JUGEND- UND JUNIORENNATIONALMANNSCHAFT ÜBER EINEN ZEITRAUM VON SECHS JAHREN (JUGENDEUROPAMEISTER 2008, JUNIORENWELTMEISTER 2009 UND 2011, JUGENDEUROPAMEISTER 2012); INSGESAMT 72 SPIELER

Im Rahmen eines in Europa einmaligen Präventionskonzepts von SALUTO mit dem DHB und dem HDZ (Herz- und Diabeteszentrum NRW Bad Oeynhausen) sind die Spieler umfassend 2 x pro Jahr untersucht worden. Neben neuromuskulären Koordinationstests, biomechanischen Funktionsanalysen, Flexibilitätstests, vielfältigen Krafttests, Sprint-Sprungkraft-Tests, Reaktiv- und Schnelligkeitsindex, Feldstufentests, kardiologischen und internistischen Untersuchungen sowie zahnärztlichen Untersuchungen erfolgte eine umfassende Analyse des jeweiligen Energiepotenzials jedes einzelnen Spielers.

Der erste Schritt: Analyse des funktionellen Energiestoffwechsels, intrazelluläre Mikronährstoffanalyse, Aminosäuren und Pyridinium-Crosslinks (Indikator für die Beanspruchung körpereigener Strukturproteine), Vergleich mit der Datenbank und Zeitpunkt der Trainings- und Wettkampfphase.

Die Spieler beschreiben zu Beginn des Pilotprojekts:

- fehlende „mentale und physische Frische",
- häufige Leistungsschwankungen in der Saison,
- zunehmende Müdigkeit,
- Konzentrationsprobleme,
- schlechte Regeneration nach intensiven Trainings- und Wettkampfbelastungen,
- häufiger Trainingsstopp durch zunehmende Infekte.

Jeder Spieler erhielt eine individuell auf ihn abgestimmte Rezeptur („Energie auf Rezept"), die sich aus den umfassenden Analysen ergeben hatte (s. S. 199). Die Analyse des funktionellen Energiestoffwechsels und das Messen der Pyridinium-Crosslinks (s. S. 199) erfolgten 4 x jährlich. Nach der Analyse erhielten die Spieler eine veränderte und angepasste Rezeptur. Die Ergebnisse der Pyridinium-Crosslinks zeigen nach „Energie auf Rezept" keine langfristige Beanspruchung von körpereigenen Strukturproteinen mehr, die zu einem frühzeitigen Substanzverlust führen, wie dies zu Beginn des Pilotprojekts sehr häufig der Fall gewesen ist (s. Abb. 105).

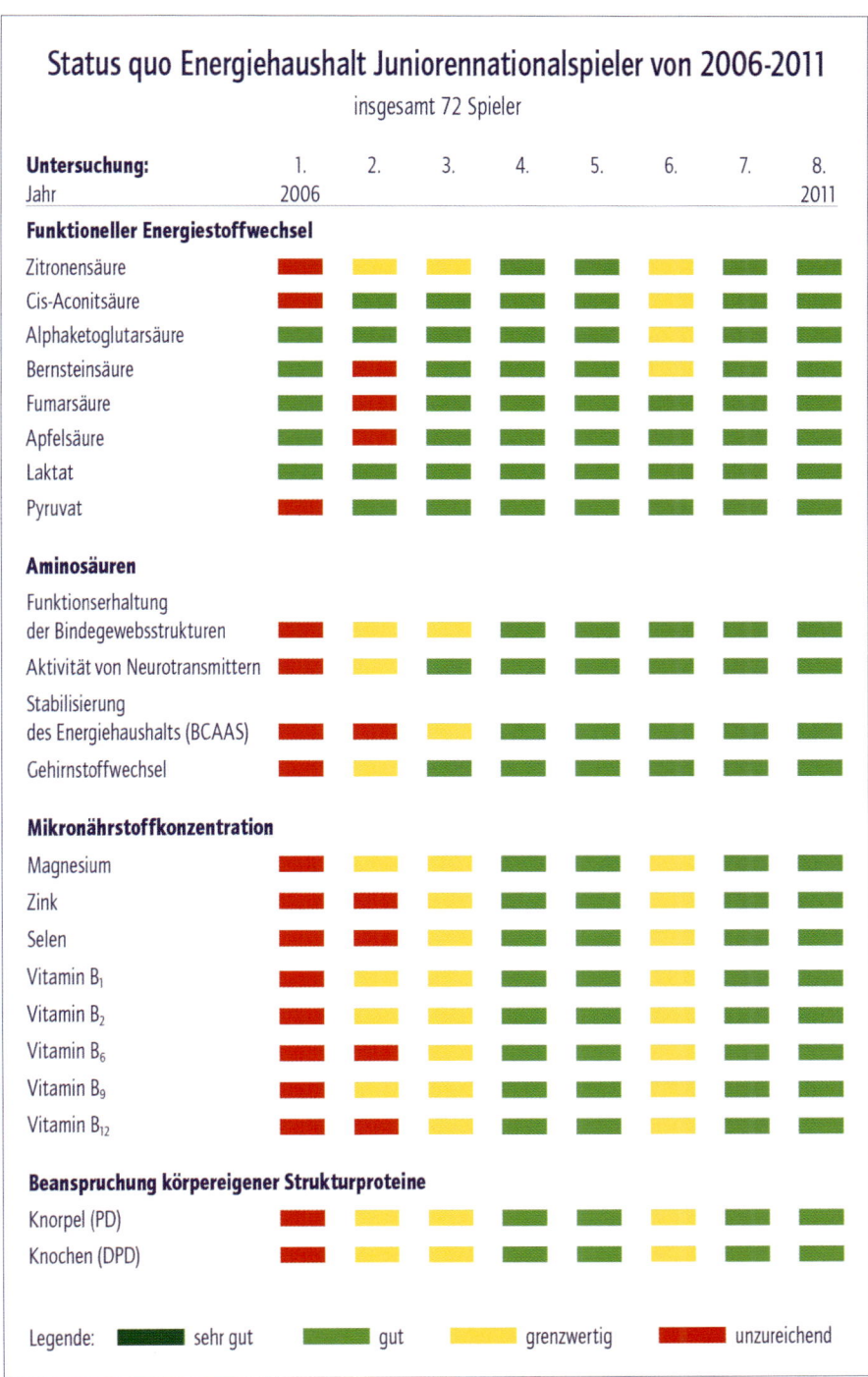

Abb. 105

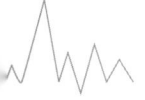

Die anfänglich beschriebenen, vielfältigen Befindlichkeitsstörungen der Spieler ließen sich im Laufe des Projekts durch das „Energie auf Rezept"-Konzept nicht mehr erkennen. Im Gegenteil: Die Spieler zeigten eine deutliche Verbesserung ihrer mentalen und physischen Fitness (Ausnahme: Bundeswehr Grundausbildung bei sechster Untersuchung).

Hier nur auszugsweise einige Kommentare:

- Spieler A: Schnellere Regeneration, einfacheres Aufwachen, bessere Konzentration.
- Spieler B: Gute Regeneration, auch bei Lehrgängen deutlich verbesserte mentale Fitness, keine Infekte mehr wie früher.
- Spieler C: „Viele meiner Mannschaftskollegen und ich sind absolut davon überzeugt, dass wir 2011 Juniorenweltmeister geworden sind, weil wir uns unglaublich schnell wieder von den Spielen erholen konnten. Seitdem ich die Mikronährstoffe einnehme, fühle ich mich wie ausgewechselt und super belastbar."
- Spieler D: Stetig verbesserte Verträglichkeit, keine Probleme mehr nach einem Monat „Energie auf Rezept", seitdem selten bis gar keine Verletzungen, Gefühl der steigenden Körperstabilität und Stärke, anfänglich zögerliche, dann zunehmend deutlichere erfrischende und wach machende Wirkung.
- Spieler E: Schnellere Regeneration, kaum Muskelkater, gute Erholung, weniger Infekte, weniger Müdigkeit, leicht unruhiger Magen.
- Spieler F: „Besseres Körpergefühl, fühle mich munterer, frischer und aufmerksamer. Seit der Einnahme der Mikronährstoffe hat sich meine Verletzungsanfälligkeit nachweislich reduziert."
- Spieler G: „Ich hatte vor der Europameisterschaft der Jugend im vergangenen Sommer Bedenken im Hinblick auf die Belastung, da ich so ein Turnier zuvor noch nie gespielt hatte. Durch die Einnahme der Mikronährstoffe konnte ich nach allen Spielen regenerieren und war einfach fitter. Der EM-Titel gibt uns letztendlich die Bestätigung, dass wir unseren Gegnern immer einen Schritt voraus waren. Ich mache gerade Abitur und mit dieser Belastung neben dem Handball ist der Stress eigentlich schon vorprogrammiert. Meine Konzentrationsfähigkeit konnte ich durch die Einnahme der Mikronährstoffe deutlich verbessern."

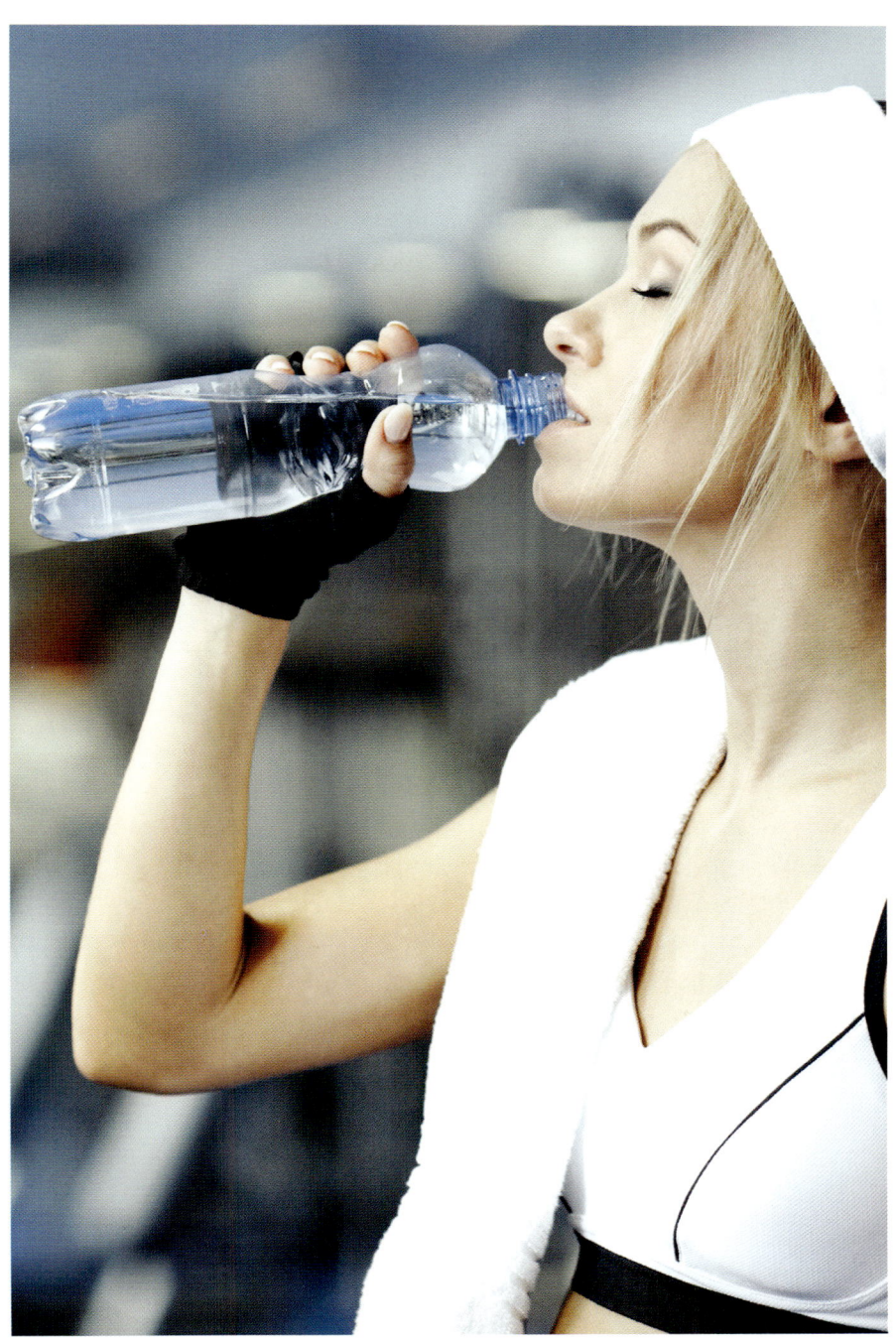

7.4 KOMMENTARE ZU „ENERGIE AUF REZEPT"

UNTERNEHMER, 53 JAHRE, 4.600 MITARBEITER

„Seit vier Jahren profitieren meine Führungskräfte der ersten und zweiten Ebene sowie ich selbst von diesem einmaligen Konzept. Wir sind absolut begeistert und lassen regelmäßig mindestens 1 x jährlich eine Überprüfung unseres Energiestatus vornehmen, mit dem Ziel, die Rezeptur des Einzelnen an seinen aktuellen Bedarf anzupassen."

GESCHÄFTSFÜHRER, 45 JAHRE, 2.800 MITARBEITER

„Ich fühle mich gut, gesund und leistungsstark, seitdem ich meine individuelle Mikronährstoffrezeptur erhalten habe. Keine Stimmungsschwankungen mehr oder das Gefühl, ausgebrannt zu sein. Drei Monate nach der gezielten Einnahme habe ich außerdem keine Beschwerden mehr durch Heuschnupfen (vorwiegend Gräser), keine tränenden Augen, keine geschwollenen Nasenschleimhäute. Für mich eine ganz andere Lebensqualität."

UNTERNEHMER, 57 JAHRE, 11.900 MITARBEITER

„Zunehmende Erschöpfungszustände, starke Stimmungsschwankungen, das Gefühl, als Unternehmer überfordert zu sein – all diese Begleiterscheinungen sind wie weggeblasen. Seit drei Jahren wende ich nun ,Energie auf Rezept' an. Ein einmaliges Erfolgskonzept, das mir absolute Lebensqualität wiedergegeben hat. Ich bin mir sicher, dass in naher Zukunft viele Unternehmen, aber auch Privatpersonen, von diesem genialen Konzept profitieren werden."

FUSSBALLNATIONALSPIELER AUS ITALIEN

„Endlich kann ich mein ganzes Leistungspotenzial voll ausschöpfen. Ich regeneriere viel schneller und fühle mich trotz der Belastungen in der Champions League mental super. Mein Trainer ist zu mir gekommen und hat sich bei mir nach den umfassenden Analysen und meiner Gesamtrezeptur erkundigt. Ich hätte nicht gedacht, dass ‚Energie auf Rezept' so positive Auswirkungen auf meine Leistungsfähigkeit haben könnte. Einige meiner Mitspieler in der Nationalmannschaft profitieren mittlerweile auch von diesem Konzept."

UNTERNEHMER, 49 JAHRE

„Seit Anwendung dieses Konzepts empfinde ich eine absolute Ausgeglichenheit, kann außergewöhnlich gut schlafen und fühle mich wie anderer Mensch. Die Unternehmen, aber auch Krankenkassen sollten sich dieses ‚Energiekonzept' zu eigen machen, um zukünftig enorme Einsparpotenziale erzielen zu können."

JUNIOREN-WELTMEISTER DHB

„Seit drei Jahren habe ich nun ‚Energie auf Rezept' angewendet und erstaunliche Erfolge feiern können. Früher habe ich in intensiven Trainings- und Wettkampfphasen häufige Stimmungsschwankungen und immer wieder kleinere Verletzungen gehabt. 4 x im Jahr habe ich meinen Energiestatus messen und die Rezeptur immer wieder anpassen lassen. Ich bin fest davon überzeugt, dass die Zukunft des Spitzensports dieses Konzept nutzen wird, um die sportlichen Grenzlastungen besser tolerieren zu können. Viele meine Mitstreiter sind mittlerweile absolut begeistert."

VIZE-WELTMEISTER, EUROPAMEISTER,
MEHRFACHER DEUTSCHER MEISTER (KAMPFSPORT) ANDREAS TÖLZER

„Ich habe in den letzten Jahren vor wichtigen Wettkämpfen, Olympischen Spielen, Welt- und Europameisterschaften immer wieder Infekte und kleinere Verletzungen gehabt, die verhindert haben, mein Leistungspotenzial voll auszuschöpfen. Seitdem ich ‚Energie auf Rezept' anwende, habe keine Infekte und Verletzungen mehr gehabt und konnte außergewöhnliche Erfolge verbuchen. Wenn ich dieses Erfolgskonzept schon Jahre eher angewandt hätte, wären viele weitere sportliche Erfolge möglich gewesen."

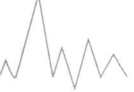

ANHANG

1 LITERATURLISTE

In diesem Buch werden viele Themenkomplexe angesprochen, diese aber wissenschaftlich zu diskutieren, würde den Rahmen dieses Buches sprengen. Für weiterführende Informationen verweisen wir auf die folgende Literaturliste. Unsere Intention für dieses Buch ist eine Sensibilisierung der Führungskräfte (Unternehmer, Topmanager, leitenden Angestellten, Leistungs- und Spitzensportler) für das Konzept „Energie auf Rezept".

- Addis, P., Shecterle, L. M. & Alexander, J. (2012). Cellular protection during oxidative stress: A potential role for d-ribose and antioxidants. *J Diet Suppl, 9 (3)*. 178-82.

- Dickhuth, H. H., Mayer, F., Röcker K. & Berg A. (Hrsg.). (2007). *Sportmedizin für Ärzte – Lehrbuch auf der Grundlage des Weiterbildungssystems der Deutschen Gesellschaft für Sportmedizin und Prävention (DGSP)*. Deutscher Ärzte Verlag. Köln.

- Feil, W. & Wessinghage, T. (2008). *Ernährung und Training – 20 Bausteine für Ihre Fitness*. (7. Aufl.). WESSP. Nürnberg.

- Fischer, G., Eichenberg, C., Mosetter, K. & Mosetter, R. (2006). *Stress im Beruf.* Asanger. Heidelberg.

- Geue, B. (2006). *Autogenes Training und Muskelentspannung.* 2 Kassetten in Duo Box. Trias. Stuttgart.

- Graf, C. & Höher, J. (2008). *Fachlexikon Sportmedizin für Ärzte – Bewegung Fitness Ernährung von A-Z.* Deutscher Ärzteverlag. Köln.

- Hamm, M. (2007). *Brainfood: Fitmacher für kluge Köpfe.* (2. Aufl.). Mosaik. Berlin.

- Mosetter, K. & Mosetter, R. (2003). *Kraft in der Dehnung. Ein Praxisbuch bei Stress, Dauerbelastung und Trauma.* (5. Aufl. 2007). Patmos. Düsseldorf, Zürich.

- Dies. (2008). *Schmerzen heilen mit der KiD-Methode. Der achtsame Umgang mit dem eigenen Körper.* Patmos. Düsseldorf.

- Dies. (2008). Traumatische Belastungen: Der Körper als Bühne und szenische Macht. *ZPPM, 1.* 8-24.

- Dies. (2010). *Myoreflextherapie Band 2. Regulation für Körper, Gehirn und Erleben.* Vesalius. Konstanz.

- Mosetter, K. (2008). Chronischer Stress auf der Ebene der Molekularbiologie und Neurobiochemie. In: G. Fischer & P. Schay (Hrsg.). *Psychodynamische Psycho- und Traumatherapie. Konzepte – Praxis – Perspektiven.* VS Verlag für Sozialwissenschaften. Wiesbaden.

- Mosetter, K., Pape, D. & Cavelius, A. (2012 [in preparation]). *Die vier Kräfte der Selbstheilung.* Gräfe/ Unzer. München.

- Mosetter, K. & Reutter, W. (2007). Insulin und Insulinresistenz im Gehirn. *Schweiz Zschr GaMed, 3.* 138-141.

- Pilz-Kusch, U. (2012). *Burn-out – Frühsignale erkennen – Kraft gewinnen. Das Praxishandbuch für Trainer, Berater und Betroffene.* Beltz Verlag. Weinheim.

- Reglin, F. (2009). *Bausteine des Lebens – Aminosäuren in der orthomolekularen Medizin.* (3. Aufl.). Reglin-Verlag. Köln.

- Reutter, W. & Mosetter, K. (2006). *Zellulärer Stress und Molekulare Antwort.* Vortrag an der Tertianum-Fachtagung: Prävention, Frühintervention und Strategien für ein erfolgreiches Altern. Zürich, 19. Oktober 2006. (www.tertianumzfp.ch). Zürich.

- Roser, M., Josic, D., Kontou, M., Mosetter, K., Maurer, P. & Reutter, W. (2009). Metabolism of galactose in the brain and liver of rats and its conversion into glutamate and other amino acids. *J Neural Transm, 116 (2).* 131-9.

- Ross, J. (2010 Deusche Ausgabe) Was die Seele essen will. *Mood Cure.* S. 359-372, Klatt-Cotta Verlag

- Sapolsky, R. M.; Hrsg. von D. Kahnemann et al. (1999) *In Well Being.* Russel Sage Foundation. New York.

- Schartl, M., Gesseler, M. & von Eckardstein, A. (2009). *Biochemie und Molekularbiologie des Menschen.* (1. Aufl.). Urban & Fischer. München.

- Schmid, S. M., Hallschmid, M., Jauch-Chara, K., Wilms, B., Lehnert, H., Born, J. & Schultes, B. (2011). Disturbed glucoregulatory response to food intake after moderate sleep restriction. *Sleep, 34 (3).* 371-7.

- Schulz, H. & Heck, H. (2006). Laktat und Ammoniakverhalten bei erschöpfenden Dauerbelastungen. 97-107. In: U. Bartmus, G. Jendrusch, T. Heneke & P. Platen (Hrsg.). *In memoriam Horst de Marées anlässlich seines 70. Geburtstags. Beiträge aus Sportmedizin, Trainings- und Bewegungswissenschaft.* Sportverlag Strauß. Köln.

- Teitelbaum, J. E. (2007). *From Fatigued to Fantastic.* New York: Penguin. 31-41, 278.

- Teitelbaum, J. E., Johnson, C. & St Cyr, J. (2006). The use of D-ribose in chronic fatigue syndrome and fibromyalgia: a pilot study. *J Altern Complement Med, 12 (9).* 857-62.

- Wienecke, E. (2011). *Performance Explosion in Sports – An Anti-Doping Concept.* Meyer & Meyer. Aachen.

- Ders. (2003). *Das Programm für Lebensqualität pur. Fitness für Körper und Geist. Aktiv gegen freie Radikale. Vitamine für die Seele.* Südwest-Verlag. München.

2   INFORMATIONEN IM NETZ (AUCH ZUM DOWNLOAD)

Diverse Dokumente und Materialien aus diesem Buch sowie weitere Informationen können Sie auch im Internet finden bzw. downloaden:

Beide Selbstchecks sind als PDF herunterladbar unter:
www. Energie-auf-Rezept.de

www.saluto.de
www.stiftung-mikronaehrstoffe.de

www.hepart.com
www.unisan.de
www.tempur.de

3   DANKSAGUNG

Erfolgreiche visionäre Konzepte sind nur mit guten Partnern möglich. Vielen Dank an PD Dr. med. Heinrich Körtke, Leiter des Instituts für angewandte Telemedizin am HDZ NRW (Herz- und Diabeteszentrum Bad Oeynhausen), der die Weiterentwicklung von SALUTO entscheidend mitgeprägt hat. Dank gilt auch Prof. Dr. med. Reiner Körfer, der als langjähriger Ärztlicher Direktor des HDZ NRW 17 Jahre lang unsere Entwicklung begleitet hat.

Besonderer Dank gilt der Bertelsmann-Stiftung, insbesondere Liz Mohn, die mit der von ihr initiierten Screeningaktion ihrer Mitarbeiter einen entscheidenden Beitrag für das heute international erfolgreiche „Energie auf Rezept"-Konzept geleistet hat.

Ein herzliches Dankeschön den Herren Gerhard Weber, Udo Hardieck und Ralf Weber, die mit ihrem Lebenswerk, der GERRY WEBER WORLD, die Entwicklung von SALUTO begleitet und unterstützt haben. Wir freuen uns auf die Fortführung dieser erfolgreichen Zusammenarbeit.

4 ÜBER SALUTO
(GESELLSCHAFT FÜR SPORT UND GESUNDHEIT)

SALUTO wurde aus dem Arbeitsbereich Sportmedizin der Universität Bielefeld gegründet. Mitgründer und Inhaber ist Prof. Dr. Elmar Wienecke. Eine Kombination aus medizinischer Dienstleistung, Diagnostik, Wissenschaft und Forschung hat SALUTO zu einem international anerkannten Kompetenzzentrum für Gesundheit und Fitness in Deutschland werden lassen.

In den letzten 20 Jahren hat SALUTO in Kooperation mit dem Herz- und Diabetes-Zentrum NRW Bad Oeynhausen und der zahnärztlichen Praxis Oberhofer & Partner ein ganzheitliches Untersuchungsdesign entwickelt. 10.570 Führungskräfte, 11.150 Leistungs- und Spitzensportler sowie über 6.150 Freizeit- und 8.750 Nichtsportler haben ganzheitliche Untersuchungen „über sich ergehen" lassen.

Das „Energie auf Rezept"-Konzept ist seit 2006 aus klinischen Studien und zahlreichen Forschungsprojekten entstanden. Ziel dieses erfolgreichen Energiekonzepts: Das rechtzeitige Erkennen und Korrigieren von biochemischen Störungen garantiert Gesundheit und Leistungsfähigkeit. Mittlerweile profitieren Olympiasieger, Weltmeister, Europameister, deutsche Meister von diesem ganzheitlichen Konzept. Aber auch viele Führungskräfte wenden dieses Konzept schon seit Jahren erfolgreich an.

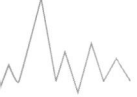

5   SELBSTCHECKS:
WIE STEHT ES UM IHREN ENERGIEHAUSHALT?

An dieser Stelle können Sie selbst einen Schnelltest durchführen, ohne umfassende Blut- und Urinanalysen. Natürlich ist dies nur eine grobe Orientierung. Eine individualisierte Rezeptur aus diesen Daten zu erstellen, ist nicht möglich. Hierzu sind die speziellen Analysen erforderlich. Diese Tests können Sie auch unter folgendem Code herunterladen, den Sie auf S. 218 finden.

ENERGIESELBSTCHECK FÜR FÜHRUNGSKRÄFTE
(UNTERNEHMER, MANAGER, LEITENDE ANGESTELLTE)

In diesem Selbstcheck finden Sie eine Reihe von Feststellungen, die sich auf Ihr psychisches und physisches Befinden und/oder Aktivitäten in den letzten sieben Tagen und Nächten beziehen.

Zutreffendes bitte ankreuzen und Punkte addieren

In den letzten sieben Tagen bzw. Nächten . . .

. . . habe ich schlecht geschlafen.

0	1	2	3	4
nie	selten	mehrmals	oft	immer

. . . schwitzte ich nachts (unabhängig vom Wetter) und hatte morgens leicht durchnässte Kleidung.

0	1	2	3	4
nie	selten	mehrmals	oft	immer

. . . verspürte ich eine vermehrt auftretende Müdigkeit.

0	1	2	3	4
nie	selten	mehrmals	oft	immer

. . . fühlte ich mich ausgelaugt und unwohl.

0	1	2	3	4
nie	selten	mehrmals	oft	immer

. . . verspürte ich über den Tag eine innere Unruhe.

0	1	2	3	4
nie	selten	mehrmals	oft	immer

. . . verlor ich in Stressphasen schnell die Contenance.

0	1	2	3	4
nie	selten	mehrmals	oft	immer

. . . habe ich mich über andere geärgert.

0	1	2	3	4
nie	selten	mehrmals	oft	immer

. . . habe ich Konflikte mit mir herumgetragen.

0	1	2	3	4
nie	selten	mehrmals	oft	immer

. . . fühlte ich mich nicht ausgeglichen.

0	1	2	3	4
nie	selten	mehrmals	oft	immer

. . . fühlte ich mich körperlich matt.

0	1	2	3	4
nie	selten	mehrmals	oft	immer

. . . hatte ich Kopfschmerzen.

0	1	2	3	4
nie	selten	mehrmals	oft	immer

. . . hatte ich gute Laune.

0	1	2	3	4
nie	selten	mehrmals	oft	immer

. . . war ich mit mir unzufrieden.

0	1	2	3	4
nie	selten	mehrmals	oft	immer

. . . habe ich Arbeit vor mir hergeschoben.

0	1	2	3	4
nie	selten	mehrmals	oft	immer

. . . bin ich nachts ohne Grund aufgewacht.

0	1	2	3	4
nie	selten	mehrmals	oft	immer

. . . stand ich unter Leistungsdruck.

0	1	2	3	4
nie	selten	mehrmals	oft	immer

. . . fühlte ich mich energiegeladen.

0	1	2	3	4
nie	selten	mehrmals	oft	immer

. . . hatte ich den Eindruck, zu wenig Pausen zu haben.

0	1	2	3	4
nie	selten	mehrmals	oft	immer

. . . bin ich mit meinem Ernährungsverhalten unzufrieden gewesen.

0	1	2	3	4
nie	selten	mehrmals	oft	immer

. . . habe ich abends Alkohol getrunken, um besser schlafen zu können.

0	1	2	3	4
nie	selten	mehrmals	oft	immer

. . . hatte ich in Stressphasen eine „HB-Männchen Mentalität" (innere Unruhe).

0	1	2	3	4
nie	selten	mehrmals	oft	immer

. . . ging ich mit Kritik sehr ungehalten um.

0	1	2	3	4
nie	selten	mehrmals	oft	immer

. . . aß ich täglich 600-800 g Obst und Gemüse.

0	1	2	3	4
nie	selten	mehrmals	oft	immer

. . . trank ich tagsüber weniger als 2 l Flüssigkeit.

0	1	2	3	4
nie	selten	mehrmals	oft	immer

. . . hatte ich muskuläre Verspannungen und/oder Krämpfe.

0	1	2	3	4
nie	selten	mehrmals	oft	immer

. . . habe ich Freunde getroffen.

0	1	2	3	4
nie	selten	mehrmals	oft	immer

. . . hatte ich Erfolg.

0	1	2	3	4
nie	selten	mehrmals	oft	immer

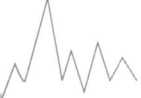

. . . konnte ich nach der Arbeit kaum abschalten.

0	1	2	3	4
nie	selten	mehrmals	oft	immer

. . . hatte ich Stimmungsschwankungen.

0	1	2	3	4
nie	selten	mehrmals	oft	immer

. . . konnte ich nach der Arbeit abschalten.

0	1	2	3	4
nie	selten	mehrmals	oft	immer

Auswertung

Bitte berücksichtigen Sie, dass diese Auswertung nur die letzten sieben Tage erfasst und es nachweislich eine Diskrepanz zwischen dem subjektiven Eindruck und der wissenschaftlich Analyse gibt.

Addieren Sie die Punkte zusammen:

< 60 Punkte = guter Energiestatus

> 60 Punkte = leichter Optimierungsbedarf

> 70 Punkte = deutlicher Optimierungsbedarf

> 80 Punkte = dringender Optimierungsbedarf

ENERGIESELBSTCHECK FÜR LEISTUNGS- UND SPITZENSPORTLER

In diesem Selbstcheck finden Sie eine Reihe von Feststellungen, die sich auf Ihr psychisches und physisches Befinden in den letzten zwei Monaten beziehen.

In den letzten zwei Monaten . . .

. . . schlief ich schlecht an intensiven Trainings- und Wettkampftagen.

0	1	2	3	4
nie	selten	mehrmals	oft	immer

. . . schwitzte ich nachts (unabhängig vom Wetter) und hatte morgens leicht durchnässte Kleidung.

0	1	2	3	4
nie	selten	mehrmals	oft	immer

. . . verspürte ich eine vermehrt auftretende Müdigkeit nach intensiven Trainingseinheiten.

0	1	2	3	4
nie	selten	mehrmals	oft	immer

. . . brauchte ich längere Regenerationsphasen.

0	1	2	3	4
nie	selten	mehrmals	oft	immer

. . . litt ich unter zunehmender mentaler Ermüdung.

0	1	2	3	4
nie	selten	mehrmals	oft	immer

. . . haben ich/wir im Wettkampf/Spiel gut abgeschnitten.

0	1	2	3	4
nie	selten	mehrmals	oft	immer

. . . habe ich schon vermehrte Leistungsschwankungen verspürt.

0	1	2	3	4
nie	selten	mehrmals	oft	immer

. . . habe ich Konflikte mit mir herumgetragen.

0	1	2	3	4
nie	selten	mehrmals	oft	immer

. . . fühlte ich mich körperlich nicht richtig fit.

0	1	2	3	4
nie	selten	mehrmals	oft	immer

. . . fühlte ich mich körperlich matt.

0	1	2	3	4
nie	selten	mehrmals	oft	immer

. . . hatte ich Infekte, die ein regelmäßiges Training verhinderten.

0	1	2	3	4
nie	selten	mehrmals	oft	immer

. . . hatte ich gute Laune.

0	1	2	3	4
nie	selten	mehrmals	oft	immer

. . . war ich mit mir unzufrieden.

0	1	2	3	4
nie	selten	mehrmals	oft	immer

. . . reagierte ich auf Kritik ungehalten.

0	1	2	3	4
nie	selten	mehrmals	oft	immer

. . . hatte ich das Gefühl, morgens nicht in Tritt zu kommen.

0	1	2	3	4
nie	selten	mehrmals	oft	immer

. . . fühlte ich mich nicht mehr so spritzig und dynamisch.

0	1	2	3	4
nie	selten	mehrmals	oft	immer

. . . fühlte ich mich energiegeladen.

0	1	2	3	4
nie	selten	mehrmals	oft	immer

. . . litt ich unter zunehmenden Überlastungsreaktionen des Sehnen-Band-Apparats.

0	1	2	3	4
nie	selten	mehrmals	oft	immer

. . . bevorzugte ich an Trainingstagen weiße Nudeln und weißen Reis.

0	1	2	3	4
nie	selten	mehrmals	oft	immer

. . . trank ich hydrogenkarbonathaltiges Mineralwasser mit > 1.500 mg/l.

0	1	2	3	4
nie	selten	mehrmals	oft	immer

. . . konnte ich mein Leistungspotenzial optimal abrufen.

0	1	2	3	4
nie	selten	mehrmals	oft	immer

. . . habe ich kleinere Verletzungen gehabt.

0	1	2	3	4
nie	selten	mehrmals	oft	immer

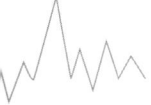

. . . aß ich täglich 600-800 g Obst und Gemüse

0	1	2	3	4
nie	selten	mehrmals	oft	immer

. . . habe ich im Wettkampf die richtigen Einstellungen getroffen.

0	1	2	3	4
nie	selten	mehrmals	oft	immer

. . . war ich überzeugt, meine Trainingsziele auch erreicht zu haben.

0	1	2	3	4
nie	selten	mehrmals	oft	immer

. . . wurde mir alles zu viel.

0	1	2	3	4
nie	selten	mehrmals	oft	immer

. . . konnte ich mich gut konzentrieren im Training/Wettkampf.

0	1	2	3	4
nie	selten	mehrmals	oft	immer

. . . war ich körperlich ziemlich kaputt und schlief abends beim Fernsehen ein.

0	1	2	3	4
nie	selten	mehrmals	oft	immer

. . . fehlte mir die mentale Frische.

0	1	2	3	4
nie	selten	mehrmals	oft	immer

. . . reagierte ich in meinem persönlichen Umfeld ungehalten.

0	1	2	3	4
nie	selten	mehrmals	oft	immer

Auswertung

Bitte berücksichtigen Sie, dass diese Auswertung die letzten zwei Monate erfasst und es nachweislich eine Diskrepanz zwischen dem subjektiven Eindruck und der wissenschaftlichen Analyse gibt.

Addieren Sie die Punkte zusammen:

< 50 Punkte = guter Energiestatus

> 50 Punkte = leichter Optimierungsbedarf

> 60 Punkte = deutlicher Optimierungsbedarf

> 70 Punkte = dringender Optimierungsbedarf

6   BILDNACHWEIS

Covergestaltung:	Sabine Groten
Coverfoto:	© Stockbyte/Thinkstock
Satz:	www.satzstudio-hilger.de
Umschlaggestaltung:	Claudia Sakyi
Innenlayout:	Claudia Sakyi
Fotos Innenteil:	© iStock/Thinkstock
	(Kapitelaufmacher, S. 11, 13, 74, 109, 146, 178, 201)
	© Wavebreak Media/Thinkstock (S. 144)
	© Polka Dot/Thinkstock (S. 173)
	© Digital Vision/Thinkstock (S. 223)
Grafiken:	www.satzstudio-hilger.de

7   PDF DOWNLOAD

Den Protokollbogen und die Selbsttests finden Sie als PDF auf:

www.dersportverlag.de/extras/wirtschaft-und-sport

Melden Sie sich dort mit folgenden Einlogdaten an:

ID: wirtschaft-sport

Passwort: 2vt7eKeMQvjGcrZW

STIFTUNG FÜR MIKRONÄHRSTOFFE – PRÄVENTION, GESUNDHEIT, LEBENSQUALITÄT

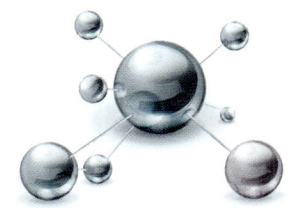

*Stiftung für Mikronährstoffe
– Prävention, Gesundheit, Lebensqualität*

*gemeinnützige GmbH
(SfMPGL)*

„Mit einer optimalen Energiezufuhr lassen sich die vielfältigen Überlastungsreaktionen und die dadurch entstehenden Befindlichkeitsstörungen nachweislich vermeiden."

Allerdings werden diese Zusammenhänge bis zum heutigen Zeitpunkt von der Wissenschaft dementiert.

Es existiert nach Aussagen internationaler Wissenschaftler „geringes Wissen" über die positiven Effekte einer gezielten Mikronährstoffzufuhr. All dies steckt noch in Kinderschuhen.

Die über fünfzehn Jahre lange positive Erfahrung und mittlerweile 38.000 zusammengetragene „Case-Reports" hat Prof. Dr. Elmar Wienecke – Sportwissenschaftler und Gründer von SALUTO Das Kompetenzzentrum für Gesundheit und Fitness – veranlasst die Stiftung Mikronährstoffe, Prävention, Gesundheit, Lebensqualität zu gründen.

Im Team von Medizinern, Sportwissenschaftlern, Biologen, Natur- und Ernährungswissenschaftlern sollen neue ergänzende und alternative Möglichkeiten im Bereich der Mikronährstofftherapie erforscht und praxisrelevant angewandt werden.

ZIELE DER STIFTUNG

Prävention

Etablierung der Mikronährstofftherapie bei einer demographisch älter werdenden Bevölkerung im Hinblick auf Alter, Geschlecht, Lebensstil, Vorerkrankungen.

Forschung

Frühzeitiges Erkennen von biochemischen Störungen
Praktische Anwendung im Bereich molekularbiologischer Mikronährstofftherapie bei aktiven Menschen (Freizeit-, Leistungs- und Spitzensport)

Schaffung von Diskussionsforen, Bedeutung der Mikronährstoffzufuhr in der Komplementärmedizin

Förderung der Lehre hinsichtlich der mikrobiologischen Mikronährstofftherapie durch Information der Bevölkerung und Transfer von Basiswissen, wie Mikronährstoffe wirklich helfen können. Integration von Basiswissen in die Ausbildungsstruktur von Ärzten, Physiotherapeuten, Ernährungswissenschaftlern.

PUBLIKATIONEN UND STUDIEN

Schaffung einer Stiftungsprofessur mit vielfältigen Forschungsaufgaben im Bereich der Bewegungs- und Mikronährstofftherapie.

Durch die Forschung im Bereich der orthomolekularen Medizin soll ein frühzeitiges Erkennen von biochemischen Störungen gewährleistet werden, um diesen durch eine optimale Energie- und Mikronährstoffzufuhr entgegenwirken zu können. Die Stiftungsprofessur soll zudem möglichst in verschiedene Studiengänge integriert werden (Master of Mental and Physical Energy).

FÜR SIE

Wenn Sie Interesse haben, den Gedanken und die Arbeit der Stiftung für Mikronährstoffe zu unterstützen, dann freuen wir uns über Ihre Kontaktaufnahme.

Die Stiftung verfolgt ausschließlich und unmittelbar gemeinnützige Zwecke.

Vorsitzender der Stiftung: Prof. Dr. Elmar Wienecke

www.stiftung-mikronaehrstoffe.de

E-Mail: stiftungmikronaehrstoffe@t-online.de

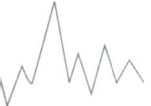

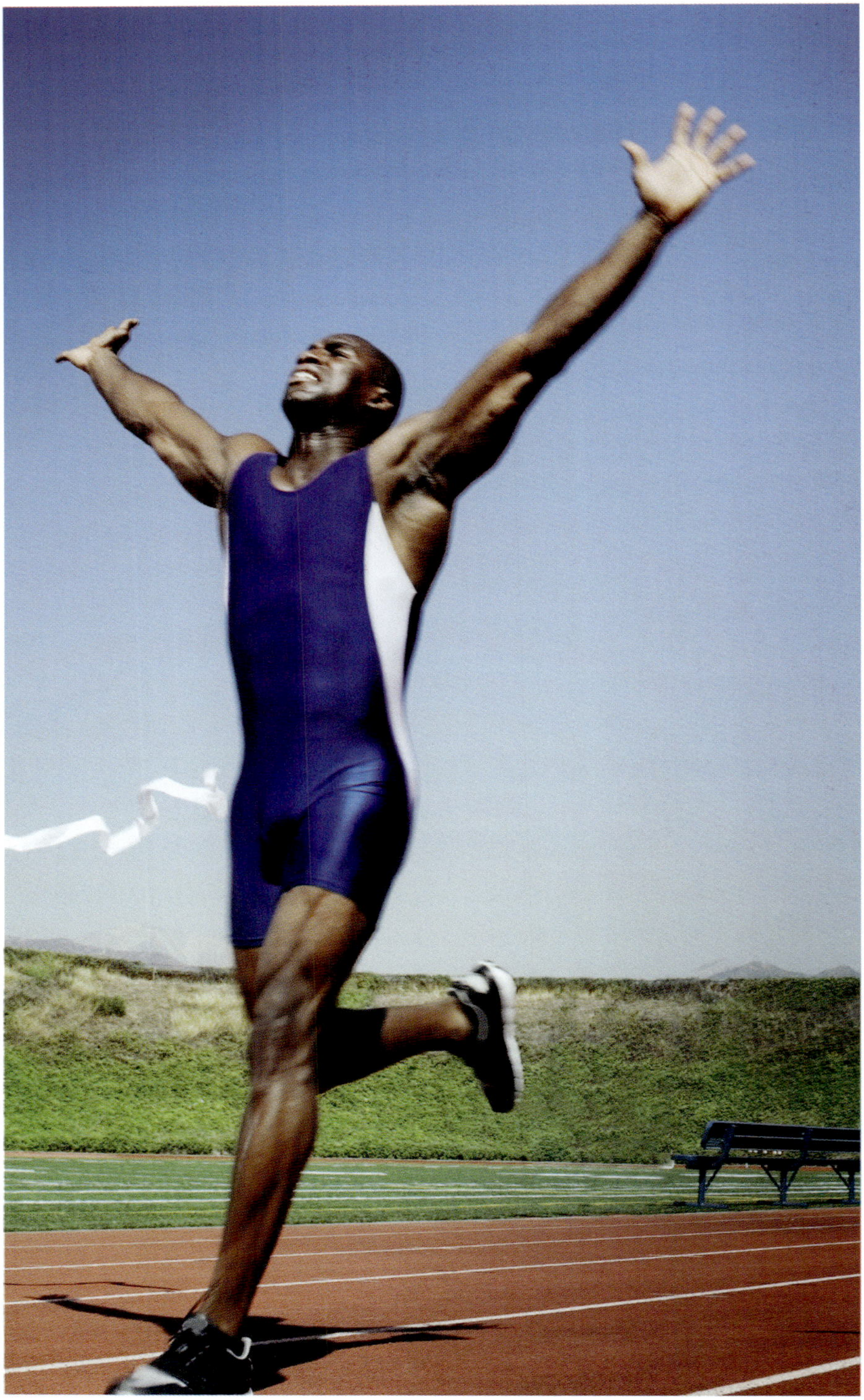

STATEMENTS

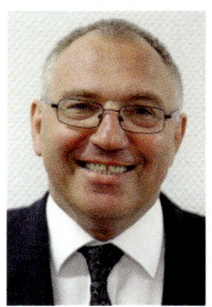

Peter Frese, Präsident des DJB (Deutscher Judo-Bund):

„Unsere Athleten konnten in den letzten Jahren von diesem Konzept optimal profitieren. ‚Energie auf Rezept' hat nachweislich die Leistungsfähigkeit der Athleten optimal verbessert, indem der Einzelne verletzungsfrei sein Leistungspotenzial abrufen konnte. Alle fühlten sich mental und physisch deutlich besser, und dies ist in unserer Sportart von elementarer Bedeutung."

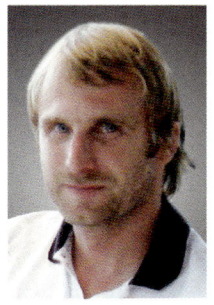

Daniel Bierofka (Fußballprofi),

„Nach 17 Operationen, die vorwiegend immer wieder Folge von Überlastungsreaktionen waren, habe ich in den letzten vier Jahren 2008-2012 von ‚Energie auf Rezept' profitiert und verletzungsfrei fast alle Spiele für meine Mannschaft absolvieren können. Ich fühle mich mental und physisch so gut wie schon lange nicht mehr. Wenn mich mein Freund Horst Allmann auf dieses wirklich einmalige Energiekonzept schon eher hingewiesen hätte, dann wären mir viele Verletzungen erspart geblieben, da bin ich mir ganz sicher. Die regelmäßige, individualisierte Rezeptur hat mir gezeigt, dass ich jetzt nicht mehr an meine körpereigenen Reserven des Knorpel- und Knochenstoffwechsels gehen muss, um langfristig optimale Leistung zu erbringen."

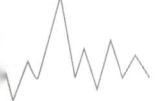

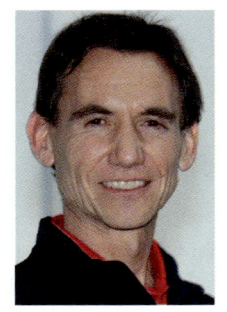

Dr. med. Kurt Mosetter (Direktor des Zentrums für interdisziplinäre Therapien (ZIT) in Konstanz, Initiator der Myoreflextherapie,
Arzt der amerikanischen Fußball-Nationalmannschaft)

„Die Erfahrung, das Wissen und die hoch individualisierten Ergebnisse hinter dem Energiestoffwechsel- und Leistungskonzept von
Prof. Elmar Wienecke garantieren eine hohe Effizienz für alle Betroffenen. Bessere, schnellere und grundlegendere Regeneration,
Leistungsoptimierung und Prävention gehen innerhalb dieses Konzepts nahtlos inein-
ander über. Über meinen Freund und Trainingssteuerungsexperten Stefan Mücke habe
ich SALUTO und Elmar Wienecke kennengelernt. Die Grundlagen des Energiestoffwechsels waren uns in vielen Details, wie zum Beispiel dem Zitratzyklus, bekannt –großar-
tig sind daher die Entwicklungen, einzelne Zwischenstationen des Aminosäuren- und
Energiestoffwechsels messen und individuell bestmöglich auswerten zu können. Alle
unsere Klienten, Patienten und Profisportler profitieren physisch und neuromental von
den Leistungsoptimierungen durch SALUTO."

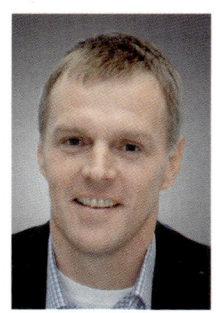

DHB-Bundestrainer Martin Heuberger (damaliger Trainer der
Juniorennationalmannschaft: Weltmeister 2009, 2011):

„Von 2006 bis 2011 konnten meine Juniorennationalspieler von
dem ganzheitlichen, einmaligen Präventionskonzept optimal profitieren. Neben eurer akribischen Arbeit in Bezug auf die Leis-
tungsdiagnostik war für meine Spieler das Konzept ‚Energie auf
Rezept' ein wichtiger Mosaikstein für die Leistungsentwicklung."